中国药学会团体标准

T/CPHARMA 001－2020

中国药学会发布

毒性病理学术语集

Terminology of Toxicologic Pathology

中国药学会毒性病理专业委员会　编

U0194071

科 学 出 版 社

北 京

内 容 简 介

本书中所容纳的毒性病理学术语出自《中国药学会团体标准》(T/CPHARMA 001-2020),由中国药学会毒性病理专业委员会的专家组织撰写,经过反复推敲而成,共9 600余词条。

本书适用于高等院校、科研机构、政府监管部门及从事生物医药、保健食品、化妆品和医疗器械安全性评价的机构或合同研究组织参阅,也适用于毒性病理学教学、科研、诊断、出版及翻译等领域学者参阅。

图书在版编目(CIP)数据

毒性病理学术语集/中国药学会毒性病理专业委员会编.—北京:科学出版社,2021.5
　ISBN 978-7-03-068195-9

　Ⅰ.①毒… Ⅱ.①中… Ⅲ.①毒性-病理学-名词术语 Ⅳ.①R99-61

中国版本图书馆CIP数据核字(2021)第038183号

责任编辑:周　倩/责任校对:谭宏宇
责任印制:黄晓鸣/封面设计:殷　靓

科学出版社 出版
北京东黄城根北街16号
邮政编码:100717
http://www.sciencep.com

南京展望文化发展有限公司排版
苏州市越洋印刷有限公司印刷
科学出版社发行　各地新华书店经销

*

2021年5月第　一　版　开本:787×1092　1/16
2021年5月第一次印刷　印张:22 1/4
字数:560 000

定价:180.00元
(如有印装质量问题,我社负责调换)

刘　欢　康龙化成(北京)新药技术股份有限公司
刘湘江　昭衍(苏州)新药研究中心有限公司
严建燕　上海益诺思生物技术股份有限公司(国家上海新药安全评价研究中心)
苏亚楠　中国科学院上海药物研究所
杜　牧　昭衍(苏州)新药研究中心有限公司
邱　爽　成都华西海圻医药科技有限公司
何亚男　北京昭衍新药研究中心股份有限公司
张伟娟　昭衍(苏州)新药研究中心有限公司
陆姮磊　中国科学院上海药物研究所
陈　珂　成都华西海圻医药科技有限公司
林　志　中国食品药品检定研究院
屈　哲　中国食品药品检定研究院
胡春燕　成都华西海圻医药科技有限公司
修晓宇　中国科学院上海药物研究所
侯敏博　上海益诺思生物技术股份有限公司(国家上海新药安全评价研究中心)
贺　亮　上海益诺思生物技术股份有限公司(国家上海新药安全评价研究中心)
黄明姝　上海中医药大学
崔甜甜　上海益诺思生物技术股份有限公司(国家上海新药安全评价研究中心)
雷　蕾　康龙化成(北京)新药技术股份有限公司
谭荣荣　中国科学院上海药物研究所
霍桂桃　中国食品药品检定研究院

编 排 说 明

本标准按照 GB/T1.1《标准化工作导则第 1 部分：标准的结构和编写》规则起草。本标准由中国药学会归口。本标准起草单位：中国药学会毒性病理专业委员会。

（1）本术语集公布的是毒性病理学常用术语，共 9600 余条，每个术语均给出了中文和英文，部分英文术语给出了缩写词。

（2）本术语集采用中英文对照进行编排，英中对照部分在前，按照英文首字母 A~Z 进行排列，中英对照部分在后，按照汉语拼音首字母 A~Z 进行排列。

（3）英文术语的首字母大写，其他字母小写；英文专有名词（除介词外）的英文单词首字母大写。

（4）英文术语除必须用复数外，一般用单数形式。

（5）病变名称英文术语和组织之间加冒号；不同类型病变英文术语或多个单词组成的英文术语的单词之间加逗号；组合英文术语加"/"；同一中文术语的不同英文术语之间加分号。

（6）同一英文术语有不同中文术语时，中文术语之间加分号；组合中文术语加"/"。

（7）英文术语如有缩写词，英文缩写词放在英文术语和中文术语后括号内。

（8）英文缩写词表编排在中英对照表后，按照英文首字母 A~Z 进行排列。

（9）中文术语可省略的字放在方括号内。

前　言

　　药物安全性是药物3个基本要素的首位,临床前药物安全性评价是新药进入最终临床试验和上市前的必要程序和重要步骤。因此,临床前药物安全性评价是新药研发中的关键环节,而毒性病理学是临床前药物安全性评价的核心和基础,并发挥着不可替代的重要作用。通过毒性病理学检查,能够判断药物造成病理损伤的部位、程度、性质和预后等基本问题,为临床前药物安全性评价提供最重要的依据。目前,我国毒性病理学所用术语不统一、不规范,诊断水平有待提高,而且实验动物病理学研究较薄弱,与发达国家仍有较大的差距,也是中国创新药进入国际市场、获得国际认可亟须解决的关键瓶颈和技术壁垒。

　　因此,为提高我国临床前药物安全性评价毒性病理学研究水平,促进毒性病理学术语的专业化、标准化、规范化,并尽快与国际接轨,更好地发挥毒性病理学在新药研发中的重要作用,促进我国生物医药产业走向国际主流市场,中国药学会毒性病理专业委员会参考已发表的《大鼠和小鼠病理变化术语及诊断标准的国际协调》系列文章及已出版的国内外权威毒性病理学书籍及译著,采用中英文对照,遵循实用性强、使用方便的原则,特制订该标准。

　　1. 范围

　　本标准规范了中英对照毒性病理学术语。本标准适用于高等院校、科研机构、政府监管部门及从事生物医药、保健食品、化妆品和医疗器械安全性评价的机构或合同研究组织,也适用于毒性病理学教学、科研、诊断、出版及翻译等领域。

　　2. 规范性引用文件

　　下列文件对于本标准的引用是必不可少的。凡是注日期的引用文件,仅所注日期的版本适用于本标准。凡是不注日期的引用文件,其最新版本(包括所有的修改单)适用于本标准(RB/T 193－2015)。

　　3. 总则

　　毒性病理诊断人员在进行诊断和报告时,应当使用专业、规范和标准的毒性病理学术语。

　　4. 使用说明

　　本术语集分为英中和中英对照两部分。英中部分按照英文首字母 A~Z 进行排列,中英部分按照汉语拼音首字母 A~Z 进行排列。标准使用时按照该原则进行检索和查阅。

目 录

英中对照表

A

英　　文	中　　文
2 - Acetylaminofluorene（2 - AAF）	2 - 乙酰氨基芴(2 - AAF)
2 - Amino - 5 - bromo - 6 - phenyl - 4(3H) - pyrimidinone	2 - 氨基 - 5 - 溴 - 6 - 苯基 - 4(3 氢) - 嘧啶酮
3 - Acetylpyridine	3 - 乙酰吡啶
4 - Aminopyrazolo-pyridine	4 - 氨基吡唑并吡啶
Abatacept	阿巴西普
Abdominal cavity	腹腔
Aberrant craniopharyngeal structure	异常颅咽结构
Aberrant crypt foci（ACF）	异常隐窝灶;异常隐窝病灶(ACF)
Abscess	脓肿
Abscessation	脓肿形成
Absorption	吸收
Absorption, distribution, metabolism, excretion, toxicity（ADMET）	吸收、分布、代谢、排泄、毒性(ADMET)
Acanthosis	棘层肥厚
Accessory sex gland	附属性腺;副性腺
Accessory sex organ	附属性器官;副性器官
Accessory spleen	副脾
Accessory tissue	副组织
Accidental contamination	意外污染
Accumulation	聚集;蓄积
Accumulation enteropathy, foreign-body giant cell	异物巨细胞聚集性肠病
Accumulation, adipocyte	脂肪细胞聚集
Accumulation, glycogen, proximal and distal tubule	近端和远端小管糖原蓄积
Accumulation, hyaline droplet, proximal and distal tubule	近端和远端小管透明小滴蓄积
Accumulation, pigment, proximal and distal tubule/collecting duct	近端和远端小管/集合管色素蓄积
Acetaminophen	对乙酰氨基酚
Acetazolamide	乙酰唑胺
Acetylcholine	乙酰胆碱

英　文	中　文
Achlorhydria	胃酸缺乏症;胃酸缺乏
Acid blocker	酸阻断剂;酸阻滞剂
Acid haematin	酸性正铁血红素
Acidophil	嗜酸性
Acinar atrophy	腺泡萎缩
Acinar atrophy：Zymbal's gland	外耳道腺腺泡萎缩
Acinar basophilic foci	腺泡嗜碱性灶
Acinar cell	腺泡细胞
Acinar cell carcinoma	腺泡细胞癌
Acinar cell vacuolation	腺泡细胞空泡化;腺泡细胞空泡形成
Acinar dilation and hyperplasia	腺泡扩张和增生
Acinar epithelium	腺泡上皮
Acinar hyperplasia	腺泡增生
Acinar hypertrophy	腺泡肥大
Acinar necrosis	腺泡坏死
Acinar vacuolation	腺泡空泡化;腺泡空泡形成
Acinar-islet cell tumor，benign	良性腺泡-胰岛细胞瘤
Acinar-islet cell tumor，malignant	恶性腺泡-胰岛细胞瘤
Acquired immunodeficiency syndrome（AIDS）	获得性免疫缺陷综合征（AIDS）;艾滋病（AIDS）
Acromegaly	肢端肥大症
Acrylonitrile	丙烯腈
Actinomycin D	放线菌素 D
Activated partial thromboplastin time（APTT）	活化部分凝血酶原时间（APTT）
Activator	激活剂
Acute inflammation	急性炎症
Acute kidney injury（AKI）	急性肾损伤（AKI）
Acute myelocytic leukemia	急性粒细胞性白血病
Acyclovir	阿昔洛韦
Acyl-coenzyme A：cholesterol acyltransferase（ACAT）	酰基辅酶 A:胆固醇酰基转移酶（ACAT）
Ad libitum diet	随意摄食;自由摄食
Adamantinoma；ameloblastoma	成釉细胞瘤

英　文	中　文
Adaptive change	适应性改变
Adaptive effect	适应性效应
Adenine	腺嘌呤
Adenoacanthoma	腺棘皮瘤
Adenoacanthoma, malignant	恶性腺棘皮瘤
Adenocarcinoma	腺癌
Adenocarcinoma arising in fibroadenoma	纤维腺瘤内腺癌
Adenocarcinoma arising in fibroadenoma, mammary gland	乳腺纤维腺瘤内腺癌
Adenocarcinoma, acinar cell	腺泡细胞腺癌
Adenocarcinoma, clear cell	透明细胞腺癌
Adenocarcinoma, ductal cell	导管细胞腺癌
Adenocarcinoma, endometrial	子宫内膜腺癌
Adenocarcinoma, endometrial uterus/uterine cervix	子宫内膜/宫颈腺癌
Adenocarcinoma, papillary	乳头状腺癌
Adenocarcinoma：extraorbital lacrimal gland/intraorbital lacrimal gland	眶外泪腺/眶内泪腺腺癌
Adenocarcinoma：Harder's gland	哈德腺(哈氏腺)腺癌
Adenocarcinoma：mammary gland	乳腺腺癌
Adenocarcinoma：mucinous	黏液性腺癌
Adenocarcinoma：preputial/clitoral gland	包皮腺/阴蒂腺腺癌
Adenocarcinoma：sebaceous	皮脂腺腺癌
Adenocarcinoma：ureter/urinary bladder/urethra	输尿管/膀胱/尿道腺癌
Adenofibroma	腺纤维瘤
Adenohypophyseal cell	腺垂体细胞
Adenohypophysis	腺垂体
Adenolipoma	腺脂瘤
Adenoma	腺瘤
Adenoma, acinar cell	腺泡细胞腺瘤
Adenoma, acinar-islet cell	腺泡-胰岛细胞腺瘤
Adenoma, adnexal	附属器腺瘤
Adenoma, adrenocortical	肾上腺皮质腺瘤
Adenoma, anterior lobe pituitary gland	垂体前叶腺瘤
Adenoma, bronchial	支气管腺瘤
Adenoma, bronchioloalveolar	细支气管肺泡腺瘤

英　文	中　文
Adenoma, C cell	C 细胞腺瘤
Adenoma, clear cell	透明细胞腺瘤
Adenoma, cortical	皮质腺瘤
Adenoma, ductal cell	导管细胞腺瘤
Adenoma, endometrial	子宫内膜腺瘤
Adenoma, follicular cell	滤泡细胞腺瘤
Adenoma, hepatocellular	肝细胞腺瘤
Adenoma, hepatocholangiocellular	肝胆管细胞腺瘤
Adenoma, islet cell	胰岛细胞腺瘤
Adenoma, Leydig cell	［睾丸］间质细胞腺瘤
Adenoma, light cell	明细胞腺瘤;亮细胞腺瘤
Adenoma, mucinous	黏液性腺瘤
Adenoma, papillary	乳头状腺瘤
Adenoma, pars distalis	远侧部腺瘤
Adenoma, pars intermedia	中间部腺瘤
Adenoma, renal cell	肾细胞腺瘤
Adenoma, sebaceous cell	皮脂腺细胞腺瘤
Adenoma, sebaceous cell：Zymbal's gland	外耳道腺细胞腺瘤
Adenoma, sertoliform tubular	［睾丸］支持细胞样管状腺瘤
Adenoma, subcapsular cell	被膜下细胞腺瘤
Adenoma, tubular cell	管状细胞腺瘤
Adenoma, tubulostromal	管状间质腺瘤
Adenoma, tubulostromal：ovary	卵巢管状间质腺瘤
Adenoma：ceruminous gland	耵聍腺腺瘤
Adenoma：extraorbital lacrimal gland/intraorbital lacrimal gland	眶外泪腺/眶内泪腺腺瘤
Adenoma：Harder's gland	哈德腺(哈氏腺)腺瘤
Adenoma：kidney	肾腺瘤
Adenoma：mammary gland	乳腺腺瘤
Adenoma：pituitary gland	垂体腺瘤
Adenoma：preputial and clitoral gland	包皮腺和阴蒂腺腺瘤
Adenoma：rete ovarii	卵巢网腺瘤
Adenoma：rete testis	睾丸网腺瘤
Adenoma：sweat gland	汗腺腺瘤

英　文	中　文
Adenoma：Zymbal's gland	外耳道腺腺瘤
Adenomatous hyperplasia	腺瘤样增生
Adenomatous polyposis coli（APC）	腺瘤样结肠息肉病（APC）
Adenomyoepithelioma	腺肌上皮瘤
Adenomyoepithelioma：mammary gland	乳腺腺肌上皮瘤
Adenomyoma	腺肌瘤
Adenomyosis	子宫腺肌病
Adenosis	腺病
Adenosis：cervix	宫颈腺病
Adenosis：uterine cervix/vagina	宫颈/阴道腺病
Adenosquamous carcinoma	腺鳞癌
Adenylyl cyclase（AC）	腺苷酸环化酶（AC）
Adhesion	黏附；粘连
Adhesion，iris/uvea	虹膜/葡萄膜粘连
Adipocyte	脂肪细胞
Adipocyte infiltration	脂肪细胞浸润
Adipocyte，decreased	脂肪细胞减少
Adipocyte，increased	脂肪细胞增多
Adipose aggregate	脂肪积聚
Adipose aggregate：cortical and medullary interstitium	皮质和髓质间质脂肪积聚
Adipose tissue	脂肪组织
Adnexa	附属器；附件
Adnexal dysplasia	附属器/附件发育不良；附属器/附件发育异常
Adrenal cortex	肾上腺皮质
Adrenal gland	肾上腺
Adrenal medulla	肾上腺髓质
Adrenal rest，capsule or subcapsular cortex	被膜或被膜下皮质肾上腺残留
Adrenal tumor，subcapsular，benign	良性被膜下肾上腺肿瘤
Adrenal tumor，subcapsular，malignant	恶性被膜下肾上腺肿瘤
Adrenocorticotropic hormone（ACTH）	促肾上腺皮质激素（ACTH）
Adreno-hepatic fusion（AHF）	肾上腺肝融合（AHF）
Adriamycin	阿霉素
Adverse reaction	不良反应

英　文	中　文
Aged	老龄
Agenesis	未发生;发生不全
Agenesis, cortex and/or medulla	皮质和/或髓质未发生
Agenesis, vitreous	玻璃体发育不全
Agent	药物;受试物
Age-related atrophy	年龄相关性萎缩
Age-related atrophy: ovary	卵巢年龄相关性萎缩
Age-related lesion	年龄相关性病变
Aggregate	积聚;聚集
Aggregate, granular cell	颗粒细胞聚集
Aggregate, granular cell, uterine cervix/vagina	宫颈/阴道颗粒细胞聚集
Aggregate, increased, macrophage	巨噬细胞聚集增多
Aggregate, macrophage	巨噬细胞聚集
Aging	老龄化
Aglomerular	无肾小球
Agonal alveolar edema	濒死性肺泡水肿
Agonist	激动剂
Airborne pollutants, inhalation	吸入空气污染物
Airway	气道
Airway wall	气道壁
Alanine aminotransferase (ALT)	谷丙转氨酶(ALT)
Albino rabbit	白兔
Albumin	白蛋白
Alcian blue (AB)	阿辛蓝(AB)
Alcohol	乙醇
Alcohol fixation	乙醇固定
Aldehyde fixative	醛类固定剂
Aldosterone	醛固酮
Aldosterone synthetase	醛固酮合成酶
Alimentary system	消化系统
Alkaline phosphatase (ALP)	碱性磷酸酶(ALP)
Alkaline tide	碱潮
Allopurinol	别嘌呤醇
Alloxan	四氧嘧啶

英　文	中　文
Alopecia	脱毛
Alpha glutathione-s-transferase（αGST）	α谷胱甘肽-s-转移酶（αGST）
Alpha 2 microglobulin staining	α₂微球蛋白染色
Alpha－2μ－globulin nephropathy：proximal tubule	近端小管-α-2μ-球蛋白肾病
Alpha－2μ－globulin nephropathy	α-2μ-球蛋白肾病
Alteration，acinar：extraorbital lacrimal gland/intraorbital lacrimal gland	眶外泪腺/眶内泪腺腺泡变异
Altered hepatocyte	变异肝细胞
Alveolar duct	肺泡管
Alveolar edema	肺泡水肿
Alveolar emphysema	肺泡型肺气肿
Alveolar fibrosis	肺泡纤维化
Alveolar hemorrhage	肺泡出血
Alveolar histiocyte	肺泡组织细胞
Alveolar histiocytosis	肺泡组织细胞增多［症］
Alveolar hyperplasia	肺泡增生
Alveolar lipoproteinosis	肺泡脂蛋白沉积症
Alveolar macrophage（AM）	肺泡巨噬细胞（AM）
Alveolar macrophage aggregation	肺泡巨噬细胞聚集
Alveolar macrophage，increased	肺泡巨噬细胞增多
Alveolar osseous metaplasia	肺泡骨化生
Alveolitis	肺泡炎
Alzheimer type Ⅱ astrocyte	阿尔茨海默Ⅱ型星形胶质细胞
Alzheimer's disease	阿尔茨海默病
Ameloblast	成釉细胞
Ameloblast degeneration	成釉细胞变性
Ameloblastic epithelium	成釉上皮
Ameloblastic odontoma	成釉细胞牙瘤
Ameloblastoma，benign	良性成釉细胞瘤
Ameloblastoma，malignant	恶性成釉细胞瘤
Ameloblastoma-like epithelium	成釉细胞瘤样上皮
Amine precursor uptake and decarboxylase（APUD）	胺前体摄取和脱羧酶（APUD）
Aminoglutethimide	氨鲁米特
Aminoglycoside antibiotics	氨基糖苷类抗生素

英　文	中　文
Aminonucleoside	氨基核苷
Aminosalicylic acid	氨基水杨酸
Aminotransferase	氨基转移酶
Aminotriazole	氨基三唑
Amiodarone	胺碘酮
Amphophilic cationic drug	两亲性阳离子药物
Amphophilic-vacuolar adenoma	双嗜性-空泡样腺瘤
Ampicillin	氨苄青霉素
Amyloid	淀粉样物质
Amyloid，lobule	小叶淀粉样物质
Amyloid，medial/mural，artery	动脉中膜/壁层淀粉样物质
Amyloid，myocardium	心肌淀粉样物质
Amyloid，soft tissue	软组织淀粉样物质
Amyloid：islet	胰岛淀粉样物质
Amyloid：ovary	卵巢淀粉样物质
Amyloid：uterus	子宫淀粉样物质
Amyloidosis	淀粉样变
Amyloidosis，glomerular	肾小球淀粉样变
Amyloidosis，interstitium，tubule	间质和小管淀粉样变
Anagen defluxion	生长期脱落
Analyte	分析物
Anastrazole	阿那曲唑
Anatomical imaging technique	解剖学成像技术
Anatomical region	解剖部位
Ancillary test	辅助检测；辅助检查
Androgenic alopecia	雄激素性脱发
Anemia	贫血
Anesthesia	麻醉
Anestrus	不动情期；乏情期
Aneurysm	动脉瘤
Aneurysm：aorta	主动脉动脉瘤
Aneurysm：artery or aortic	动脉或主动脉动脉瘤
Angiectasis	血管扩张
Angiectasis，lobule	小叶血管扩张

英 文	中 文
Angiectasis，valve	瓣膜血管扩张
Angiectasis：islet	胰岛血管扩张
Angiectasis：ovary	卵巢血管扩张
Angiectasis：urinary bladder	膀胱血管扩张
Angiectasis：uterus	子宫血管扩张
Angiofibroma	血管纤维瘤
Angiogenesis	血管生成
Angiolipoma	血管脂肪瘤
Angiomatous hyperplasia	血管瘤样增生
Angiotensin-converting enzyme（ACE）	血管紧张素转换酶(ACE)
Angiotensin-converting enzyme inhibitor（ACEI）	血管紧张素转换酶抑制剂(ACEI)
Aniline compound	苯胺类化合物
Animal model	动物模型
Animal study	动物试验
Anovulatory cycle	无排卵周期
Ante mortem	死前
Ante mortem artifact	死前假象
Anterior pituitary	垂体前叶
Anthracosis	碳末沉着病
Anthracycline antibiotics	蒽环类抗生素
Antiallergy agent	抗过敏药
Antibiotics	抗生素
Antibody	抗体
Antibody labeling method	抗体标记方法
Antibody response	抗体应答
Anticancer cytotoxic drug	细胞毒性抗癌药
Anticancer drug	抗癌药
Anticonvulsant	抗惊厥药
Anti-drug antibody（ADA）	抗药抗体(ADA)
Antigen	抗原
Antigen retrieval	抗原修复
Antigen-antibody complex deposition	抗原-抗体复合物沉积
Antigen-presenting cell	抗原呈递细胞;抗原提呈细胞
Antiglobulin test	抗球蛋白试验

英　文	中　文
Anti-human antibody	抗人抗体
Antihypertensive	抗高血压药
Anti-inflammatory agent	抗炎药
Antimalarial agent	抗疟药
Anti-Müllerian hormone	抗米勒管激素
Antineoplastic agent	抗肿瘤药
Antineutrophil cytoplasmic antibody（ANCA）	抗中性粒细胞胞质抗体（ANCA）
Anti-obesity drug	减肥药
Antipsychotic clozapine	抗精神病药氯氮平
Antisense oligonucleotide	反义寡核苷酸
Antithyroid agent	抗甲状腺药
Antiviral agent	抗病毒药
Antral adenoma	胃窦腺瘤
Antral leiomyosarcoma	胃窦平滑肌肉瘤
Aorta	主动脉
Aortic aneurysm	主动脉瘤
Aortic valve thrombosis	主动脉瓣血栓形成
Aplasia	不发育
Aplasia：segmental，uterus	子宫节段性未发育
Aplasia：ureteral	输尿管未发育
Aplastic anemia	再生障碍性贫血
Apolipoprotein	载脂蛋白
Apoptosis	凋亡
Apoptosis，cardiomyocyte	心肌细胞凋亡
Apoptosis，increased，lymphocyte	淋巴细胞凋亡增多
Apoptosis，islet cell	胰岛细胞凋亡
Apoptosis，main olfactory epithelium（MOE）	主嗅上皮（MOE）凋亡
Apoptosis，prolactin-positive cell	催乳素阳性细胞凋亡
Apoptosis/necrosis	凋亡/坏死
Apoptosis/necrosis，mucosa	黏膜［细胞］凋亡/坏死
Apoptosis/necrosis，squamous epithelium	鳞状上皮［细胞］凋亡/坏死
Apoptosis：Harder's gland/extraorbital lacrimal gland/intraorbital lacrimal gland	哈德腺（哈氏腺）/眶外泪腺/眶内泪腺凋亡
Apoptosis：olfactory bulb	嗅球凋亡

Apoptosis：septal organ of Masera（SOM）	马塞若鼻中隔器（SOM）凋亡
Apoptosis：vomeronasal organ（VNO）	犁鼻器（VNO）凋亡
Appendage	附属器
Aquaporin	水通道蛋白
Arachidonate	花生四烯酸盐
Area selection	领域选择
Area under concentration-time curve	浓度-时间曲线下面积
Area under first moment curve（AUMC）	一阶矩曲线下面积（AUMC）
Arginine vasopressin（AVP）	精氨酸升压素（AVP）
Argyrophil cell	嗜银细胞
Aristolochic acid	马兜铃酸
Aromatase	芳香酶
Arrector pilli muscle	竖毛肌
Arterial hypertrophy	动脉肥大；动脉肥厚
Arterial injury	动脉损伤
Arterial lesion	动脉病变
Arterial mineralization	动脉矿化
Arterial plaque	动脉斑块
Arteriolar hypertrophy	小动脉肥大；小动脉肥厚
Arteriolar loop：pre-retinal	视网膜前小动脉环
Arteriopathy	动脉病
Arteritis	动脉炎
Arthritis	关节炎
Arthritis：femoro-tibial joint	股胫关节关节炎
Arthus reaction	阿蒂斯反应
Articular cartilage	关节软骨
Artifact	人工假象
Artifactual vacuolation	人工假象空泡形成；人工假象空泡化
Aryl hydrocarbon receptor（AhR）	芳香烃受体（AhR）；芳烃受体（AhR）
Arytenoid cartilage	杓状软骨
Aspartate aminotransferase（AST）	谷草转氨酶（AST）
Asphyxiation	窒息
Aspirin	阿司匹林
Assessment	评价

英　文	中　文
Astrocyte	星形胶质细胞
Astrocyte swelling/vacuolation	星形胶质细胞肿胀/空泡化
Astrocytoma	星形细胞瘤
Astrocytoma, diffuse, malignant	恶性弥漫性星形细胞瘤
Astrocytoma, malignant	恶性星形细胞瘤
Astrocytoma, malignant, high grade	高度恶性星形细胞瘤
Astrocytoma, malignant, low grade	低度恶性星形细胞瘤
Astrocytosis	星形胶质细胞增生;星形胶质细胞增多[症]
Atelectasis	肺不张
Atenolol	阿替洛尔
Atherosclerosis	动脉粥样硬化
Atherosclerotic plaque	动脉粥样硬化斑块
Atopic dermatitis	特应性皮炎
Atresia	闭锁
Atretic follicle	闭锁卵泡
Atretic follicle, increased	闭锁卵泡增多
Atrial	心房的
Atrial lesion	心房病变
Atrial natriuretic factor (ANF)	心房钠尿因子(ANF);心钠素(ANF)
Atrial thrombosis	心房血栓形成
Atriopeptin Ⅲ	心房肽Ⅲ
Atrioventricular canal	房室管
Atrium	心房
Atrophy	萎缩
Atrophy, iris, uvea	葡萄膜虹膜萎缩
Atrophy, acinar cell	腺泡细胞萎缩
Atrophy, adipocyte	脂肪细胞萎缩
Atrophy, adipose tissue	脂肪组织萎缩
Atrophy, adnexal	附属器萎缩
Atrophy, axonal	轴突萎缩
Atrophy, cortical	皮质萎缩
Atrophy, dermal	真皮萎缩
Atrophy, ductal	导管萎缩

英　文	中　文
Atrophy，epidermal	表皮萎缩
Atrophy，epithelial，uterine cervix/vagina	宫颈/阴道上皮萎缩
Atrophy，epithelium，cornea/conjunctiva	角膜/结膜上皮萎缩
Atrophy，glomerular	肾小球萎缩
Atrophy，inner nuclear layer（INL）	内核层（INL）萎缩
Atrophy，islet cell	胰岛细胞萎缩
Atrophy，Leydig cell	［睾丸］间质细胞萎缩
Atrophy，lobule	小叶萎缩
Atrophy，lymphoid	淋巴组织萎缩
Atrophy，main olfactory epithelium（MOE）	主嗅上皮（MOE）萎缩
Atrophy，Meibomian gland，eyelid	眼睑睑板腺萎缩
Atrophy，optic nerve	视神经萎缩
Atrophy，red pulp	红髓萎缩
Atrophy，retinal pigment epithelium（RPE）	视网膜色素上皮（RPE）萎缩
Atrophy，sclera	巩膜萎缩
Atrophy，skeletal muscle	骨骼肌萎缩
Atrophy，squamous epithelium	鳞状上皮萎缩
Atrophy，tubular	小管萎缩
Atrophy，tubule，proximal and distal tubule	近端和远端小管萎缩
Atrophy，white pulp	白髓萎缩
Atrophy：bone，middle ear	中耳骨萎缩
Atrophy：Brunner's gland	十二指肠腺萎缩
Atrophy：ciliary body，uvea	葡萄膜睫状体萎缩
Atrophy：corpora lutea，ovary	卵巢黄体萎缩
Atrophy：eye	眼萎缩
Atrophy：Harder's gland/extraorbital lacrimal gland	哈德腺（哈氏腺）/眶外泪腺萎缩
Atrophy：ovary	卵巢萎缩
Atrophy：oviduct	输卵管萎缩
Atrophy：preputial gland/clitoral gland	包皮腺/阴蒂腺萎缩
Atrophy：septal organ of Masera（SOM）	马塞若鼻中隔器（SOM）萎缩
Atrophy：uterus/uterine cervix/vagina	子宫/宫颈/阴道萎缩
Atrophy：vomeronasal organ（VNO）	犁鼻器（VNO）萎缩
Attenuation，endothelium：cornea	角膜内皮变薄
Atypia	异型性

英　文	中　文
Atypical	非典型
Atypical germinal centre hyperplasia	非典型生发中心增生
Atypical hyperplasia	非典型增生
Atypical residual body	非典型残余体
Atypical tubule hyperplasia	非典型肾小管增生
Auditory brainstem response（ABR）	听性脑干反应(ABR)
Auditory system	听觉系统
Auranofin	金诺芬
Auricular chondritis	耳软骨炎
Autofluorescence	自发荧光
Autolysis	自溶
Autolysis artifact	自溶人工假象
Automated hematology analyzer	全自动血液分析仪
Automated image analysis	自动化图像分析
Autonomic nervous system	自主神经系统
Autophagic vacuole	自噬泡
Autophagic vacuole，acinar cell	腺泡细胞自噬泡
Autophagy	自噬
Avidin-biotin complex	亲和素-生物素复合物
Avillous	无绒毛状
Avillous hyperplasia	非绒毛状增生
Axon	轴突
Axonal degeneration	轴突变性
Axonal dystrophy	轴突营养不良
Axonal lesion	轴突病变
Axonopathy	轴突病
Azaserine	偶氮丝氨酸
Azotemia	氮质血症
Azoxymethane	氧化偶氮甲烷
β - Adrenergic stimulant	β-肾上腺素能兴奋剂
β - Aminopropionitrile	β-氨基丙腈
ε - Aminocaproic acid	ε-氨基己酸

B

英　文	中　文
B6C3F1 mouse	B6C3F1 小鼠
Bacillus Calmette-Guérin（BCG）	卡介苗（BCG）
Bacillus piliformis	发状杆菌
Bacteria	细菌
Bacterial infection	细菌感染
Balantidium coli	结肠小袋虫
Balantidium coli infection	结肠小袋虫感染
Barrier mechanism	屏障机制
Basal cell	基底细胞
Basal cell carcinoma	基底细胞癌
Basal cell hyperplasia	基底细胞增生
Basal cell layer	基底细胞层
Basal cell tumor, benign；benign basal cell tumor	良性基底细胞瘤
Basal cell tumor；basalioma	基底细胞瘤
Basal lamina	基层；基板；基底层
Basalioma, malignant	恶性基底细胞瘤
Base	基底部；基部
Basement membrane	基底膜；基膜
Basic principle	基本原则
Basophil	嗜碱性粒细胞
Basophilia	嗜碱性
Basophilia, ductular/alveolar epithelium	导管/腺泡上皮嗜碱性变
Basophilia, ductular/sebaceous epithelium	导管/皮脂腺上皮嗜碱性变
Basophilia, tubule, proximal and distal tubule/collecting duct	远端和近端小管/集合管小管嗜碱性
Basophilic acinar focus	腺泡嗜碱性灶
Basophilic focus	嗜碱性灶
Basophilic granule	嗜碱性颗粒
Basophilic granule, proximal and distal tubule	近端和远端小管嗜碱性颗粒

英　文	中　文
Basophilic hypertrophic focus	嗜碱性肥大灶
Basophilic tinctorial change	嗜碱性染色改变
Basophilic tubule	嗜碱性小管
Basophilic vacuolation	嗜碱性空泡化;嗜碱性空泡形成
Basophilic vacuole	嗜碱性空泡
Basosquamous tumor, benign	良性基底鳞状细胞瘤
Basosquamous tumor, malignant	恶性基底鳞状细胞瘤
Beagle dog	比格犬
Benign	良性
Benign exocrine tumor	良性外分泌肿瘤
Benign hair follicle tumor	良性毛囊瘤
Benign melanoma	良性黑色素瘤
Benign stromal polyp	良性间质息肉
Benzothiadiazines	苯并噻二嗪类
Benzyl acetate	乙酸苄酯
Beta cell	β 细胞
Beta 1 microglobulin	β_1 微球蛋白
Beta 2 microglobulin	β_2 微球蛋白
Beta-tryptase	β-类胰蛋白酶
Bevacizumab	贝伐单抗;贝伐珠单抗
bHLH receptor	bHLH 受体
Bicalutamide	比卡鲁胺
Bi-cytopenia	双系血细胞减少
Bilateral atrophy	双侧萎缩
Bile	胆汁
Bile accumulation	胆汁蓄积
Bile acid	胆汁酸
Bile duct	胆管
Bile ductule; biliary ductuli; bile canaliculus	胆小管
Bile salt	胆盐;胆汁盐
Bile secretion	胆汁分泌
Biliary	胆汁的;胆道的;胆管的
Biliary change, non-neoplastic	非肿瘤性胆管改变
Biliary cyst	胆管囊肿
Biliary epithelium	胆管上皮

英 文	中 文
Biliary hyperplasia	胆管增生
Biliary system	胆道系统;胆管系统
Bilirubin	胆红素
Binucleate neuron	双核神经元
Biologics Control Act	生物制品管制法
Bioluminescence imaging	生物发光成像
Biomarker	生物标志物
Biomaterial	生物材料
Biopharmaceutical	生物制药的
Biopharmaceutical drug	生物技术药物
Bioset	生物集
Biotherapeutics	生物治疗药物
Biotransformation	生物转化
Bischloroethylnitrosourea（BCNU）	卡氮芥（BCNU）;双氯乙亚硝脲（BCNU）
Bisphosphonates	双膦酸盐类
Bizarre mitosis	异常核分裂
Bladder	膀胱
Blebbing	起泡
Bleomycin	博来霉素
Blind-ending efferent duct	盲端输出小管
Blood	血液
Blood collection	采血
Blood flow	血流
Blood loss	失血
Blood supply	血供
Blood urea nitrogen（BUN）	血尿素氮(BUN)
Blood-brain barrier（BBB）	血-脑屏障(BBB)
Blood-CSF barrier	血-脑脊液屏障
Blood-epithelial barrier	血-上皮屏障
Blood-eye barrier；blood-ocular barrier	血-眼屏障
Blood-nerve barrier（BNB）	血-神经屏障(BNB)
Blood-seminiferous tubule barrier	血-生精小管屏障
Blood-testis barrier（BTB）	血-睾屏障(BTB)
Bone	骨

英　文	中　文
Bone cyst	骨囊肿
Bone marrow	骨髓
Bone marrow smear	骨髓涂片
Bone marrow toxicity	骨髓毒性
Bone mineral content（BMC）	骨矿物质含量（BMC）
Bone mineral density（BMD）	骨密度（BMD）；骨矿物质密度（BMD）
Bone morphogenetic protein（BMP）	骨形态发生蛋白（BMP）；骨形成蛋白（BMP）
Bone：decreased	骨减少
Bone：increased	骨增多
Bouin's fluid	布安氏固定液
Bowman's capsule	鲍曼囊；肾小囊
Bowman's gland	鲍曼腺；嗅腺
Bowman's membrane	鲍曼膜；（角膜）前界层
Bowman's space	鲍曼腔；肾小囊腔
Brain	脑
Brain stem	脑干
Branchial	鳃的；鳃状的
Branchial cyst	腮裂囊肿
Breast cancer	乳腺癌
Brick-and-mortar arrangement	砌砖样排列
Bromocriptine	溴隐亭
Bromodeoxyuridine（BrdU）	溴脱氧尿苷（BrdU）
Bronchial－associated lymphoid tissue（BALT）	支气管相关淋巴组织（BALT）
Bronchiectasis	支气管扩张
Bronchiolar microlith formation	细支气管微结石形成
Bronchiolar microlithiasis	细支气管微结石病
Bronchiolar-alveolar adenoma	细支气管肺泡腺瘤
Bronchiolar-alveolar carcinoma	细支气管肺泡癌
Bronchiolar-alveolar hyperplasia	细支气管肺泡增生
Bronchiole	细支气管
Bronchiole mucus	细支气管黏液
Bronchiolitis obliterans（BO）	闭塞性细支气管炎（BO）
Bronchiolization	细支气管化
Bronchiolo-alveolar adenoma	细支气管-肺泡腺瘤

英　文	中　文
Bronchitis	支气管炎
Bronchoalveolar lavage（BAL）	支气管肺泡灌洗(BAL)
Bronchopneumonia	支气管肺炎
Bronchus	支气管
Brown degeneration, adrenal	肾上腺棕色变性
Brown granular pigment	棕色颗粒色素
Brown Norway rat	棕色挪威大鼠
Brown pigment	褐色色素
Bruch's membrane	布鲁赫膜;玻璃膜
Brunner's gland	布伦纳腺;十二指肠腺
Brunner's gland degeneration	布伦纳腺变性;十二指肠腺变性
Brunner's gland hypertrophy	布伦纳腺肥大;十二指肠腺肥大
Bubble	空泡;气泡
Buccal mucosal erosion	颊黏膜糜烂
Bulbar conjunctiva	球结膜
Bulbourethral gland	尿道球腺
Buserelin	布舍瑞林
Busulphan	白消安
Buthionine sulfoximine	丁硫氨酸硫酸亚胺
Butylated hydroxyanisole（BHA）	丁羟茴醚(BHA)

C

英　文	中　文
C cell	C 细胞;滤泡旁细胞
C cell adenoma	C 细胞腺瘤;滤泡旁细胞腺瘤
C cell area	C 细胞区;滤泡旁细胞区
C cell hyperplasia	C 细胞增生;滤泡旁细胞增生
C cell tumor	C 细胞肿瘤;滤泡旁细胞肿瘤
C57BL/6 mouse	C57BL/6 小鼠
Cadmium damage	镉损害
Caecal/cecal adenoma	盲肠腺瘤
Caecal/cecal hypertrophy	盲肠肥大
Calbindin	钙结合蛋白
Calcification	钙化
Calcineurin	钙调磷酸酶
Calcitonin	降钙素
Calcium channel blocker	钙通道阻滞剂
Calcium homeostasis	钙稳态
Calcium sensing receptor (CaSR)	钙敏感受体(CaSR)
Calculus (calculi)	结石
Calculus-ductular	导管结石
Calculus-urinary bladder/ureter/renal pelvis	膀胱/输尿管/肾盂结石
Call-Exner body	考尔-爱克斯诺小体
Callus	骨痂
Campylobacter	弯曲菌
Campylobacter infection	弯曲菌感染
Campylobacter jejuni	空肠弯曲菌
Candida albicans	白念珠菌
Canine cutaneous histiocytoma (CCH)	犬皮肤组织细胞瘤(CCH)
Capsular	被膜的
Capsular cyst	被膜囊肿
Capsular fibrosis	被膜纤维化

英 文	中 文
Captopril	卡托普利
Caput epididymis	附睾头
Carbamazepine	卡马西平
Carbohydrate	碳水化合物
Carbon dioxide	二氧化碳
Carbon tetrachloride	四氯化碳
Carcinogen	致癌物
Carcinogenesis	致癌作用
Carcinogenicity	致癌性
Carcinogenicity study	致癌试验;致癌性研究
Carcinogenicity working group of predictive safety testing consortium	药物安全性预测联盟致癌性工作组
Carcinoid	类癌
Carcinoid tumor	类癌瘤
Carcinoma	癌
Carcinoma, acidophil	嗜酸性细胞癌
Carcinoma, acinar cell	腺泡细胞癌
Carcinoma, acinar-islet cell	腺泡-胰岛细胞癌
Carcinoma, adenosquamous	腺鳞癌
Carcinoma, adenosquamous, mammary gland	乳腺腺鳞癌
Carcinoma, adenosquamous, uterus/uterine cervix	子宫/宫颈腺鳞癌
Carcinoma, adnexal	附属器癌
Carcinoma, adrenocortical	肾上腺皮质癌
Carcinoma, basal cell	基底细胞癌
Carcinoma, bronchial	支气管癌
Carcinoma, bronchiolo-alveolar	细支气管-肺泡癌
Carcinoma, C cell; C cell carcinoma	C 细胞癌;滤泡旁细胞癌
Carcinoma, choroid plexus	脉络丛癌
Carcinoma, cortical	皮质癌
Carcinoma, embryonal	胚胎性癌
Carcinoma, embryonal: uterus/uterine cervix/ovary	子宫/宫颈/卵巢胚胎性癌
Carcinoma, endometrial	子宫内膜癌
Carcinoma, follicular cell	滤泡细胞癌
Carcinoma, hepatocellular	肝细胞癌
Carcinoma, hepatocholangiocellular	肝胆管细胞癌

英　　文	中　　文
Carcinoma, islet cell	胰岛细胞癌
Carcinoma, Leydig cell	睾丸间质细胞癌
Carcinoma, neuroepithelial	神经上皮癌
Carcinoma, neuroepithelial/main olfactory epithelium (MOE)	神经上皮/主嗅上皮癌（MOE）
Carcinoma, neuroepithelial：vomeronasal organ（VNO）	犁鼻器（VNO）神经上皮癌
Carcinoma, pars distalis	［垂体］远侧部癌
Carcinoma, pars intermedia	［垂体］中间部癌
Carcinoma, renal cell	肾细胞癌
Carcinoma, renal, tubular	肾小管癌
Carcinoma, rete testis	睾丸网癌
Carcinoma, sebaceous cell	皮脂腺细胞癌
Carcinoma, spindle cell	梭形细胞癌
Carcinoma, squamous cell	鳞状细胞癌
Carcinoma, squamous cell, cornea/conjunctiva	角膜/结膜鳞状细胞癌
Carcinoma, squamous cell, nasolacrimal duct	鼻泪管鳞状细胞癌
Carcinoma, squamous cell：ureter/urinary bladder/urethra	输尿管/膀胱/尿道鳞状细胞癌
Carcinoma, squamous cell, uterus/uterine cervix/vagina	子宫/宫颈/阴道鳞状细胞癌
Carcinoma, squamous cell, *in situ*	鳞状细胞原位癌
Carcinoma, subcapsular cell	被膜下细胞癌
Carcinoma, transitional cell：ureter/urinary bladder/urethra/renal pelvis	输尿管/膀胱/尿道/肾盂移行细胞癌
Carcinoma, tubular cell	导管细胞癌
Carcinoma, tubulostromal：ovary	卵巢管状间质癌
Carcinoma, undifferentiated	未分化癌
Carcinoma, urothelial	尿路上皮癌
Carcinoma, yolk sac：uterus/uterine cervix/ovary	子宫/宫颈/卵巢卵黄囊癌
Carcinoma, *in situ*	原位癌
Carcinoma：Brunner's gland	布伦纳腺癌；十二指肠腺癌
Carcinoma：ceruminous gland	耵聍腺癌
Carcinoma：eccrine gland	外分泌腺癌
Carcinoma：kidney	肾癌
Carcinoma：sweat gland	汗腺癌
Carcinoma：Zymbal's gland	外耳道腺腺癌

英　文	中　文
Carcinosarcoma	癌肉瘤
Carcinosarcoma：mammary gland	乳腺癌肉瘤
Carcinosarcoma：prostate	前列腺癌肉瘤
Cardiac enlargement	心脏增大
Cardiac hypertrophy	心脏肥大
Cardiac injury	心脏损伤
Cardiac ischemic tolerance	心脏缺血性耐受
Cardiac physiological mechanism	心脏生理机制
Cardiac remodeling	心脏重构
Cardiac schwannoma, benign	良性心脏神经鞘瘤
Cardiac schwannoma, malignant	恶性心脏神经鞘瘤;恶性心脏施万细胞瘤
Cardiac troponin	心肌肌钙蛋白
Cardioactive agent	心脏活性药物
Cardiomegaly	心脏肥大;心脏增大
Cardiomyocyte/myocardial cell	心肌细胞
Cardiomyopathy	心肌病
Cardioprotective effect	心脏保护性作用
Cardiotoxic ischemia	心脏毒性缺血
Cardiotoxicity	心脏毒性
Cardiovascular effect	心血管效应
Cardiovascular system	心血管系统
Cardiovascular toxicity	心血管毒性
Carmustine	卡莫司汀
Carotenoid pigment	类胡萝卜素色素
Cartilage	软骨
Cartilage degeneration	软骨变性
Cartilage necrosis	软骨坏死
Cartilaginous metaplasia	软骨化生
Cast	管型
Cast nephropathy	管型肾病
Cast, granular	颗粒管型
Cast, hyaline	透明管型
Castration cell	去势细胞

英　文	中　文
Cast: proximal tubule/distal tubule/loop of henle thick ascending limb/medullary collecting duct	近端小管/远端小管/髓绊升支粗段/髓质集合管管型
Catalase-positive granule	过氧化氢酶阳性颗粒
Cataract	白内障
Catecholamine	儿茶酚胺
Catecholamine-induced cardiotoxicity	儿茶酚胺诱导的心脏毒性
Cationic amphiphilic agent	阳离子两亲性药物
Cationic amphiphilic drug（CAD）	阳离子两亲性药物（CAD）
Caveolin	陷窝蛋白
Cavernous	海绵状
CD－1 mouse	CD－1 小鼠
Cecal enlargement	盲肠增大
Ceftriaxone	头孢曲松
Cell debris	细胞碎片
Cell debris, luminal	管腔内细胞碎片
Cell loss, neuronal	神经元细胞缺失；神经元细胞脱失
Cell morphology	细胞形态学
Cell ploidy	细胞倍性
Cell rest of Hortega	小神经胶质细胞残留
Cell specific degeneration	细胞特异性变性
Cell type, increased	细胞种类增多
Cellular	细胞的
Cellular adaptation	细胞适应
Cellular alteration	细胞改变
Cellular atypia	细胞异型性
Cellular composition	细胞组成
Cellular imaging technique	细胞成像技术
Cellularity	细胞数量
Cellularity and expansion, marginal zone	边缘区细胞数量与边缘区扩大
Cellularity and prominence, germinal centre	生发中心细胞数量与生发中心突显
Cellularity in germinal centre	生发中心细胞数量
Cellularity in paracortex	副皮质区细胞数量
Cellularity, decreased, adipocyte	脂肪细胞数量减少
Cellularity, decreased, bone marrow	骨髓细胞数量减少

英　　文	中　　文
Cellularity, decreased, hypocellularity	细胞数量减少
Cellularity, decreased, lymphocyte	淋巴细胞数量减少
Cellularity, decreased, red pulp	红髓细胞数量减少
Cellularity, decreased, white pulp	白髓细胞数量减少
Cellularity, increased, adipocyte	脂肪细胞数量增多
Cellularity, increased, bone marrow	骨髓细胞数量增多
Cellularity, increased, epithelial cell	上皮细胞数量增多
Cellularity, increased, hypercellularity	细胞数量增多
Cellularity, increased, interdigitating dendritic cell	交错突树突状细胞数量增多
Cellularity, increased, lymphocyte	淋巴细胞数量增多
Cellularity, increased, macrophage	巨噬细胞数量增多
Cellularity, increased, macrophage, intrasinusoidal	窦内巨噬细胞数量增多
Cellularity, increased, mast cell	肥大细胞数量增多
Cellularity, increased, mesothelial cell	间皮细胞数量增多
Cellularity, increased, plasma cell	浆细胞数量增多
Cellularity, increased, plasma cell, red pulp	红髓浆细胞数量增多
Cellularity, increased, plasma cell, white pulp	白髓浆细胞数量增多
Cellularity, increased, stromal cell	间质细胞数量增多
Cellularity, increased, white pulp	白髓细胞数量增多
Cementifying	牙骨质化
Cementifying/ossifying fibroma	牙骨质化/骨化性纤维瘤
Cementoma	牙骨质瘤
Center for Biologics Evaluation and Research（CBER）	美国生物制品审评与研究中心（CBER）
Center for Devices and Radiological Health（CDRH）	美国医疗器械和放射健康中心（CDRH）
Center for Drug Evaluation（CDE）	药品审评中心（CDE）
Center for Drug Evaluation and Research（CDER）	美国药品审评与研究中心（CDER）
Center for Food Safety and Applied Nutrition（CFSAN）	美国食品安全与应用营养中心（CFSAN）
Center for Tobacco Products（CTP）	美国烟草制品中心（CTP）
Center for Veterinary Medicine（CVM）	美国兽药中心（CVM）
Central canal	中央管
Central lobular necrosis	小叶中心性坏死

C

英　文	中　文
Central nervous system（CNS）	中枢神经系统(CNS)
Central nervous system tumor	中枢神经系统肿瘤
Centrilobular	小叶中心性
Centroacinar cell	泡心细胞
Cephalosporin	头孢菌素
Cerebellar granular layer	小脑颗粒层
Cerebellar white matter	小脑白质
Cerebellum	小脑
Cerebral cortex	大脑皮层
Cerebrospinal fluid（CSF）	脑脊液(CSF)
Cerebrum	大脑
Ceroid pigment，adrenal	肾上腺蜡样色素
Cervical cord	颈髓
Cervical stimulation	宫颈刺激
Cervix	宫颈
Change	改变
Characteristic	特征
Characterization	特征描述
Chemical	化学品
Chemistry expertise	化学专业知识
Chemodectoma，benign	良性化学感受器瘤
Chemodectoma，malignant	恶性化学感受器瘤
Chemotherapeutics	化疗药物
Chief cell degeneration	主细胞变性
Chief cell hyperplasia	主细胞增生
Chief cell neoplasm	主细胞肿瘤
Chloracne	氯痤疮
Chloracne，pinna	耳郭氯痤疮
Chloramphenicol	氯霉素
Chlordiazepoxide	氯氮䓬;利眠宁
Chloroleukemia	绿色瘤
Chloroquine	氯喹
Chlorphentermine	对氯苯丁胺
Chlorpropamide	氯磺丙脲
Cholangiocarcinoma	胆管癌

英　文	中　文
Cholangiocarcinoma, intrahepatic	肝内胆管癌
Cholangiofibrosis	胆管纤维症
Cholangiofibrotic type	胆管纤维化型
Cholangiole	胆小管;毛细胆管
Cholangioma	胆管瘤
Cholangitis	胆管炎
Cholecystitis	胆囊炎
Cholecystokinin(CCK)	胆囊收缩素(CCK)
Cholelithiasis	胆石症
Cholestatic/obstructive jaundice	淤胆性/阻塞性黄疸;淤胆性/梗阻性黄疸
Cholesteatoma	胆脂瘤
Cholesteatoma: middle ear	中耳胆脂瘤
Cholesterol	胆固醇
Cholesterol cleft	胆固醇裂隙
Choline-deficient diet	胆碱缺乏性饲料
Cholinesterase-inhibiting effect	胆碱酯酶抑制作用
Chondroid hyperplasia	软骨样增生
Chondroma	软骨瘤
Chondromucinous degeneration	软骨黏液变性
Chondrosarcoma	软骨肉瘤
Chordoma	脊索瘤
Chordoma, benign	良性脊索瘤
Chordoma, malignant	恶性脊索瘤
Choriocarcinoma	绒毛膜癌
Choriocarcinoma: uterus/uterine cervix/ovary	子宫/宫颈/卵巢绒毛膜癌
Choroid	脉络膜
Choroid plexus tumor	脉络丛肿瘤
Choroid plexus vacuolation	脉络丛空泡化;脉络丛空泡形成
Chromaffin	嗜铬的
Chromaffin cell	嗜铬细胞
Chromatolysis	尼氏体溶解
Chromodacryorrhea	血泪症
Chromogen	色原
Chromogenic *in situ* hybridization (CISH)	显色原位杂交(CISH)

英　文	中　文
Chromophobe	嫌色细胞
Chronic	长期的;慢性的
Chronic active inflammation	慢性活动性炎症
Chronic gastritis	慢性胃炎
Chronic inflammation	慢性炎症
Chronic infusion	长期滴注;长期输液
Chronic interstitial nephritis	慢性间质性肾炎
Chronic myopathy	慢性肌病
Chronic oestrogenic exposure	长期雌激素暴露
Chronic pancreatitis	慢性胰腺炎
Chronic progressive nephropathy（CPN）	慢性进行性肾病(CPN)
Chronic progressive nephropathy（CPN），proximal and distal tubule	远端和近端小管慢性进行性肾病(CPN)
Chronic renal disease（CRD）	慢性肾脏病(CRD)
Chronic study	长期试验
Chronic suppurative inflammation	慢性化脓性炎症
Chronic thyroiditis	慢性甲状腺炎
Chronic treatment	长期给药
Cilia loss	纤毛缺失;纤毛脱失
Ciliary body	睫状体
Ciliate protozoa	纤毛原虫
Ciliated cuboidal metaplasia	纤毛立方上皮化生
Ciliated epithelium	纤毛上皮
Cimetidine	西咪替丁
Cinoxacin	西诺沙星
Ciprofibrate	环丙贝特
Ciprofloxacin	环丙沙星
Circulating immune complex（CIC）	循环免疫复合物(CIC)
Circumventricular organ（CVO）	室周器(CVO)
Cirrhosis：liver	肝硬化
Cisplatin	顺铂
Citrobacter freundii	弗氏柠檬酸杆菌
Citrobacter murliniae	鼠类柠檬酸杆菌
Citrobacter rodentium	啮齿类柠檬酸杆菌
Clara cell	克拉拉细胞

英　文	中　文
Clara cell secretory protein（CCSP）	克拉拉细胞分泌蛋白（CCSP）
Clastogen	断裂剂
Clastogenicity assay	染色体畸变试验
Clavulanate	克拉维酸
Clear cell	透明细胞
Clear cell focus	透明细胞灶
Clearance（CL）	清除率(CL);清除(CL)
Clearing	透明
Clearing antibody	清除抗体
Cleft palate	腭裂
Clinical chemistry parameter	临床化学参数
Clinical development	临床开发
Clinical pathology	临床病理学
Clinical trial notification（CTN）	临床试验告知书(CTN);临床试验通知(CTN)
Clioquinol	氯碘羟喹
Clitoral gland	阴蒂腺
Clofibrate	氯贝丁酯;安妥明
Clonidine	可乐定
Clonogenic assay	克隆形成试验
Clostridium difficile	艰难梭菌
Clotrimazole	克霉唑
Clozapine	氯氮平
Coagulating gland	凝固腺
Coagulation	凝固;凝结
Coagulative necrosis	凝固性坏死
Cocaine	可卡因
Coccidiosis	球虫病
Cochlea	耳蜗
Colchicine	秋水仙碱;秋水仙素
Colitis	结肠炎
Collagenization	胶原化
Collagenofibrotic glomerulonephropathy（CFGN）	胶原纤维性肾小球肾病（CFGN）
Collection	采集
Colloid alteration	胶质变质

C

英　文	中　文
Colloidal plug	胶体栓
Colocalization	共定位
Colon	结肠
Colonic adenocarcinoma	结肠腺癌
Colonic gland	结肠腺
Colonic hyperplasia	结肠增生
Colorectal neoplasia model	结直肠肿瘤模型
Committee for Human Medicinal Products（CHMP）	人用药品委员会（CHMP）
Committee for Veterinary Medicinal Products（CVMP）	兽用药品委员会（CVMP）
Common Technical Document（CTD）	通用技术文件（CTD）
Comparative histology	比较组织学
Comparative pathology	比较病理学
Comparative study	比较研究
Comparative toxicogenomics	比较毒理基因组学
Component	成分；组分
Composite concentration-time curve	复合浓度-时间曲线
Compound-induced vasculitis	化合物性血管炎
Computed tomography（CT）	计算机断层扫描（CT）
Concanavalin A	伴刀豆球蛋白 A；伴刀豆凝集素 A
Concentration	浓度
Concentric hypertrophy	向心性肥大
Concretion	凝结物；结石
Conduction system	传导系统
Confocal microscopy	共聚焦显微镜
Congenital cyst	先天性囊肿
Congenital glaucoma	先天性青光眼
Congenital lesion	先天性病变
Congenital renal pelvic dilation	先天性肾盂扩张
Congenital thyroid cyst	先天性甲状腺囊肿
Congestion	淤血
Congestion, lobule	小叶淤血
Congestion, uvea	葡萄膜淤血
Congestion：pulmonary	肺淤血
Congestive heart failure（CHF）	充血性心力衰竭（CHF）
Conjunctiva	结膜

C

英　文	中　文
Conjunctiva – associated lymphoid tissue（CALT）	结膜相关淋巴组织（CALT）
Conjunctival inflammation	结膜炎症
Conjunctivitis	结膜炎
Connective and soft tissue neoplasm，benign	良性结缔组织和软组织肿瘤
Connective tissue growth factor（CTGF）	结缔组织生长因子（CTGF）
Connective tissue neoplasm	结缔组织肿瘤
Consistency	质地；一致性
Constitutive androstane receptor（CAR）	组成型雄烷受体（CAR）
Contact dermatitis	接触性皮炎
Contraceptive steroid	避孕类固醇
Contract research organization（CRO）	合同研究组织（CRO）
Contraction	收缩
Control	对照
Conventional wide-field fluorescence microscopy	普通宽场荧光显微镜
Coombs' test	抗人球蛋白试验
Copper poisoning	铜中毒
Copper toxicity	铜毒性
Copper-containing pigment	含铜色素
Cornea	角膜
Corneal deposits，mineral	角膜矿物质沉积物
Corneal hyperplasia	角膜增生
Corneal inflammation	角膜炎症
Corneal lipidosis	角膜脂肪沉积
Corneal stroma	角膜基质
Corneal surgical incision	角膜手术切口
Corneal ulceration	角膜溃疡
Cornification	角质化
Coronary arteritis	冠状动脉炎
Coronary artery	冠状动脉
Corpora amylacea	淀粉样小体
Corpora amylacea, ductular/alveolar epithelium	导管/腺泡上皮淀粉样小体
Corpora lutea	黄体
Corpora lutea, decreased number	黄体数量减少
Corpora lutea, increased number	黄体数量增多
Cortex	皮质

C

英　文	中　文
Cortical	皮质的
Cortical adenoma	皮质腺瘤
Cortical atrophy	皮质萎缩
Cortical bone	皮质骨
Cortical hypertrophy	皮质肥大
Cortical short-looped nephron	皮质短襻肾单位
Cortical tubule，vacuolation	皮质肾小管空泡化；皮质肾小管空泡形成
Corticomedullary mineralization	皮髓质矿化
Corticomedullary ratio，decreased	皮髓质比降低
Corticomedullary ratio，increased	皮髓质比升高
Corticosteroid	皮质类固醇
Corticosterone	皮质酮
Corticotropin upstream transcription binding element（CUTE）	促肾上腺皮质激素上游转录结合元件（CUTE）
Corynebacterium kutscheri	库氏棒状杆菌
Cost	成本
Coverslipping	封片
Coxsackie B virus in mouse	小鼠柯萨奇 B 病毒
Coxsackie virus	柯萨奇病毒
CPN-associated glomerulosclerosis	CPN 相关的肾小球硬化［症］
Crack	破裂
Craniopharyngioma，benign	良性颅咽管瘤
Craniopharyngioma，malignant	恶性颅咽管瘤
Creatine phosphokinase（CPK）	肌酸磷酸激酶（CPK）
Creatinine	肌酐
Crescentic glomerulonephritis	新月体性肾小球肾炎
Cribriform change	筛状改变
Criteria	标准
Crixivan；indinavir	茚地那韦
Crust	痂皮；痂
Cryptorchidism	隐睾
Crystal	结晶
Crystal：proximal tubule/distal tubule/collecting duct	近端小管/远端小管/集合管结晶
Crystal：urinary bladder/ureter/renal pelvis	膀胱/输尿管/肾盂结晶

英 文	中 文
Crystalline nephropathy;crystal nephropathy	晶体性肾病
Crystalluria	结晶尿
Cuboidal	立方的;立方状的
Cuboidal metaplasia	立方上皮化生
Curvilinear body	曲线小体
Cushing disease	库欣病
Cutaneous immune reaction	皮肤免疫反应
Cutaneous toxicity	皮肤毒性
Cutting isolation method	切割分离法
Cyclin-dependent kinase inhibitor	周期蛋白依赖性激酶抑制剂
Cyclooxygenase(COX)	环氧合酶(COX)
Cyclooxygenase－2（COX－2）	环氧合酶-2(COX－2)
Cyclophosphamide	环磷酰胺
Cyclosporin;cyclosporine	环孢素;环孢菌素
Cyclosporine A（CsA）	环孢素 A(CsA);环孢菌素 A(CsA)
Cynomolgus monkey	食蟹猴
Cyproterone acetate	醋酸环丙孕酮
Cyst	囊肿
Cyst formation	囊肿形成
Cyst,cortex/cortical	皮质囊肿
Cyst,epithelial	上皮囊肿;上皮性囊肿
Cyst,epithelial:ovary	卵巢上皮囊肿;卵巢上皮性囊肿
Cyst,follicular:ovary	卵巢卵泡囊肿
Cyst,inclusion,cornea/conjunctiva	角膜/结膜包涵囊肿
Cyst,NOS:ovary/uterus/uterine cervix/vagina	卵巢/子宫/宫颈/阴道囊肿(非特指)
Cyst:bone	骨囊肿
Cyst:bursal,ovary	卵巢囊囊肿
Cyst:ear,middle	中耳囊肿
Cyst:glandular	腺体囊肿
Cyst:Harder's gland/extraorbital lacrimal gland/intraorbital lacrimal gland	哈德腺(哈氏腺)/眶外泪腺/眶内泪腺囊肿
Cyst:luteal,ovary	卵巢黄体囊肿
Cyst:medulla	髓质囊肿
Cyst:paraovarian,ovary	卵巢旁囊肿
Cyst:rete ovarii,ovary	卵巢网囊肿

C

英　文	中　文
Cyst，squamous	鳞状上皮囊肿
Cyst，tympanic membrane，ear，external	外耳鼓膜囊肿
Cystadenocarcinoma	囊腺癌
Cystadenocarcinoma：ovary	卵巢囊腺癌
Cystadenocarcinoma，papillary	乳头状囊腺癌
Cystadenoma	囊腺瘤
Cystadenoma：ovary	卵巢囊腺瘤
Cystadenoma，papillary	乳头状囊腺瘤
Cysteamine	巯乙胺;半胱胺
Cystic atrophy	囊性萎缩
Cystic atrophy：renal lymph node	肾淋巴结囊性萎缩
Cystic change：gallbladder mucosa	胆囊黏膜囊性变
Cystic corpora lutea	囊性黄体
Cystic degeneration	囊性变性;囊性变
Cystic dilation	囊性扩张
Cystic duct	囊性导管
Cystic follicle	囊性卵泡
Cystic follicular hyperplasia	囊性滤泡增生
Cystic haemorrhagic degeneration	囊性出血性变性
Cystic hyperplasia	囊性增生
Cystic hyperplastic renal tubule	肾小管囊性增生;囊性增生性肾小管
Cystic keratinizing epithelioma	囊性角化上皮瘤
Cystic mucinous hyperplasia	囊性黏液性增生
Cystic tubule	囊性小管
Cystitis	膀胱炎
Cystocentesis	膀胱穿刺
Cytochemical method	细胞化学方法
Cytochemical technique	细胞化学技术
Cytochrome P450（CYP）	细胞色素 P450(CYP)
Cytochrome P450（CYP）enzyme	细胞色素 P450(CYP)酶
Cytocochleogram	耳蜗毛细胞图
Cytokeratin	细胞角蛋白
Cytokine	细胞因子
Cytologic sample	细胞学样本
Cytological appearance	细胞学表现

C

英　文	中　文
Cytological evaluation	细胞学评价
Cytological examination	细胞学检查
Cytological feature	细胞学特征
Cytomegaly	巨细胞［症］
Cytoplasm	细胞质
Cytoplasmic alteration	细胞质变质
Cytoplasmic clumping	细胞质凝集
Cytoplasmic hypereosinophilia	细胞质嗜酸性增强
Cytoplasmic rarefaction	细胞质稀薄;细胞质稀疏
Cytoplasmic vacuolation	胞质空泡化;胞质空泡形成
Cytoprotection	细胞保护作用
Cytostatic anticancer agent	抑制细胞生长抗癌药
Cytotoxic anticancer agent	细胞毒性抗癌药

D

英　文	中　文
3,4 – Dihydroxyphenylalanine（DOPA）	3,4 –二羟基苯丙氨酸（DOPA）
7,12 – Dimethylbenz[a]anthracene（DMBA）	7,12 –二甲基苯并[a]蒽（DMBA）
Damage	损伤
Dapsone	氨苯砜
Dark brown pigment, Kupffer cell	库普弗细胞深棕色色素
Dark neuron	暗神经元
Dark neuron artifact	暗神经元人工假象
Dasatinib	达沙替尼
Database	数据库
Death receptor	死亡受体
Debris, external ear canal	外耳道碎片
Decidual plaque	蜕膜斑块;蜕膜斑
Decidual reaction	蜕膜反应
Decidual reaction：uterus	子宫蜕膜反应
Decidualization	蜕膜化
Decidualization, focal uterus	子宫局灶性蜕膜化
Decidual-like reaction	蜕膜样反应
Deciduoma	蜕膜瘤
Decision process	决策过程
Decreased bone, trabeculae and/or cortex	骨小梁和/或皮质骨减少
Decreased cellularity, spiral ganglion, ear, inner	内耳螺旋神经节细胞数量减少
Decreased cellularity, spiral limbus/spiral ligament/stria vascularis, ear, inner	内耳螺旋缘/螺旋韧带/血管纹细胞数量减少
Decreased number, hair cell：ear, inner	内耳毛细胞数量减少
Decreased number/absent corpora lutea：ovary	卵巢黄体数量减少/缺失
Decreased number/absent follicle：ovary	卵巢卵泡数量减少/缺失
Decreased size/number of Leydig cell	睾丸间质细胞体积减小/数量减少
Decreased thickness, growth plate	生长板变薄
Decreased thickness, physis	骺板变薄

英 文	中 文
Defensive spleen	防御型脾
Degenerating and necrotic hepatocyte	变性坏死的肝细胞
Degeneration	变性
Degeneration/apoptosis/single cell necrosis：germ cell	生殖细胞变性/凋亡/单细胞坏死
Degeneration and calcification	变性和钙化
Degeneration and necrosis	变性和坏死
Degeneration and ulceration	变性和溃疡
Degeneration，axonal	轴突变性
Degeneration，axonal，optic nerve	视神经轴突变性
Degeneration，axonal，vestibulo-cochlear nerve，ear，inner	内耳前庭-耳蜗神经轴突变性
Degeneration，cardiomyocyte	心肌细胞变性
Degeneration，corpora lutea：ovary	卵巢黄体变性
Degeneration，cystic	囊性变性;囊性变
Degeneration，ductular/alveolar epithelium	导管/腺泡上皮变性
Degeneration，ductular/sebaceous epithelium	导管/皮脂腺上皮变性
Degeneration，epithelial	上皮变性
Degeneration，epithelial，uterine cervix/vagina	宫颈/阴道上皮变性
Degeneration，epithelium，Grueneberg ganglion（GG）	格林贝克神经节(GG)上皮变性
Degeneration，follicle-associated epithelium	滤泡相关上皮变性
Degeneration，hair cell and/or epithelium：ear，inner	内耳毛细胞和/或上皮变性
Degeneration，hydropic	水样变性
Degeneration，lens fiber	晶状体纤维变性
Degeneration，main olfactory epithelium（MOE）	主嗅上皮(MOE)变性
Degeneration，myxomatous，valve	瓣膜黏液瘤样变性
Degeneration，oocyte：ovary	卵巢卵母细胞变性
Degeneration，pituitary gland	垂体变性
Degeneration，skeletal muscle	骨骼肌变性
Degeneration，tubule，proximal and distal tubule，collecting duct	近端和远端小管、集合管变性
Degeneration/atrophy	变性/萎缩
Degeneration/necrosis	变性/坏死
Degeneration/necrosis，Grueneberg ganglion（GG）	格林贝克神经节(GG)变性/坏死
Degeneration/necrosis，medial or mural，artery	动脉中层或壁层变性/坏死
Degeneration/necrosis，muscle	肌肉变性/坏死
Degeneration/necrosis：Brunner's gland	十二指肠腺变性/坏死

英　文	中　文
Degeneration/regeneration	变性/再生
Degeneration/vacuolation, olfactory bulb	嗅球变性/空泡化;嗅球变性/空泡形成
Degeneration: Harder's gland/extraorbital lacrimal gland/intraorbital lacrimal gland	哈德腺(哈氏腺)/眶外泪腺/眶内泪腺变性
Degeneration: septal organ of Masera (SOM)	马塞若鼻中隔器(SOM)变性
Degeneration: vomeronasal organ (VNO)	犁鼻器(VNO)变性
Degenerative change	退行性变化
Degenerative joint disease (DJD)	退行性关节病(DJD)
Degranulation	脱颗粒
Degranulation, islet cell	胰岛细胞脱颗粒
Dehydration	脱水
Dehydroepiandrosterone	脱氢表雄酮
Delaney Clause	美国德莱尼条款
Delayed spermiation	精子释放延迟
Demasking	解蔽
Demodex mite infestation	蠕形螨感染
Demyelination	脱髓鞘
Demyelination, optic nerve	视神经脱髓鞘
Dendritic reticular cell	树突状网状细胞
Dendrogram	系统树;系统发育树
Dental cyst	牙囊肿
Dental dysplasia	牙发育不良;牙发育异常
Dental plaque	牙菌斑
Denticle	小齿
Dentin	牙本质
Dentin matrix alteration	牙本质基质变质
Dentin niche	牙本质龛
Dentin, decreased	牙本质减少
Depigmenting agent	脱色剂
Depletion	减少;耗减
Depletion, elongate spermatid and dividing spermatocyte	长形精子细胞和分裂中精母细胞减少;长形精子细胞和分裂中精母细胞耗减
Depletion, germ cell	生殖细胞减少;生殖细胞耗减

英　文	中　文
Deposit, extracellular matrix, subretina, retinal pigment epithelium（RPE）	视网膜下视网膜色素上皮（RPE）细胞外基质中沉积
Deposition	沉积
Dermal and subcutaneous injection	皮肤和皮下注射
Dermal connective tissue	皮肤结缔组织
Dermal inflammation	皮肤炎症
Dermatan sulfate	硫酸皮肤素
Dermatitis	皮炎
Dermatokinetic modeling	皮肤动力学建模
Dermatotoxicity	皮肤毒性
Dermis	真皮
Dermoid cyst	皮样囊肿
Dermoid cyst: cornea/conjunctiva	眼角膜/结膜皮样囊肿
Descemet's membrane	角膜后界层
Description	描述
Detachment, retina	视网膜脱离
Development	开发;发育
Development and reproductive toxicology（DART）	发育与生殖毒理学（DART）
Developmental cyst	发育性囊肿
Developmental lesion	发育性病变
Deviation of the nasal septum	鼻中隔偏曲
Dextran	右旋糖酐;葡聚糖
Dextran sulfate colitis	硫酸葡聚糖结肠炎
Dextran sulfate sodium（DSS）	右旋糖酐硫酸钠（DSS）
Diabete; diabete mellitus	糖尿病
Diabetic model	糖尿病模型
Diabetic nephropathy	糖尿病性肾病
Diagnostic neuropathology	诊断神经病理学
Diaminobenzidine（DAB）	二氨基联苯胺（DAB）
Diaphysis	骨干
Dichlorodiphenyltrichloroethane（DDT）	二氯二苯三氯乙烷（DDT）
Diestrus	动情间期
Diet	饮食;饲料
Diet deficiency	饮食不足;饲料不足
Diethylstilbestrol	己烯雌酚

英　文	中　文
Differential diagnosis	鉴别诊断
Differential gene expression	差异基因表达
Differentiation	分化
Diffuse	弥漫性
Diffuse acinar atrophy	弥漫性腺泡萎缩
Diffuse alveolar damage（DAD）	弥漫性肺泡损伤（DAD）
Diffuse cortical necrosis	弥漫性皮质坏死
Diffuse cystic endometrial hyperplasia	弥漫性囊性内膜增生
Diffuse follicular atrophy	弥漫性滤泡萎缩
Diffuse hyperplasia	弥漫性增生
Diffuse hypertrophy	弥漫性肥大
Diffuse hypertrophy，zona fasciculata	弥漫性束状带肥大
Diffuse hypertrophy，zona glomerulosa	弥漫性球状带肥大
Diffuse necrosis	弥漫性坏死
Diffuse nodular	弥漫性结节状
Diffuse olfactory epithelial atrophy	弥漫性嗅上皮萎缩
Diffuse tubular atrophy	弥漫性小管萎缩
Digestive organ	消化器官
Digital image data	数字图像数据；数字影像数据
Digital Imaging and Communications in Medicine（DICOM）	医学数字成像和通信（DICOM）
Digital microscopy	数字显微镜
Digitization	数字化
Digitoxin	洋地黄毒苷
Digoxin	地高辛
Dihydrotestosterone（DHT）	双氢睾酮（DHT）
Diiodotyrosine（DIT）	二碘酪氨酸（DIT）
Dilatation，esophagus	食管扩张
Dilatation，follicular，diffuse	弥漫性滤泡扩张
Dilatation，gland	腺体扩张
Dilatation，sinus	窦扩张
Dilatation；dilation	扩张
Dilation，Bowman's space，glomeruli	肾小球鲍曼腔扩张
Dilation，duct/alveolus	导管/腺泡扩张
Dilation，ductal	导管扩张
Dilation，glandular，cystic，uterus	子宫腺体囊性扩张

英 文	中 文
Dilation，Harder's gland/extraorbital lacrimal gland/intraorbital lacrimal gland	哈德腺(哈氏腺)/眶外泪腺/眶内泪腺扩张
Dilation，luminal，uterus	子宫腔扩张
Dilation，renal pelvis	肾盂扩张
Dilation，rete testis	睾丸网扩张
Dilation，tubular	小管扩张
Dilation，tubule：proximal and distal tubule/collecting duct	近端和远端小管/集合管扩张
Dilation/diverticulum，vomeronasal organ（VNO）	犁鼻器(VNO)扩张/憩室
Dilation：preputial/clitoral gland	包皮腺/阴蒂腺扩张
Dilation：ureter	输尿管扩张
Dilation：urinary bladder	膀胱扩张
Dilation：Zymbal's gland	外耳道皮脂腺扩张;任氏腺扩张
Dimorphic morphology	两性异形形态学
Dipalmitoyl phosphatidyl choline（DPPC）	二棕榈酰磷脂酰胆碱(DPPC)
Diphenylhydantoin sodium	苯妥英钠
Diphtheria toxin	白喉毒素
Direct acting agent	直接作用药物
Dislocation，lens，anterior or posterior	晶状体前或后脱位
Disobutamide	地索布胺
Displacement，photoreceptor nucleus，retina	视网膜感光细胞核移位
Disruption	破坏;破碎
Dissection	解剖
Dissolution	溶解
Distal convoluted tubule	远曲小管
Distal convoluted tubule，vacuolation	远曲小管空泡化;远曲小管空泡形成
Distal femoral growth	股骨远端生长
Distal femur，endosteal hyperostosis	股骨远端骨内骨质增生
Distended	扩张的
Distended bile duct	扩张的胆管
Distended sinusoid	扩张的血窦
Distribution	分布
Diuresis	利尿
Diverticulum	憩室

D

英　文	中　文
Diverticulum：esophagus	食管憩室
Diverticulum：urinary bladder	膀胱憩室
DNA alteration	DNA 变异
DNA fragmentation	DNA 断裂
DNA synthesis	DNA 合成
Docetaxel	多西他赛
Dorsal root ganglion	背根神经节
Dorsolateral column	背外侧柱
Doxorubicin	多柔比星;阿霉素
Doxycycline	多西环素;强力霉素
Doxylamine	多西拉敏
D - penicillamine	D -青霉胺
Draize test	德莱兹试验
Drug	药物
Drug crystal	药物结晶
Drug development	药物开发
Drug distribution	药物分布
Drug matrix	药物基质
Drug metabolism and pharmacokinetics（DMPK）	药物代谢和药代动力学(DMPK)
Drug metabolite	药物代谢物;药物代谢产物
Drug-drug interaction	药物间相互作用
Drug-induced kidney injury（DIKI）	药物性肾损伤(DIKI)
Drug-induced liver injury（DILI）	药物性肝损伤(DILI)
Drug-induced vascular injury（DIVI）	药物性血管损伤(DIVI)
Drug-induced vasculitis（DIV）	药物性血管炎(DIV)
Dry eye syndrome	干眼综合征
Dry powder inhaler（DPI）	干粉吸入器(DPI)
Dual energy X-ray absorptiometry（DEXA）	双能 X 射线吸收法(DEXA)
Duct	导管
Duct - associated lymphoid tissue（DALT）	导管相关淋巴组织(DALT)
Ductal cell	导管细胞
Ductal cyst	导管囊肿
Ductal mucus epithelial hyperplasia	导管黏液上皮增生
Ductular hyperplasia	导管增生
Duodenitis	十二指肠炎

英 文	中 文
Duodenum	十二指肠
Dust	粉尘
Dutasteride	度他雄胺
Dyserythropoiesis	红细胞生成异常
Dysgerminoma	无性细胞瘤
Dysgerminoma：ovary	卵巢无性细胞瘤
Dysgranulopoiesis	粒细胞生成异常
Dyshematopoiesis	造血［作用］异常
Dysmegakaryopoiesis	巨核细胞生成异常
Dysplasia	发育不良;异型增生
Dysplasia，adnexal	附属器发育不良
Dysplasia，cortex/medulla	皮质/髓质发育不良
Dysplastic lesion	发育不良性病变;异型增生性病变
Dystrophic mineralization	营养不良性矿化
Dystrophy，axonal	轴突营养不良

D

E

英　文	中　文
Ear	耳
Ear margin dermatitis	耳缘皮炎
Early follicular phase	早期卵泡期
Eccrine gland	外分泌腺
Ectasia	扩张
Ectasia, duct	导管扩张
Ectasia, submucosal gland	黏膜下腺体扩张
Ectopic adrenal gland	异位肾上腺
Ectopic granule cell	异位颗粒细胞
Ectopic liver	异位肝脏
Ectopic parathyroid gland	异位甲状旁腺
Ectopic tissue	异位组织
Ectopic tissue, adrenocortical	异位肾上腺皮质组织
Ectopic tissue：renal	异位肾组织
Ectopic tissue：intestinal	异位肠组织
Ectopic tissue：ovary	异位卵巢组织
Ectopic tissue：pancreatic	异位胰腺组织
Ectopic tissue：parathyroid	异位甲状旁腺组织
Ectopic tissue：sebaceous gland	异位皮脂腺组织
Ectopic tissue：spleen	异位脾组织
Ectopic tissue：thymus	异位胸腺组织
Ectopic tissue：thyroid	异位甲状腺组织
Edema	水肿
Edema, cornea/conjunctiva	角膜/结膜水肿
Edema, dermal	真皮水肿；皮肤水肿
Edema, ear, inner	内耳水肿
Edema, intercellular, epidermal	表皮细胞间水肿
Edema, interstitial, cortex/medulla	皮质/髓质间质水肿
Edema, intracellular, epidermal	表皮细胞内水肿

英 文	中 文
Edema, main olfactory epithelium（MOE）	主嗅上皮(MOE)水肿
Edema, myocardium	心肌水肿
Edema：ear，middle	中耳水肿
Edema：fat pad	脂肪垫水肿
Edema：ovary	卵巢水肿
Edema：pulmonary	肺水肿
Edema：urinary bladder	膀胱水肿
Edema：vomeronasal organ（VNO）	犁鼻器(VNO)水肿
Effect	影响;作用
Efferent duct	输出小管
Elastic lamellae	弹性层
Elastosis	弹性组织变性;弹性纤维病
Electrolyte	电解质
Electron micrograph	电子显微照片
Electron microscopic examination	电子显微镜检查
Electron microscopy	电子显微镜
Electrophysiology	电生理学
Elongating spermatid	长形精子细胞
Embedding	包埋
Embolism	栓塞
Embolus：pulmonary	肺栓子
Embolus；emboli	栓子
Embryo-fetal development	胚胎－胎仔发育
Embryo-fetal toxicology	胚胎－胎仔毒理学
Embryology	胚胎学
Embryonic primordial neoplasia	胚胎原基性肿瘤
Embryonic remnant	胚胎残留
Emesis	呕吐
Emetine	依米丁;吐根碱
Emperipolesis	共生现象
Emphysema	肺气肿
Enalapril	依那普利
Enamel	牙釉质
Encephalomyelitis	脑脊髓炎
Endocardial inflammation	心内膜炎症

E

英 文	中 文
Endocardial Schwannoma	心内膜施万细胞瘤;心内膜神经鞘瘤
Endocardium, mesenchymal proliferation	心内膜间叶细胞增生
Endocervical squamous metaplasia	宫颈鳞状上皮化生
Endocrine gland	内分泌腺
Endocrine system	内分泌系统
Endocytic vesicle	胞吞泡
Endodermal sprout	内胚芽
Endometrial adenocarcinoma	子宫内膜腺癌
Endometrial adenoma	子宫内膜腺瘤
Endometrial gland	子宫内膜腺体
Endometrial haemorrhage	子宫内膜出血
Endometrial hyperplasia	子宫内膜增生
Endometrial polyp	子宫内膜息肉
Endometrial stromal hyperplasia	子宫内膜间质增生
Endometriosis	子宫内膜异位症
Endometrium	子宫内膜
Endoplasmic reticulum (ER)	内质网(ER)
Endorphin	内啡肽
Endothelial cell	内皮细胞
Endothelial cell response	内皮细胞反应
Endothelial cell, vasculature	血管内皮细胞
Endothelial venule	内皮微静脉
Endothelial-lined sinusoid	衬覆内皮的血窦
Endothelin receptor antagonist (ETRA)	内皮素受体拮抗剂(ETRA)
Endothelin－1 (ET－1)	内皮素-1(ET－1)
Enlargement	扩张;增大
Entamoeba histolytica	溶组织内阿米巴
Enteric nervous system	肠神经系统
Enterobius vermicularis	蛲虫
Enterochromaffin cell	肠嗜铬细胞
Enterochromaffin-like (ECL) cell	肠嗜铬样(ECL)细胞
Enterochromaffin-like (ECL) cell proliferation	肠嗜铬样(ECL)细胞增殖;肠嗜铬样(ECL)细胞增生
Enterocytozoon bieneusi	毕氏肠微孢子虫

E

英　文	中　文
Enterohepatic circulation	肠肝循环
Environment, Drug, and Gene Expression Database (EDGE)	环境、药物和基因表达数据库(EDGE)
Environmental stress	环境应激
Enzyme-linked immunosorbent assay (ELISA)	酶联免疫吸附试验(ELISA)
Eosin	伊红
Eosinophil	嗜酸性粒细胞
Eosinophilia	嗜酸性粒细胞增多
Eosinophilic body	嗜酸性小体
Eosinophilic cell	嗜酸性细胞
Eosinophilic crystal	嗜酸性结晶
Eosinophilic crystalline pneumonia	嗜酸性结晶性肺炎
Eosinophilic droplet	嗜酸性小滴
Eosinophilic focus	嗜酸性灶
Eosinophilic globule	嗜酸性小球体
Eosinophilic globule, main olfactory epithelium (MOE)	主嗅上皮(MOE)嗜酸性小球体
Eosinophilic granularity	嗜酸性颗粒性;嗜酸性颗粒状
Eosinophilic granule	嗜酸性颗粒
Eosinophilic inclusion	嗜酸性包涵物
Eosinophilic inclusion body	嗜酸性包涵体
Eosinophilic perivascular infiltration	血管周围嗜酸性粒细胞浸润
Eosinophilic, hypertrophic peri-islet acinar cell	胰岛周围腺泡细胞肥大、嗜酸性
Ependymal cell	室管膜细胞
Ependymoma	室管膜瘤
Ependymoma, benign	良性室管膜瘤
Ependymoma, malignant	恶性室管膜瘤
Epicardium	心外膜
Epidermal growth factor (EGF)	表皮生长因子(EGF)
Epidermal growth factor receptor (EGFR)	表皮生长因子受体(EGFR)
Epidermal hyperplasia	表皮增生
Epidermal inclusion cyst	表皮包涵囊肿
Epidermal pigmentation	表皮色素沉着
Epidermal/adnexa, degenerative change	表皮/附属器退行性改变
Epidermis	表皮
Epidermoid cyst	表皮样囊肿
Epididymal atrophy	附睾萎缩

E

英　文	中　文
Epididymal sloughed (testicular) germ cell	附睾内脱落的(睾丸)生殖细胞
Epididymis	附睾
Epifluorescent microscope	落射荧光显微镜
Epiglottis	会厌
Epinephrine	肾上腺素
Epiphysis	骨骺
Episclera	巩膜外层
Epithelial alteration	上皮改变
Epithelial alteration：larynx	喉上皮改变
Epithelial atrophy	上皮萎缩
Epithelial cell hyperplasia	上皮细胞增生
Epithelial cell vacuolation	上皮细胞空泡化；上皮细胞空泡形成
Epithelial cell, increased, medulla	髓质上皮细胞增多
Epithelial cyst	上皮囊肿；上皮性囊肿
Epithelial cystic vacuolation	上皮囊性空泡化；上皮囊性空泡形成
Epithelial hyperplasia	上皮增生
Epithelial inclusion cyst	上皮包涵囊肿
Epithelial layer	上皮层
Epithelial lumina formation	上皮内腔形成；上皮内形成腔
Epithelial regeneration	上皮再生
Epithelial sodium channel (ENaC)	上皮钠通道(ENaC)
Epithelial vacuolation	上皮空泡化；上皮空泡形成
Epithelial-mesenchymal transition (EMT)	上皮-间充质转化(EMT)；上皮-间质转化(EMT)
Epithelial-stromal tumor, benign	良性上皮-间质肿瘤
Epithelioma	上皮瘤
Epithelioma, cystic keratinizing	囊性角化上皮瘤
Epithelioma, nonkeratinizing	非角化上皮瘤
Epithelium	上皮
Epithelium-free area, increased	无上皮区域增多
Epitope	表位
Ergotamine	麦角胺
Eroded surface, increased	侵蚀面增加

英　文	中　文
Erosion	糜烂
Erosion and necrosis	糜烂和坏死
Erosion/ulcer	糜烂/溃疡
Erosion/ulcer, cornea/conjunctiva	角膜/结膜糜烂/溃疡
Erosion/ulcer, epidermal	表皮糜烂/溃疡
Erosion/ulcer, epithelium, Grueneberg ganglion（GG）	格林贝克神经节（GG）上皮糜烂/溃疡
Erosion/ulcer, main olfactory epithelium（MOE）	主嗅上皮（MOE）糜烂/溃疡
Erosion/ulcer：uterine cervix/vagina	宫颈/阴道糜烂/溃疡
Erosion：urinary bladder/renal pelvis	膀胱/肾盂糜烂
Erythrocyte	红细胞
Erythrocyte，intrasinusoidal	窦内红细胞
Erythrodysplasia	红系细胞发育不良
Erythroid cell	红系细胞
Erythroid cellularity	红系细胞数量
Erythroid hyperplasia	红系细胞增生
Erythroid hypoplasia	红系细胞发育不全
Erythroid leukemia	红细胞白血病
Erythroid maturation index（EMI）	红系细胞成熟指数（EMI）
Erythroid/myeloid ratio	红系/髓系比
Erythrophagocytosis	吞噬红细胞作用;红细胞吞噬现象
Erythropoiesis	红细胞发生
Erythropoietin	［促］红细胞生成素
Esophagus	食管
Estrogen	雌激素
Estrogen replacement therapy	雌激素替代疗法
Estrous cycle	动情周期
Estrus	动情期
Estrus ovary	动情期卵巢
Ethambutol	乙胺丁醇
Ethinylestradiol	炔雌醇
Ethylene glycol monomethyl ether（EGME）	乙二醇单甲醚（EGME）
Ethylenediaminetetraacetic acid（EDTA）	乙二胺四乙酸（EDTA）
European Drug Law	欧洲药品法
European Medicines Agency（EMA）	欧洲药品管理局（EMA）

E

英　文	中　文
Euthanasia	安乐死
Exaggerated pharmacology	放大的药理学作用
Excitotoxicity	兴奋性毒性
Exfoliation	剥落;剥脱
Exfoliation, germ cell	生殖细胞剥落
Exocrine adenoma	外分泌腺瘤
Exocrine epithelium	外分泌上皮
Exocrine pancreas	胰腺外分泌部
Exocytosis	胞吐作用;胞吐
Experimental allergic encephalomyelitis(EAE)	实验性变态反应性脑脊髓炎(EAE)
Experimental design	实验设计;试验设计
Exsanguination	放血
External ear	外耳
External examination	外观检查
External factor	外部因素
Extracapsular tissue	被膜外组织
Extracellular	细胞外
Extracellular matrix （ECM）	细胞外基质(ECM)
Extramedullary	髓外的
Extramedullary erythroid haemopoiesis	髓外红系造血
Extramedullary haemopoiesis	髓外造血
Extramedullary hematopoiesis, increased	髓外造血增多
Extramedullary hematopoiesis, interstitium adjacent to pelvis	肾盂旁间质髓外造血
Extraocular muscle	眼外肌
Extraocular tissue	眼外组织
Extravascular hemolysis	血管外溶血
Exudative glomerulonephritis	渗出性肾小球肾炎
Eye	眼
Eyelid	眼睑

F

英　文	中　文
5 – Fluorouracil	5 –氟尿嘧啶
F344 rat	F344 大鼠
Factor	因子
Factor ⅩⅢ	［凝血］因子ⅩⅢ
Fat droplet	脂肪滴;脂滴
Fat necrosis	脂肪坏死
Fatty acid-binding protein（FABP）	脂肪酸结合蛋白（FABP）
Fatty change	脂肪变
Fatty degeneration	脂肪变性
Fatty streak	脂纹
Fatty vacuolation	脂肪空泡化;脂肪空泡形成
Felodipine	非洛地平
Female	雌性
Female embryology	雌性胚胎学
Female reproductive tract	雌性生殖道
Feminisation; feminization	雌性化
Femoral head	股骨头
Femoro-tibial joint	股–胫关节
Fenofibrate	非诺贝特
Fenoldopam	非诺多泮
Fertility	生育力
Fetal glomerulus	胎儿型肾小球
Fialuridine	非阿尿苷
Fibrates	苯氧酸类;贝特类
Fibril	原纤维
Fibrin microthrombus	纤维蛋白微血栓
Fibrin thrombus	纤维蛋白血栓
Fibrinogen	纤维蛋白原
Fibrinous pneumonia	纤维蛋白性肺炎

英　文	中　文
Fibroadenocarcinoma	纤维腺癌
Fibroadenoma	纤维腺瘤
Fibroadenoma: mammary gland	乳腺纤维腺瘤
Fibroblast growth factor（FGF）	成纤维细胞生长因子（FGF）
Fibroblast proliferation	成纤维细胞增殖；成纤维细胞增生
Fibrohistiocytic response	纤维组织细胞反应
Fibrolipoma	纤维脂肪瘤
Fibroma	纤维瘤
Fibroma, odontogenic	牙源性纤维瘤
Fibroma, ossifying	骨化纤维瘤
Fibromyxoma	纤维黏液瘤
Fibro-osseous lesion（FOL）	纤维骨病变（FOL）
Fibro-osseous proliferation	纤维骨增生；纤维骨增殖
Fibropapilloma	纤维乳头状瘤
Fibroplasia	纤维增生
Fibroplasia, cornea	角膜纤维增生
Fibroplasia, lens epithelium	晶状体上皮纤维增生
Fibroplasia, retinal or epiretinal	视网膜或视网膜前纤维增生
Fibroplasia, soft tissue	软组织纤维增生
Fibroplasia, subretinal, retinal pigment epithelium（RPE）	视网膜下视网膜色素上皮（RPE）纤维增生
Fibroplasia, vitreous	玻璃体纤维增生
Fibroplasia: eye	眼纤维增生
Fibrosarcoma	纤维肉瘤
Fibrosarcoma, osteogenic	成骨性纤维肉瘤
Fibrosarcoma, pleomorphic	多形性纤维肉瘤
Fibrosing alveolitis	纤维化性肺泡炎
Fibrosis	纤维化
Fibrosis, interstitial, cortex, medulla	皮质和髓质间质纤维化
Fibrosis, lobule	小叶纤维化
Fibrosis, myocardium	心肌纤维化
Fibrosis, soft tissue	软组织纤维化
Fibrosis, stroma, cornea	角膜基质纤维化；角膜间质纤维化
Fibrosis: ear, inner	内耳纤维化
Fibrosis: ear, middle	中耳纤维化

F

英　文	中　文
Fibrosis：eye	眼纤维化
Fibrosis：islet	胰岛纤维化
Fibrosis：perivascular	血管周围纤维化
Fibrosis：uterus	子宫纤维化
Fibrosis：vitreous	玻璃体纤维化
Fibrous histiocytoma	纤维组织细胞瘤
Fibrous hypoplasia	纤维发育不全
Fibrous osteodystrophy（FOD）	纤维骨营养不良（FOD）
Fibrovascular core	纤维血管轴
Fibrovascular stroma	纤维血管间质
Fick's law	菲克定律
Fight or flight phenomenon	"或战或逃"现象
Filaroides infection	类丝虫感染
Filter	滤光片
Filtration	滤过
Finasteride	非那雄胺
Finding	所见
First-in-human（FIH）	首次临床试验（FIH）；首次人体试验（FIH）
Fischer rat leukaemia	Fischer 大鼠白血病
Fixation	固定
Fixation technique	固定技术
Fixative	固定剂
FK506，see Tacrolimus	FK506，见"他克莫司"
Flank gland	胁腺
Flip-flop pharmacokinetics	翻转药代动力学；翻转药动学
Flow cytometric analysis	流式细胞术分析
Flow cytometry	流式细胞术
Fluorescein isothiocyanate（FITC）	异硫氰酸荧光素（FITC）
Fluorescence imaging	荧光成像
Fluorescence microscopy	荧光显微镜
Fluorescence-activated cell sorting（FACS）	荧光激活细胞分选法（FACS）
Fluorescent protein	荧光蛋白
Fluorescent *in situ* hybridization（FISH）	荧光原位杂交（FISH）
Fluorochrome	荧光染料；荧光色素

F

英　文	中　文
Fluorochrome labeling	荧光染料标记;荧光色素标记
Fluorescence labeling	荧光标记
Fluoro-Jade（FJ）staining	Fluoro-Jade(FJ)染色
Fluoroquinolone	氟喹诺酮
Flutamide	氟他米特;氟他胺
Foam cell	泡沫细胞
Foamy macrophage	泡沫样巨噬细胞
Foamy macrophage aggregate	泡沫样巨噬细胞聚集
Focal	局灶性
Focal acinar atrophy	局灶性腺泡萎缩
Focal atypical hyperplasia	局灶性非典型增生;局灶性不典型增生
Focal atypical prostatic hyperplasia	前列腺局灶性非典型增生;前列腺局灶性不典型增生
Focal C-cell hyperplasia	局灶性 C 细胞增生;局灶性滤泡旁细胞增生
Focal corneal ulceration	局灶性角膜溃疡
Focal epithelial erosion	局灶性上皮糜烂
Focal fat necrosis	局灶性脂肪坏死
Focal hyperplasia	局灶性增生
Focal hyperplastic lesion	局灶性增生性病变
Focal hypertrophy	局灶性肥大
Focal hypoplasia	局灶性发育不全;局灶性细胞生成低下
Focal inflammation	局灶性炎症
Focal lenticular epithelial hypertrophy and hyperplasia	局灶性晶状体上皮细胞肥大和增生
Focal lesion	局灶性病变
Focal lipomatosis	局灶性脂肪瘤病
Focal lymphoid inflammation	局灶性淋巴细胞炎症
Focal necrosis	局灶性坏死
Focal pigmented macrophage	局灶性含色素巨噬细胞;局灶性噬色素巨噬细胞
Focal segmental glomerulosclerosis	局灶性节段性肾小球硬化症
Focal sinusoidal dilation	局灶性窦扩张
Focal squamous metaplasia	局灶性鳞状上皮化生
Focal stromal hyperplasia	局灶性间质增生

F

英　文	中　文
Focal subpleural fibrosis	局灶性胸膜下纤维化
Focal ulceration, colonic mucosa	结肠黏膜局灶性溃疡
Focal white pulp hyperplasia	局灶性白髓增生
Focus of cellular alteration	细胞变异灶
Focus, basophilic	嗜碱性灶
Focus, hypertrophic, basophilic: parotid gland	腮腺嗜碱性肥大细胞灶;腮腺嗜碱性肥大灶
Follicle count	卵泡计数
Follicle dilatation	滤泡扩张;卵泡扩张
Follicle, luteinized: ovary	卵巢黄素化卵泡
Follicle, lymphoid	淋巴滤泡
Follicle, polyovular: ovary	卵巢多卵卵泡
Follicle-associated epithelium, decreased	滤泡相关上皮减少
Follicle-associated epithelium, goblet cell, increased	滤泡相关上皮杯状细胞增多
Follicle-associated epithelium, increased	滤泡相关上皮增多
Follicle-associated epithelium, metaplasia, squamous	滤泡相关上皮鳞状上皮化生
Follicle-stimulating hormone (FSH)	卵泡刺激素(FSH)
Follicular	卵泡的;滤泡的
Follicular adenoma	滤泡腺瘤
Follicular atresia	卵泡闭锁
Follicular cell	滤泡细胞
Follicular cell hyperplasia	滤泡细胞增生
Follicular center cell lymphoma	滤泡中心细胞性淋巴瘤
Follicular cyst	卵泡囊肿
Follicular epithelial hypertrophy	滤泡上皮肥大
Follicular phase	卵泡期
Follicular/pleomorphic lymphoma	滤泡性/多形性淋巴瘤
Folliculitis	毛囊炎
Follistatin	卵泡抑[制]素
Fontana-Masson stain	Fontana‐Masson 染色
Food and Drug Administration (FDA)	美国食品药品监督管理局(FDA)
Food consumption	摄食量
Food, Drug, and Cosmetic Act	美国食品、药品和化妆品法案
Footpad ulceration	足垫溃疡
Fordyce's granule	福代斯颗粒

F

英　文	中　文
Foreign body granuloma	异物肉芽肿
Foreign body pneumonia	异物性肺炎
Foreign body reaction	异物反应
Foreign body; foreign material	异物
Forestomach	前胃
Forestomach hyperplasia	前胃增生
Formalin	福尔马林
Foveolar hyperplasia	胃小凹上皮增生;隐窝增生
Fracture	骨折
Fragmentation, mechanical	机械性破碎
Free drug	游离药物
Frentizole	夫仑替唑
Fulvestrant	氟维司群
Functional anatomy	功能解剖学
Functional observational battery (FOB)	功能观察组合试验(FOB)
Fundic malignant neuroendocrine tumor	胃底恶性神经内分泌肿瘤
Fungal contamination	真菌污染
Fungus	真菌
Furosemide	呋塞米;速尿

F

G

英　文	中　文
Gabapentin	加巴喷丁
Gall bladder；gallbladder	胆囊
Gamma glutamyl transferase（GGT）	γ-谷氨酰转移酶（GGT）
Gamma glutamyl transpeptidase（GGT）	γ-谷氨酰转肽酶（GGT）
Ganciclovir	更昔洛韦
Ganglioglioma	神经节细胞胶质瘤
Ganglion cell	神经节细胞
Ganglioneuroblastoma	神经节神经母细胞瘤
Ganglioneuroma	节细胞神经瘤
Gas exchange	气体交换
Gastric acid	胃酸
Gastric adenocarcinoma	胃腺癌
Gastric carcinoid	胃类癌
Gastric gland	胃腺
Gastric heterotopia	胃异位
Gastric infarction	胃梗死
Gastric mucosa	胃黏膜
Gastric mucosal atrophy	胃黏膜萎缩
Gastric mucus	胃黏液
Gastric squamous cell carcinoma	胃鳞状细胞癌
Gastrin	促胃液素；胃泌素
Gastritis	胃炎
Gastritis cystica profunda	囊性深在性胃炎
Gastroesophageal reflux disease（GERD）	胃食管反流病（GERD）
Gastrointestinal（GI）	胃肠（GI）
Gastrointestinal mucus production	胃肠黏液分泌
Gastrointestinal stromal tumor（GIST）	胃肠道间质肿瘤（GIST）
Gastrointestinal stromal tumor（GIST），benign	良性胃肠道间质肿瘤（GIST）
Gastrointestinal stromal tumor（GIST），malignant	恶性胃肠道间质肿瘤（GIST）

英 文	中 文
Gastrointestinal system	胃肠系统
Gastrointestinal tract	胃肠道
Gatifloxacin	加替沙星
Gefitinib	吉非替尼
Gel electrophoresis mass spectroscopy	凝胶电泳质谱
Gelatinous transformation	明胶样转化
Gemfibrozil	吉非罗齐
Gene description	基因描述
Gene expression	基因表达
Gene expression profiling	基因表达谱
Genetic toxicology	遗传毒理学
Genetically engineered mouse (GEM)	基因工程小鼠（GEM）
Genomics	基因组学
Genotoxic and nongenotoxic compound	遗传毒性和非遗传毒性化合物
Genotoxic carcinogen	遗传毒性致癌物
Genotoxic toxicogenomics	遗传毒性毒理基因组学
Genotoxicity	遗传毒性
Genotoxicity test	遗传毒性试验
Genotoxin	遗传毒物
Gentamicin；gentamycin	庆大霉素
Germ cell	生殖细胞
Germ cell degeneration	生殖细胞变性
Germ cell depletion	生殖细胞减少；生殖细胞耗减
Germ cell tumor	生殖细胞肿瘤
Germ cell，testis	睾丸生殖细胞
Germinal center	生发中心
Germinative cell	生发细胞
GH，see Growth hormone	GH，见"生长激素"
GHRH，see Growth hormone-releasing hormone	GHRH，见"生长激素释放激素"
Giant cell	巨细胞
Giant cell tumor，benign	良性巨细胞瘤
Giant cell tumor，malignant	恶性巨细胞瘤
Giardia	贾第鞭毛虫
Giardia lamblia	蓝氏贾第鞭毛虫
Giardia muris	鼠贾第鞭毛虫
Giemsa stain	吉姆萨染色

G

英　文	中　文
Gingival hyperplasia	牙龈增生
Gitter cell	格子细胞
Glandular epithelial proliferation	腺上皮增生;腺上皮增殖
Glandular herniation	腺体疝
Glandular mucosa	腺黏膜
Glandular stomach	腺胃
Glassy membrane	玻璃膜
Glaucoma	青光眼
Glial cell	胶质细胞;神经胶质细胞
Glial cell change	胶质细胞改变
Glial cell neoplastic lesion	胶质细胞肿瘤性病变
Glial cell tumor	胶质细胞肿瘤
Glial fibrillary acidic protein (GFAP)	胶质纤维酸性蛋白(GFAP)
Glial reaction	胶质细胞反应
Glial scar	胶质瘢痕
Glioblastoma multiforme (GBM)	多形性胶质母细胞瘤(GBM)
Glioma/astrocytoma, benign, optic nerve	良性视神经胶质瘤/星形细胞瘤
Glioma, malignant	恶性神经胶质瘤
Glioma, mixed, benign	良性混合型神经胶质瘤
Glioma, mixed, malignant	恶性混合型神经胶质瘤
Glioma, mixed, malignant, high grade	高度恶性混合型神经胶质瘤
Glioma, mixed, malignant, low grade	低度恶性混合型神经胶质瘤
Gliopathy	胶质病
Gliosis	胶质细胞增生
Gliosis, not otherwise specified	胶质细胞增生(非特指)
Gliosis, pars nervosa	[垂体]神经部胶质细胞增生
Global gene expression	全基因表达
Global retinal atrophy	全视网膜萎缩
Globule leucocyte	小球白细胞
Globulin	球蛋白
Glomerular atrophy	肾小球萎缩
Glomerular change	肾小球变化
Glomerular filtration rate (GFR)	肾小球滤过率(GFR)
Glomerular injury	肾小球损伤
Glomerular lipid accumulation	肾小球脂质蓄积
Glomerular mineralization	肾小球矿化

G

英 文	中 文
Glomerular podocyte	肾小球足细胞
Glomerular tuft	肾小球血管簇
Glomerulonephritis	肾小球肾炎
Glomerulonephropathy	肾小球肾病
Glomerulopathy	肾小球病
Glomerulopathy, hyaline	透明性肾小球病
Glomerulopathy, mesangioproliferative	系膜增生性肾小球病
Glomerulosclerosis	肾小球硬化
Glomerulus	肾小球
GLP-1, see glucagon-like peptide-1	GLP-1,见"胰高血糖素样肽-1"
Glucagon	胰高血糖素
Glucagon-like peptide-1 (GLP-1)	胰高血糖素样肽-1(GLP-1)
Glucocorticoid effect	糖皮质激素效应
Glucocorticoids	糖皮质激素类
Glucuronidation	葡萄糖醛酸化
Glucuronosyltransferase; glucuronyltransferase	葡萄糖醛酸转移酶
Glutamate	谷氨酸
Glutamate dehydrogenase (GLDH)	谷氨酸脱氢酶(GLDH)
Glutamine synthetase	谷氨酰胺合成酶
Glutathione	谷胱甘肽
Glycogen	糖原
Glycogen accumulation	糖原蓄积
Glycogen lake	糖原湖
Glycogen loss	糖原损耗
Glycogen storage disease (GSD)	糖原贮积病(GSD)
Glycoprotein	糖蛋白
GnRH antagonist	GnRH 拮抗剂
GnRH regulatory pathway	GnRH 调节通路
GnRH, see gonadotropin-releasing hormone	GnRH,见"促性腺激素释放激素"
Goblet cell	杯状细胞
Goblet cell hyperplasia	杯状细胞增生
Goblet cell hypertrophy/hyperplasia	杯状细胞肥大/增生
Goblet cell metaplasia	杯状细胞化生
Goitrogen	致甲状腺肿大物质
Goitrogenic compound	致甲状腺肿大化合物
Golgi complex	高尔基复合体

G

英　文	中　文
Gonadectomy	性腺切除术
Gonadotroph	促性腺激素细胞
Gonadotropin-releasing hormone（GnRH）	促性腺激素释放激素（GnRH）
Good Laboratory Practice（GLP）	药物非临床研究质量管理规范（GLP）
Good Manufacturing Practice（GMP）	药品生产质量管理规范（GMP）
Goserelin	戈舍瑞林
Gossypium	棉属
Göttingen minipig	哥廷根小型猪
Graafian follicle	格拉夫卵泡
Grading value	评分值；分级值
Graft-versus-host disease	移植物抗宿主病
Granular cast	颗粒管型
Granular cell hyperplasia	颗粒细胞增生
Granular cell tumor	颗粒细胞瘤
Granular cell tumor, benign	良性颗粒细胞瘤
Granular cell tumor, malignant	恶性颗粒细胞瘤
Granular degeneration	颗粒变性
Granular duct	颗粒管
Granular lymphocyte	颗粒淋巴细胞
Granulation tissue	肉芽组织
Granule cell	颗粒细胞
Granules increased, granular duct：submandibular gland	颌下腺颗粒管颗粒增多
Granules, increased	颗粒增多
Granulocyte	粒细胞
Granulocyte/monocyte colony stimulating factor（GM－CSF）	粒细胞/单核细胞集落刺激因子（GM－CSF）
Granulocytic cellularity	粒细胞数量
Granulocytic leukemia	粒细胞白血病
Granuloma	肉芽肿
Granulomatous inflammation	肉芽肿性炎症
Granulopoiesis	粒细胞生成
Granulosa cell tumor, benign	良性颗粒细胞瘤
Granulosa cell tumor, malignant	恶性颗粒细胞瘤
Granulosa cell tumor	颗粒细胞瘤
Granulosa cell：ovary	卵巢颗粒细胞
Graves disease	格雷夫斯病；毒性弥漫性甲状腺肿

G

英　文	中　文
Griseofulvin	灰黄霉素
Gross anatomy	大体解剖学
Gross lesion	大体病变
Growth and development	生长和发育
Growth disturbance	生长紊乱
Growth factor	生长因子
Growth factor inhibitor	生长因子抑制剂
Growth hormone（GH）	生长激素(GH)
Growth hormone injection	生长激素注射剂
Growth hormone-releasing hormone（GHRH）	生长激素释放激素(GHRH)
Growth plate change	生长板变化
Growth plate closed	生长板闭合
Growth plate dysplasia	生长板发育不良
Growth plate open	生长板未闭合
Growth plate，bone	骨生长板
Grueneberg ganglion（GG）	格林贝克神经节(GG)
Guanadrel	胍那决尔
Guideline	指南
Guinea pig	豚鼠
Guinea pig cochlea	豚鼠耳蜗
Gut-associated lymphoid tissue（GALT）	肠道相关淋巴组织(GALT)
$\alpha-2\mu-$Globulin nephropathy	$\alpha-2\mu-$球蛋白肾病

H

英 文	中 文
20α－Hydroxyprogesterone（20α－OHP）	20α－羟孕酮(20α－OHP)
21－Hydroxylation	21－羟基化[作用]
4－Hexyl resorcinol	4－己基间苯二酚
Haemangioma	血管瘤
Haematogenous transport	血液转运；血运
Haematoxylin and eosin（HE）staining	苏木精与伊红(HE)染色
Haemorrhage；hemorrhage	出血
Haemorrhagic	出血性
Haemorrhagic cystic degeneration	出血性囊性变性
Hair cell	毛细胞
Hair embolus	毛发栓子
Hair follicle	毛囊
Hair follicle atrophy	毛囊萎缩
Hair follicle neoplasm, benign	良性毛囊肿瘤
Hair follicle neoplasm, malignant	恶性毛囊肿瘤
Hairless guinea pig	无毛豚鼠
Hairless rat model	无毛大鼠模型
Hairlessness	无毛
Haloperidol	氟哌啶醇
Halos, peri-insular, decreased	胰岛周围晕减少
Halos, peri-insular, increased	胰岛周围晕增多
Hamartoma	错构瘤
Hamartoma, lipomatous	脂肪瘤性错构瘤
Hamster cheek pouch model	仓鼠颊囊模型
hard palate	硬腭
Harder's gland	哈德腺(哈氏腺)
Harderianisation, androgen-dependent	雄激素依赖哈德腺(哈氏腺)化
Hashimoto thyroiditis	桥本甲状腺炎
Hashimotos' disease	桥本病

英　文	中　文
Hassall's corpuscle	Hassall 小体;哈索尔小体;胸腺小体
Health and Environmental Science Institute（HESI）	美国健康与环境科学研究所（HESI）
Hearing loss	听力损失;听力减退
Heart	心脏
Heart failure cell	心衰细胞;心力衰竭细胞
Heart fatty acid-binding protein（H－FABP）	心脏脂肪酸结合蛋白（H－FABP）
Heart valve	心脏瓣膜
Heart weight（HW）	心脏重量（HW）
Heat map	热图
Heat shock protein 27（HSP27）	热休克蛋白 27（HSP27）;热激蛋白 27（HSP27）
Heavy metal	重金属
Hedgehog pathway inhibitor	猬因子通路抑制剂
Hedgehog signaling	猬因子信号传递
Heinz body	Heinz 小体;海因茨小体
Helicobacter	螺杆菌
Helicobacter felis	猫螺杆菌
Helicobacter hepaticus	肝螺杆菌
Helicobacter pylori	幽门螺杆菌
Hemangioma	血管瘤
Hemangiopericytoma, benign	良性血管外皮细胞瘤
Hemangiopericytoma, malignant	恶性血管外皮细胞瘤
Hemangiosarcoma	血管肉瘤
Hematocrit	血细胞比容;红细胞比容
Hematocyst	血囊肿
Hematogenous neoplasm	血源性肿瘤
Hematology parameter	血液学参数
Hematolymphoid neoplasm	淋巴造血系统肿瘤
Hematopoiesis, extramedullary	髓外造血
Hematopoiesis; hemopoiesis	造血
Hematopoietic cell	造血细胞
Hematopoietic cell, decreased	造血细胞减少
Hematopoietic cell, increased	造血细胞增多
Hematopoietic reactivity	造血反应性
Hematopoietic system	造血系统
Hematopoietic tissue	造血组织

H

英 文	中 文
Hematoxylin	苏木精
Hematoxylin and eosin（HE）	苏木精与伊红（HE）
Hematuria	血尿
Hemoglobin（Hb）	血红蛋白（Hb）
Hemoglobinuria	血红蛋白尿
Hemolymphoreticular system	造血淋巴网状系统
Hemolymphoreticular tumor，malignant	恶性造血淋巴网状系统肿瘤
Hemolysis	溶血
Hemolytic anemia	溶血性贫血
Hemoparasitism	血液寄生
Hemopoietic cell dysplasia	造血细胞发育不良
Hemorrhage：cortex/medulla	皮质/髓质出血
Hemorrhage：lobule	小叶出血
Hemorrhage：medial or mural，artery	动脉中膜或壁层出血
Hemorrhage：retina	视网膜出血
Hemorrhage：vitreous	玻璃体出血
Hemorrhage：ear，inner	内耳出血
Hemorrhage：ear，middle	中耳出血
Hemorrhage：Harder's gland/extraorbital lacrimal gland/intraorbital lacrimal gland	哈德腺（哈氏腺）/眶外泪腺/眶内泪腺出血
Hemorrhage：islet	胰岛出血
Hemorrhage：main olfactory epithelium（MOE）	主嗅上皮（MOE）出血
Hemorrhage：pulmonary	肺出血
Hemorrhage：urinary bladder	膀胱出血
Hemosiderin	含铁血黄素
Hemosiderin-laden macrophage：vitreous	玻璃体含有含铁血黄素巨噬细胞；玻璃体噬含铁血黄素巨噬细胞
Hemosiderosis	含铁血黄素沉着症
Hemosiderotic plaque	含铁血黄素斑块
Henle's layer	亨勒层
Hepatic artery	肝动脉
Hepatic enlargement	肝增大
Hepatic injury	肝损伤
Hepatic metabolism	肝代谢
Hepatic microsomal enzyme	肝微粒体酶
Hepatic phospholipidosis	肝磷脂质沉积［症］

英　文	中　文
Hepatic stellate cell	肝星形细胞
Hepatitis	肝炎
Hepatobiliary system	肝胆系统
Hepatoblastoma	肝母细胞瘤
Hepatocarcinogen	致肝癌物
Hepatocellular adenoma	肝细胞腺瘤
Hepatocellular alteration	肝细胞变质
Hepatocellular carcinoma	肝细胞癌
Hepatocellular degeneration	肝细胞变性
Hepatocellular fluid accumulation	肝细胞液体蓄积
Hepatocellular hypertrophy	肝细胞肥大
Hepatocellular injury	肝细胞损伤
Hepatocellular necrosis	肝细胞坏死
Hepatocellular regeneration	肝细胞再生
Hepatocellular tumor	肝细胞肿瘤
Hepatocellular vacuolation	肝细胞空泡化;肝细胞空泡形成
Hepatocyte	肝细胞
Hepatocyte growth factor（HGF）	肝细胞生长因子(HGF)
Hepatocyte metaplasia	肝细胞化生
Hepatocyte-like cell	肝细胞样细胞
Hepatodiaphragmatic nodule	肝横膈膜结节
Hepatoid metaplasia	肝样化生
Hepatotoxicant	肝毒物
Hepatotoxicity	肝毒性
Hepatotoxicity classification	肝毒性分类
Hepatotoxin	肝毒素
Herceptin	赫赛汀
Hering canal	肝闰管;黑林管
Hering canal（hERG）ion channel	肝闰管/黑林管(hERG)离子通道
Herniation	疝出
Herring body	赫林体
Heterotopia, neuronal	神经元异位
Hexachlorobenzene	六氯苯
Hexachlorophene	六氯酚
Heymann nephritis	海曼肾炎
Hibernoma	冬眠瘤;褐色脂肪瘤

H

英　文	中　文
Hidradenitis	汗腺炎
Hierarchical cluster analysis（HCA）	层次聚类分析（HCA）
High endothelial venule, hypertrophy	高内皮细胞小静脉肥大
High endothelial venule, increased	高内皮细胞小静脉增多
High iron diamine（HID）	高铁二胺（HID）
High-density lipoprotein（HDL）	高密度脂蛋白（HDL）
Highest nonseverely toxic dose（HNSTD）	最高非严重毒性剂量（HNSTD）
High-pressure liquid chromatography（HPLC）	高压液相色谱法（HPLC）
High-resolution laser Doppler perfusion imaging	高分辨率激光多普勒灌注成像
Hilar cell：ovary	卵巢门细胞
Hind limb	后肢
Hirsutism	多毛症
Histidine decarboxylase（HDC）	组氨酸脱羧酶（HDC）
Histiocytic lymphoma	组织细胞性淋巴瘤
Histiocytic neoplasm	组织细胞肿瘤
Histiocytic sarcoma	组织细胞肉瘤
Histiocytoma	组织细胞瘤
Histiocytoma, benign	良性组织细胞瘤
Histiocytoma, fibrous, benign	良性纤维组织细胞瘤
Histiocytosis	组织细胞增生症
Histochemical stain	组织化学染色
Histologic feature	组织学特征
Histology	组织学
Histology procedure	病理制片程序；组织学程序
Histomorphometry	组织形态计量学
Histopathological examination	组织病理学检查
Histopathology	组织病理学
Historical control information	历史对照信息
Histotechnique quality assessment	组织技术质量评价
Hodgkin's lymphoma	霍奇金淋巴瘤
Homeostasis	稳态
Homeostatic control system	稳态控制系统
Hormonal and metabolic change	激素及代谢变化
Hormone	激素
Hormone measurement	激素测定；激素检测
Hormone regulation	激素调节

H

英　文	中　文
Human islet amyloid polypeptide（HIP）	人胰岛淀粉多肽（HIP）
Human Langerhans cell	人朗格汉斯细胞
Human metabolite	人代谢物
Humerus	肱骨
Humoral hypercalcemia of malignancy（HHM）	恶性肿瘤体液性高钙血症（HHM）
Huxley's layer	赫胥黎层
Hyaline and granular	透明和颗粒状
Hyaline body	透明小体
Hyaline cast	透明管型
Hyaline degeneration	玻璃样变性;透明变性
Hyaline deposit	透明样物质沉积
Hyaline droplet	透明小滴
Hyaline droplet infiltration	透明小滴浸润
Hyaline droplet：kidney	肾透明小滴
Hyaline glomerulopathy	透明性肾小球病
Hyaline material	透明物质
Hyaline membrane formation	透明膜形成
Hyalinisation；hyalinization	玻璃样变;透明样变
Hybridization	杂交
Hydralazine	肼苯哒嗪
Hydrocephalus	脑积水
Hydrolase	水解酶
Hydrolysis	水解
Hydromyelia	脊髓积水
Hydronephrosis	肾盂积水
Hydropic degeneration	水样变性
Hydroureter	输尿管积水
Hymenolepis diminuta	缩小膜壳绦虫
Hymenolepis nana	短膜壳绦虫
Hypercellularity	细胞数量增多
Hyperfiltration	超滤
Hypergastrinemia	高胃泌素血症
Hyperglycemia	高血糖［症］
Hyperkeratinization	角化过度
Hyperkeratosis	角化过度;角化过度病
Hyperkeratosis，adnexal	附属器角化过度

H

英　文	中　文
Hyperkeratosis, epidermal	表皮角化过度
Hyperosteoidosis	类骨质增多症
Hyperostosis	骨质增生
Hyperpigmentation	色素沉着过度
Hyperplasia and neoplasia	增生和瘤形成
Hyperplasia with atypia	增生伴异型性
Hyperplasia with cellular atypia	增生伴细胞异型性
Hyperplasia, acinar cell	腺泡细胞增生
Hyperplasia, acinar: extraorbital lacrimal gland/intraorbital lacrimal gland	眶外泪腺/眶内泪腺腺泡增生
Hyperplasia, acinar: Harder's gland	哈德腺(哈氏腺)腺泡增生
Hyperplasia, adipocyte	脂肪细胞增生
Hyperplasia, adipose tissue	脂肪组织增生
Hyperplasia, adnexal	附属器增生
Hyperplasia, angiomatous	血管瘤样增生
Hyperplasia, angiomatous: uterus	子宫血管瘤样增生
Hyperplasia, atypical	不典型增生
Hyperplasia, basal cell	基底细胞增生
Hyperplasia, bone marrow	骨髓增生
Hyperplasia, bronchiolo-alveolar	细支气管-肺泡增生
Hyperplasia, Brunner's gland	布伦纳腺增生;十二指肠腺增生
Hyperplasia, C cell	C 细胞增生;滤泡旁细胞增生
Hyperplasia, chondrocyte	软骨细胞增生
Hyperplasia, cortical, diffuse	弥漫性皮质增生
Hyperplasia, cortical, focal	局灶性皮质增生
Hyperplasia, cystic/papillary: ovary	卵巢囊状/乳头状增生
Hyperplasia, diffuse, mucosa	弥漫性黏膜增生
Hyperplasia, ductal cell	导管细胞增生
Hyperplasia, endometrial stromal: uterus	子宫内膜间质增生
Hyperplasia, endometrial, diffuse: uterus	子宫内膜弥漫性增生
Hyperplasia, epidermal	表皮增生
Hyperplasia, epithelial	上皮增生
Hyperplasia, epithelial cell: oviduct	输卵管上皮细胞增生
Hyperplasia, epithelial: nasolacrimal duct	鼻泪管上皮增生
Hyperplasia, epithelial: vagina	阴道上皮增生
Hyperplasia, focal, mucosa	黏膜局灶性增生

H

英　文	中　文
Hyperplasia, follicle-associated epithelium	滤泡相关上皮增生
Hyperplasia, follicular cell	滤泡细胞增生
Hyperplasia, functional	功能性增生
Hyperplasia, glandular, focal：uterus	子宫局灶性腺体增生
Hyperplasia, goblet cell, follicle-associated epithelium	滤泡相关上皮杯状细胞增生
Hyperplasia, granular cell：uterus/uterine cervix/vagina	子宫/宫颈/阴道颗粒细胞增生
Hyperplasia, granulosa cell：ovary	卵巢颗粒细胞增生
Hyperplasia, hemangioendothelial	血管内皮增生
Hyperplasia, hemangiomatous	血管瘤样增生
Hyperplasia, interstitial cell：ovary	卵巢间质细胞增生
Hyperplasia, islet cell	胰岛细胞增生
Hyperplasia, juxtaglomerular：cortex	皮质球旁细胞增生
Hyperplasia, lens epithelium	晶状体上皮增生
Hyperplasia, Leydig cell；interstitial cell	［睾丸］间质细胞增生
Hyperplasia, lobuloalveolar	小叶腺泡增生
Hyperplasia, lymphocyte	淋巴细胞增生
Hyperplasia, lymphoid	淋巴组织增生
Hyperplasia, main olfactory epithelium（MOE）	主嗅上皮（MOE）增生
Hyperplasia, mast cell	肥大细胞增生
Hyperplasia, medullary, diffuse	髓质弥漫性增生
Hyperplasia, medullary, focal	髓质局灶性增生
Hyperplasia, melanocyte	黑色素细胞增生
Hyperplasia, melanocyte：uvea	葡萄膜黑色素细胞增生
Hyperplasia, mesangial, glomerulus	肾小球系膜增生
Hyperplasia, mesothelial cell	间皮细胞增生
Hyperplasia, mesothelial, epicardium or pericardium	心外膜或心包间皮增生
Hyperplasia, mesothelium	间皮增生
Hyperplasia, mucosa	黏膜增生
Hyperplasia, mucous cell	黏液细胞增生
Hyperplasia, myometrial：uterus	子宫肌层增生
Hyperplasia, neuroendocrine cell	神经内分泌细胞增生
Hyperplasia, nodular	结节状增生
Hyperplasia, olfactory epithelium	嗅上皮增生
Hyperplasia, oncocytic, collecting duct	集合管嗜酸性细胞增生
Hyperplasia, osteoblast, focal	成骨细胞局灶性增生
Hyperplasia, pars distalis	［垂体］远侧部增生

H

英　文	中　文
Hyperplasia, pars intermedia	［垂体］中间部增生
Hyperplasia, plasma cell	浆细胞增生
Hyperplasia, reactive	反应性增生
Hyperplasia, respiratory epithelium	呼吸上皮增生
Hyperplasia, rete ovarii: ovary	卵巢网增生
Hyperplasia, rete testis	睾丸网增生
Hyperplasia, retinal pigment epithelium(RPE)	视网膜色素上皮(RPE)增生
Hyperplasia, Schwann cell, subendocardium	心内膜下施万细胞增生
Hyperplasia, Sertoli cell: ovary	卵巢塞托利细胞增生;卵巢支持细胞增生
Hyperplasia, sex cord stromal, mixed: ovary	卵巢混合性性索间质增生
Hyperplasia, smooth muscle	平滑肌增生
Hyperplasia, smooth muscle, mesovarial: ovary	卵巢系膜平滑肌增生
Hyperplasia, squamous cell	鳞状细胞增生
Hyperplasia, squamous cell, cornea/conjunctiva	角膜/结膜鳞状细胞增生
Hyperplasia, stroma: uterine/cervix	子宫/宫颈间质增生
Hyperplasia, stromal cell	间质细胞增生
Hyperplasia, subcapsular cell	被膜下细胞增生
Hyperplasia, synovial cell	滑膜细胞增生
Hyperplasia, theca cell: ovary	卵巢卵泡膜细胞增生
Hyperplasia, transitional epithelium	移行上皮增生;变移上皮增生
Hyperplasia, tubule, atypical	不典型肾小管增生
Hyperplasia, tubule	肾小管增生
Hyperplasia, tubulostromal: ovary	卵巢管状间质增生
Hyperplasia, urothelium: ureter/urinary bladder/urethra/renal pelvis	输尿管/膀胱/尿道/肾盂尿路上皮增生
Hyperplasia, vomeronasal organ (VNO)	犁鼻器(VNO)增生
Hyperplasia/hypertrophy, endothelium, cornea/conjunctiva	角膜/结膜内皮增生/肥大
Hyperplasia/hypertrophy, interdigitating dendritic cell	指突状树突状细胞增生/肥大
Hyperplasia/metaplasia	增生/化生
Hyperplasia/metaplasia, mucous cell	黏液细胞增生/化生
Hyperplasia: preputial/clitoral gland	包皮腺/阴蒂腺增生
Hyperplasia: white pulp	白髓增生
Hyperplasia: Zymbal's gland	外耳道腺增生
Hyperplastic alveolar nodule (HAN)	增生性腺泡结节(HAN)
hyperplastic and neoplastic lesion	增生性和肿瘤性病变

H

英　文	中　文
Hyperprolactinaemia	高泌乳素血症
Hyperproliferation	过度增生;过度增殖
Hypersecretion	过度分泌
Hypersegmentation, granulocyte	粒细胞核分叶过多
Hypersegmented megakaryocyte	核分叶过多的巨核细胞
Hypersensitivity	超敏性;超敏反应
Hypersensitivity reaction	超敏反应
Hypertensive muscular artery	高血压性肌性动脉
Hypertrichosis	多毛[症]
Hypertrophic chondrocyte	肥大的软骨细胞
Hypertrophic growth plate	肥厚的生长板
Hypertrophy	肥大
Hypertrophy and hyperplasia	肥大和增生
Hypertrophy and mineralisation	肥大和矿化
Hypertrophy and vacuolation	肥大和空泡化;肥大和空泡形成
Hypertrophy, acinar cell	腺泡细胞肥大
Hypertrophy, cardiomyocyte; myocardial hypertrophy	心肌细胞肥大;心肌肥大
Hypertrophy, corpora lutea: ovary	卵巢黄体肥大
Hypertrophy, cortical, diffuse	皮质弥漫性肥大
Hypertrophy, cortical, focal	皮质局灶性肥大
Hypertrophy, Descemet's membrane: cornea	角膜德塞梅膜肥大;角膜后界层肥大
Hypertrophy, endothelial	内皮肥大
Hypertrophy, epithelial	上皮肥大
Hypertrophy, follicular cell	滤泡细胞肥大
Hypertrophy, interstitial cell: ovary	卵巢间质细胞肥大
Hypertrophy, islet cell	胰岛细胞肥大
Hypertrophy, lens capsule	晶状体囊肥大
Hypertrophy, lens epithelium	晶状体上皮肥大
Hypertrophy, lens fiber	晶状体纤维肥大
Hypertrophy, mucous cell	黏液细胞肥大
Hypertrophy, myometrial: uterus	子宫肌层肥大
Hypertrophy, Paneth cell	潘氏细胞肥大;帕内特细胞肥大
Hypertrophy, pars distalis	[垂体]远侧部肥大
Hypertrophy, pars intermedia	[垂体]中间部肥大
Hypertrophy, retinal pigment epithelium (RPE)	视网膜色素上皮(RPE)肥大
Hypertrophy, stroma: uterine/cervix	子宫/宫颈间质肥大

H

英　文	中　文
Hypertrophy, tubule, proximal and distal tubule/collecting duct	近端和远端小管、集合管肥大
Hypertrophy, urothelium, urinary bladder	膀胱尿路上皮肥大
Hypertrophy/hyperplasia	肥大/增生
Hypertrophy/hyperplasia, alveolar and/or ductal epithelial cell, lobule	小叶腺泡和/或导管上皮细胞肥大/增生
Hypertrophy/hyperplasia, glomerulosa	球状带肥大/增生
Hypertrophy/hyperplasia, high endothelial venule (HEV)	高内皮细胞小静脉(HEV)肥大/增生
Hypertrophy/hyperplasia, macrophage	巨噬细胞肥大/增生
Hypertrophy/hyperplasia, macrophage, intrasinusoidal	窦内巨噬细胞肥大/增生
Hypertrophy/karyomegaly	肥大/核巨大
Hypertrophy：Harder's gland/extraorbital lacrimal gland/intraorbital lacrimal gland	哈德腺(哈氏腺)/眶外泪腺/眶内泪腺肥大
Hypertrophy：skeletal muscle	骨骼肌肥大
Hypocalcemia	低钙血症;低血钙
Hypocellularity	细胞数量减少
Hypodermis	皮下组织
Hypoglycemia	低血糖［症］
Hypolipidemics	降血脂药
Hypopigmentation	色素减退
Hypoplasia	发育不全
Hypoplasia (segmental aplasia; segmental agenesis)	发育不全(节段性不发育;节段性不发生)
Hypoplasia, ciliary body/uvea	睫状体/葡萄膜发育不全
Hypoplasia, cortex and/or medulla	皮质和/或髓质发育不全
Hypoplasia, uterus	子宫发育不全
Hypoplasia：pituitary gland	垂体发育不全
Hypospermatogenesis	精子生成低下;精子发生低下
Hypothalamic-pituitary-adrenal (HPA)	下丘脑－垂体－肾上腺(HPA)
Hypothalamic-pituitary-adrenal axis	下丘脑－垂体－肾上腺轴
Hypothalamic-pituitary-gonadal (HPG)	下丘脑－垂体－性腺(HPG)
Hypothalamic-pituitary-gonadal axis	下丘脑－垂体－性腺轴
Hypothalamic-pituitary-thyroid axis	下丘脑－垂体－甲状腺轴
Hypothalamo-hypophyseal-ovarian axis	下丘脑－垂体－卵巢轴
Hypovolemia	血容量不足;血容量减少
Hypoxia	缺氧;低氧

H

I

英　文	中　文
Iatrogenic	医源性
Ibuprofen	布洛芬
Idiopathic amegakaryocytopenic thrombocytopenia	特发性无巨核细胞减少性血小板减少[症]
Idiopathic canine polyarteritis	特发性犬多动脉炎
Idiopathic follicular atrophy	特发性滤泡萎缩
Idiopathic myelofibrosis（IMF）	特发性骨髓纤维化（IMF）
Idiopathic polyarteritis	特发性多动脉炎
Idiosyncratic drug reaction（IDR）	特异质药物反应（IDR）
Idiosyncratic neutropenia	特异质性中性粒细胞减少[症]
Idoxifene	艾多昔芬
Ileitis	回肠炎
Imaging method	成像方法
Imatinib	伊马替尼
Immature	未成熟的
Immature ovary	未成熟卵巢
Immature uterus	未成熟子宫
Immaturity	未成熟
Immersion	浸泡
Immersion fixation	浸泡固定
Immune complex	免疫复合物
Immune function	免疫功能
Immune stimulation/suppression	免疫刺激/抑制
Immune system's function	免疫系统的功能
Immune-mediated response	免疫介导反应
Immune-mediated skin toxicity	免疫介导的皮肤毒性
Immune-mediated thrombocytopenia	免疫介导的血小板减少[症]
Immunoblastic lymphoma	免疫母细胞性淋巴瘤
Immunofluorescence	免疫荧光

英 文	中 文
Immunogenic	免疫原的
Immunogenicity	免疫原性
Immunohistochemical analysis	免疫组织化学分析
Immunohistochemical marker	免疫组织化学标志物
Immunohistochemical stain	免疫组织化学染色
Immunohistochemistry（IHC）	免疫组织化学（IHC）
Immunolabeling	免疫标记
Immunologic dermatotoxicity	免疫性皮肤毒性
Immunologic skin reaction	免疫性皮肤反应
Immunomodulation	免疫调节
Immunomodulator	免疫调节剂
Immunophenotyping	免疫表型分析
Immunoreactivity	免疫反应性
Immunoregulatory mechanism	免疫调节机制
Immunostain	免疫染色
Immunosuppression	免疫抑制
Immunosuppressive macrolide	免疫抑制性大环内酯［类］
Immunotoxicity	免疫毒性
Immunotoxicology	免疫毒理学
Immunotyping	免疫分型
Impaction	嵌塞
Imperforate vagina	阴道闭锁
Implanted biomaterial	植入性生物材料
In situ hybridization（ISH）	原位杂交（ISH）
In vitro	体外
In vivo	体内
Incidental finding	偶发性所见
Inclusion	包涵物;包含物
Inclusion body	包涵体;包含体
Inclusion body, proximal and distal tubule/collecting duct	近端和远端小管/集合管包涵体
Inclusion cyst	包涵囊肿
Inclusion, urothelium	尿路上皮包涵物;尿路上皮包含物
Inclusions; intracytoplasmic accumulation; retinal pigment epithelium（RPE）	视网膜色素上皮包涵物;视网膜色素上皮胞质内蓄积

英　文	中　文
Increased apoptosis, lymphocyte	淋巴细胞凋亡增多
Increased bone, trabeculae and/or cortex	骨小梁和/或皮质骨增多
Increased eroded surface	侵蚀面增加
Increased keratinization: uterine cervix/vagina	宫颈/阴道角化增多
Increased mucification: uterine cervix/vagina	宫颈/阴道黏液化增多
Increased number, corpora lutea: ovary	卵巢黄体数量增多
Increased number, glial cell, optic nerve	视神经胶质细胞数量增多
Increased number, glial cell, retina	视网膜胶质细胞数量增多
Increased osteoblastic surface	成骨细胞表面增多
Increased osteoclast	破骨细胞增多
Increased osteoid	类骨质增多
Increased thickness, physis	骺板增厚
Increased/dilated, blood vessel	血管增多/扩张
Indinavir; crixivan	茚地那韦
Indistinct cortex/medulla demarcation	皮/髓质分界不清
Indomethacin	吲哚美辛;消炎痛
Induced lesion	诱发的病变
Inducible change	可诱发的变化
Industrial chemical	工业化学品
Inert material	惰性物质
Infarct, cortex	皮质梗死
Infarct, myocardium	心肌梗死
Infarct; infarction	梗死
Infiltrate	浸润
Infiltrate, inflammatory cell	炎症细胞浸润
Infiltrate, inflammatory cell: sclera	巩膜炎症细胞浸润
Infiltrate, inflammatory cell: adipose tissue	脂肪组织炎症细胞浸润
Infiltrate, inflammatory cell: conjunctiva/cornea	结膜/角膜炎症细胞浸润
Infiltrate, inflammatory cell: epidermal	表皮炎症细胞浸润
Infiltrate, inflammatory cell, eyelid	眼睑炎症细胞浸润
Infiltrate, inflammatory cell: interstitium, cortex and medulla	皮质和髓质间质炎症细胞浸润
Infiltrate, inflammatory cell: main olfactory epithelium（MOE）	主嗅上皮（MOE）炎症细胞浸润
Infiltrate, inflammatory cell: meibomian gland, eyelid	眼睑睑板腺炎症细胞浸润
Infiltrate, inflammatory cell: olfactory bulb	嗅球炎症细胞浸润
Infiltrate, inflammatory cell: optic nerve	视神经炎细胞浸润

英　文	中　文
Infiltrate, inflammatory cell: retina	视网膜炎症细胞浸润
Infiltrate, inflammatory cell: skeletal muscle	骨骼肌炎症细胞浸润
Infiltrate, inflammatory cell: uvea	葡萄膜炎症细胞浸润
Infiltrate, inflammatory cell: vitreous	玻璃体炎症细胞浸润
Infiltrate, inflammatory cell: vomeronasal organ（VNO）	犁鼻器(VNO)炎症细胞浸润
Infiltrate, inflammatory cell: ear, middle	中耳炎症细胞浸润
Infiltrate, inflammatory cell: eye	眼炎症细胞浸润
Infiltrate, inflammatory cell: Harder's gland/extraorbital lacrimal gland/intraorbital lacrimal gland	哈德腺(哈氏腺)/眶外泪腺/眶内泪腺炎症细胞浸润
Infiltrate, inflammatory cell: ovary	卵巢炎症细胞浸润
Infiltrate, inflammatory cell: ureter/urethra/renal pelvis	输尿管/尿道/肾盂炎症细胞浸润
Infiltrate, inflammatory cell: urethra	尿道炎症细胞浸润
Infiltrate, inflammatory cell: urinary bladder	膀胱炎症细胞浸润
Infiltrate, inflammatory cell: uterine cervix/vagina/uterus/oviduct	宫颈/阴道/子宫/输卵管炎症细胞浸润
Infiltration	浸蜡;浸润
Inflammation	炎症
Inflammation and erosion	炎症和糜烂
Inflammation and fibrosis	炎症和纤维化
Inflammation and proliferation	炎症和增生;炎症和增殖
Inflammation and ulceration	炎症和溃疡
Inflammation, acute	急性炎症
Inflammation, acute: alveolar/interstitial	肺泡/间质急性炎症
Inflammation, acute: bronchioloalveolar	细支气管肺泡急性炎症
Inflammation: adipose tissue	脂肪组织炎症
Inflammation: adnexal	附属器炎症
Inflammation: anterior chamber/aqueous humor	前房/房水炎症
Inflammation: auricular cartilage, ear, external	外耳软骨炎症
Inflammation, catarrhal: middle ear	中耳卡他性炎症
Inflammation, chronic	慢性炎症
Inflammation, chronic active	慢性活动性炎症
Inflammation, chronic: bronchioloalveolar	细支气管肺泡慢性炎症
Inflammation, chronic: interstitial	间质慢性炎症
Inflammation: cornea/conjunctiva	结膜/角膜炎症
Inflammation: ear, inner	内耳炎症

I

英　文	中　文
Inflammation：endometrium, uterus	子宫内膜炎症
Inflammation, eosinophil	嗜酸性粒细胞炎症
Inflammation：external ear canal	外耳道炎症
Inflammation, foreign body	异物炎症
Inflammation, granulomatous	肉芽肿性炎症
Inflammation, granulomatous：meibomian gland, eyelid	眼睑睑板腺肉芽肿性炎症
Inflammation, granulomatous：ear, middle	中耳肉芽肿性炎症
Inflammation, granulomatous：Harder's gland/extraorbital lacrimal gland/intraorbital lacrimal gland	哈德腺（哈氏腺）/眶外泪腺/眶内泪腺肉芽肿性炎症
Inflammation, lens	晶状体炎症
Inflammation, lipogranulomatous：adipose tissue	脂肪组织脂肪肉芽肿性炎症
Inflammation, lobule	小叶炎症
Inflammation, lymphocyte	淋巴细胞炎症
Inflammation, lymphocytic or eosinophilic	淋巴细胞或嗜酸性粒细胞炎症
Inflammation, lymphoplasmacytic	淋巴浆细胞炎症
Inflammation：main olfactory epithelium（MOE）	主嗅上皮（MOE）炎症
Inflammation：medial or mural, artery	动脉中膜或壁层炎症
Inflammation：meibomian gland, eyelid	眼睑睑板腺炎症
Inflammation, mixed cell	混合细胞炎症
Inflammation, monocyte	单核细胞炎症
Inflammation, mononuclear cell	单形核细胞炎症
Inflammation：myometrium, uterus	子宫肌层炎症
Inflammation, neutrophil	中性粒细胞炎症
Inflammation：olfactory bulb	嗅球炎症
Inflammation：optic nerve	视神经炎症
Inflammation：preputial/clitoral gland	包皮腺/阴蒂腺炎症
Inflammation, pyogranulomatous	脓性肉芽肿性炎症
Inflammation：retina	视网膜炎症
Inflammation：sclera	巩膜炎症
Inflammation：skeletal muscle	骨骼肌炎症
Inflammation：soft tissue	软组织炎症
Inflammation, subacute	亚急性炎症
Inflammation：uvea	葡萄膜炎症
Inflammation：valve	瓣膜炎症
Inflammation：vitreous	玻璃体炎症

I

英　文	中　文
Inflammation：vomeronasal organ（VNO）	犁鼻器（VNO）炎症
Inflammation：eye	眼炎症
Inflammation：eyelid	眼睑炎症
Inflammation：Grueneberg ganglion（GG）	格林贝克神经节（GG）炎症
Inflammation：Harder's gland/extraorbital lacrimal gland/ intraorbital lacrimal gland	哈德腺（哈氏腺）/眶外泪腺/眶内泪腺炎症
Inflammation：middle ear	中耳炎症
Inflammation：ovary	卵巢炎症
Inflammation：oviduct	输卵管炎症
Inflammation：uterine cervix/vagina/uterus	宫颈/阴道/子宫炎症
Inflammation：uterus	子宫炎症
Inflammation：vascular/perivascular	血管/血管周围炎症
Inflammation：vessel	血管炎症
Inflammatory bowel disease（IBD）	炎症性肠病（IBD）
Inflammatory cell	炎症细胞
Inflammatory cell infiltrate：Grueneberg ganglion（GG）	格林贝克神经节（GG）炎症细胞浸润
Inflammatory cell infiltrate：perivascular	血管周围炎症细胞浸润
Inflammatory cell infiltration：myocardium	心肌炎症细胞浸润
Inflammatory change	炎症性变化
Inflammatory factor	炎症因子
Inflammatory lesion	炎症性病变
Inflammatory reaction	炎症反应
Inflation	充盈
Infusion	滴注
Ingenuity pathway analysis（IPA）	创新通路分析（IPA）
Inhalation exposure system	吸入暴露系统
Inhalation toxicology	吸入毒理学
Inherited buphthalmia	遗传性牛眼［症］
Inhibin B	抑制素 B
Inhibition	抑制
Inhibitor	抑制剂
Injury	损伤
Inner ear	内耳
Inner nuclear layer（INL）	内核层（INL）

I

英 文	中 文
Inner retinal atrophy	内层视网膜萎缩
Inorganic phosphorus	无机磷
Insulin	胰岛素
Insulin receptor substrate－1（IRS－1）	胰岛素受体底物1（IRS－1）
Insulin-like factor－3（INSL－3）	胰岛素样因子-3（INSL－3）
Insulin-like growth factor（IGF）	胰岛素样生长因子（IGF）
Insulitis	胰岛炎
Integrity	完整性
Interdigitating dendritic cell, increased	指突状树突状细胞增多
Interleukin（IL）	白介素(IL)
Intermediate spleen	中间型脾
Internal examination	内脏检查
International Agency for Research on Cancer（IARC）	国际癌症研究机构（IARC）
International Conference on Harmonization（ICH）	国际协调会议（ICH）
International harmonization	国际协调
International Harmonization of Nomenclature and Diagnostic Criteria for Lesions in Rats and Mice（INHAND）	大小鼠病变术语和诊断标准的国际协调（INHAND）
International Societies of Toxicologic Pathologist（ISTP）	国际毒性病理学会（ISTP）
Interstitial and peritubular fibrosis	间质和管周纤维化
Interstitial cell	间质细胞
Interstitial change	间质改变
Interstitial fibrosis	间质纤维化
Interstitial fibrosis/inflammation	间质纤维化/炎症
interstitial gland	间质腺
Interstitial gland hyperplasia	间质腺增生
Interstitial inflammation	间质炎症
Interstitial lymphocyte	间质淋巴细胞
Interstitial lymphoplasmacytic infiltration	间质淋巴浆细胞浸润
Interstitial nephritis	间质性肾炎
Interstitial nephritis：interstitium of cortex and medulla	皮质和髓质间质性肾炎
Interstitial pneumonia	间质性肺炎
Interstitium	间质
Intestinal absorption	肠吸收
Intestinal damage	肠损伤
Intestinal metaplasia	肠上皮化生

英　文	中　文
Intimal degeneration	内膜变性
Intimal hyperplasia	内膜增生
Intimal plaque	内膜斑块
Intimal thickening	内膜增厚
Intra-articular injection	关节内注射
Intracytoplasmic	胞质内
Intracytoplasmic colloid	胞质内胶状物
Intracytoplasmic eosinophilic granular inclusion	胞质内嗜酸性颗粒状包涵物
Intracytoplasmic eosinophilic inclusion	胞质内嗜酸性包涵物
Intracytoplasmic erythrocyte	胞质内红细胞
Intracytoplasmic hyaline inclusion	胞质内透明包涵物
Intracytoplasmic inclusion	胞质内包涵物
Intracytoplasmic lysosomal inclusion	胞质内溶酶体包涵物
Intradermal nevus	皮内痣
Intrahepatocellular erythrocyte	肝细胞内红细胞
Intramedullary fibrosis	髓质内纤维化
Intramural plaque	壁内斑块
Intramural plaque, artery	动脉壁内斑块
Intramyelinic edema	髓鞘内水肿
Intranuclear crystalline deposit	细胞核内结晶沉积
Intranuclear eosinophilic inclusion	细胞核内嗜酸性包涵物
Intranuclear inclusion	细胞核内包涵物
Intraocular inflammation	眼内炎症
Intraocular pressure	眼内压
Intrasinusoidal macrophage, hypertrophy	窦内巨噬细胞肥大
Intrasinusoidal macrophage, increased	窦内巨噬细胞增多
Intratracheal instillation	气管内滴注
Intratubular fluid	小管内液体
Intratubular fluid and vacuolation	小管内液体和空泡化;小管内液体和空泡形成
Intravascular macrophage reaction	血管内巨噬细胞反应
Intravenous contrast agent	静脉内造影剂
Intussusception	肠套叠
Invasion	侵袭
Investigational new drug（IND）	新药临床试验（IND）

I

英　文	中　文
Investigative medicinal product dossier（IMPD）	研究用药物档案（IMPD）
Involution，age-related	年龄相关性退化
Ionizing radiation	电离辐射
Iris	虹膜
Iron lactate	乳酸铁
Iron pigmentation	铁色素沉着
Iron-containing material，macrophage	吞噬含铁物质巨噬细胞
Irradiation	辐照
Irritation	刺激
Irwin test	Irwin 试验
Ischemia	缺血
Ischemic adipose tissue	缺血性脂肪组织
Ischemic necrosis	缺血性坏死
Ischemic preconditioning	缺血预适应
Islet amyloid polypeptide（IAPP）	胰岛淀粉多肽（IAPP）
Islet cell	胰岛细胞
Islet cell adenoma	胰岛细胞腺瘤
Islet cell carcinoma	胰岛细胞癌
Islet cell hyperplasia	胰岛细胞增生
Islet cell vacuolation	胰岛细胞空泡化；胰岛细胞空泡形成
Islet of Langerhans	胰岛；朗格汉斯岛
Isoenzyme	同工酶
Isoflurane	异氟烷
Isoniazid	异烟肼
Isoprenaline	异丙肾上腺素
Isopropyl myristate（IPM）	肉豆蔻酸异丙酯（IPM）
Isradipine	伊拉地平
Ito cell	贮脂细胞；伊藤细胞
Ito cell tumor	贮脂细胞瘤；伊藤细胞瘤
Ito cell tumor，benign	良性贮脂细胞瘤；良性伊藤细胞瘤
Ito cell tumor，malignant	恶性贮脂细胞瘤；恶性伊藤细胞瘤
Itraconazole	伊曲康唑

J

英　文	中　文
Japanese Drug Law	日本药品法
Japanese Society of Toxicologic Pathology（JSTP）	日本毒性病理学会（JSTP）
Jejunitis	空肠炎
Joint	关节
Junctional nevus	交界痣
Juvenile glomerulus	幼年肾小球;幼稚肾小球
Juvenile immunotoxicity study	幼龄动物免疫毒性试验
Juxtaglomerular apparatus	肾小球旁器;球旁器
Juxtaglomerular hyperplasia	球旁细胞增生
Juxtamedullary nephron	近髓肾单位

J

K

英　文	中　文
Kainic acid	红藻氨酸
Kaposi's sarcoma	卡波西肉瘤
Karyocytomegaly	细胞及核巨大
Karyomegaly	核巨大
Karyomegaly：proximal and distal tubule	近端和远端小管核巨大
Karyomegaly：extraorbital lacrimal gland/intraorbital lacrimal gland	眶外泪腺/眶内泪腺核巨大
Karyorrhexis	核碎裂
Kefauver-Harris amendment	美国 Kefauver-Harris 修正案
Keloid	瘢痕疙瘩
Keratin cyst	角蛋白囊肿
Keratinization	角化
Keratinization，cornea	角膜角化
Keratinocyte	角质形成细胞
Keratinocyte growth factor（KGF）	角质细胞生长因子（KGF）
Keratitis	角膜炎
Keratoacanthoma	角化棘皮瘤
Keratoacanthoma：uterine cervix/vagina	宫颈/阴道角化棘皮瘤
Keratoconjunctivitis sicca	干燥性角膜结膜炎
Ketamine	氯胺酮
Ketoconazole	酮康唑
Ketone	酮体
Kidney	肾［脏］
Kidney function	肾功能
Kidney injury molecule－1（KIM－1）	肾损伤分子1（KIM－1）
Kidney lesion	肾病变
Kinase	激酶
Klebsiella pneumoniae	肺炎克雷伯菌

英　文	中　文
Klebsiella pneumoniae pneumonia	肺炎克雷伯菌肺炎
Knock-out	敲除
Kupffer cell	库普弗细胞;枯否细胞

K

L

英　文	中　文
Labeling	标记
Laboratory animal	实验动物
Lacidipine	拉西地平
Lacrimal gland	泪腺
Lactate dehydrogenase（LDH）	乳酸脱氢酶（LDH）
Lactotroph；mammotroph	催乳激素细胞
Lamina propria	固有层
Langerhans cell	朗格汉斯细胞
Langerin	朗格汉斯蛋白
Lansoprazole	兰索拉唑
Lanthanum carbonate	碳酸镧
Lapatinib	拉帕替尼
Large granular cell lymphoma/leukemia（LGL）	大颗粒细胞淋巴瘤/白血病（LGL）
Large granular lymphocytic leukemia	大颗粒淋巴细胞白血病
Large intestine	大肠
Large-molecule drug	大分子药物
Laryngeal cartilage	喉软骨
laryngitis	喉炎
Larynx	喉
Laser capture microdissection（LCM）	激光捕获显微切割（LCM）
Laser scanning cytometry（LSC）	激光扫描细胞仪（LSC）
Latanoprost	拉坦前列素
Late proestrus ovary	动情前期后期卵巢
Lateral surface	侧面
Lathyrus odoratus	香豌豆
Laxatives	轻泻药
Lead optimization	先导［化合］物优化
Leiomyoblastoma, benign	良性平滑肌母细胞瘤
Leiomyoblastoma, malignant	恶性平滑肌母细胞瘤

英　文	中　文
Leiomyoma	平滑肌瘤
Leiomyoma, mesovarial：ovary	卵巢系膜平滑肌瘤
Leiomyoma：uvea	葡萄膜平滑肌瘤
Leiomyoma：uterus/uterine cervix/vagina	子宫/宫颈/阴道平滑肌瘤
Leiomyosarcoma	平滑肌肉瘤
Leiomyosarcoma：uterus/uterine cervix/vagina	子宫/宫颈/阴道平滑肌肉瘤
Lens	晶状体
Lenticular degeneration	晶状体变性
Lenticular epithelial cell	晶状体上皮细胞
Lenticular epithelial hyperplasia	晶状体上皮增生
Lenticular fibre	晶状体纤维
Leptin	瘦素
Letrozole	来曲唑
Leukemia	白血病
Leukemia, erythroid	红细胞白血病
Leukemia, granulocytic	粒细胞白血病
Leukemia, large granular lymphocytic	大颗粒淋巴细胞白血病
Leukemia, lymphoblastic	淋巴母细胞白血病
Leukemia, lymphocytic	淋巴细胞白血病
Leukemia, mast cell	肥大细胞白血病
Leukemia, megakaryocytic	巨核细胞白血病
Leukemia, monocytic	单核细胞白血病
Leukemia, myeloid	髓系白血病
Leukemia, NOS	白血病（未特定分类）；白血病（非特指）
Leukocyte	白细胞
Leukocytosis	白细胞增多
Leukocytosis, sinusoidal and centrilobular	窦内和小叶中央白细胞增多
Leukoencephalopathy	白质脑病
Leukotriene	白三烯
Leuprolide	亮丙瑞林
Lewy body	路易小体
Leydig cell	［睾丸］间质细胞
Leydig cell adenoma	［睾丸］间质细胞腺瘤
Leydig cell atrophy	［睾丸］间质细胞萎缩
Leydig cell carcinoma	［睾丸］间质细胞癌

L

Leydig cell hyperplasia	［睾丸］间质细胞增生
Leydig cell toxicity	［睾丸］间质细胞毒性
Leydig cell tumor, benign	良性［睾丸］间质细胞瘤
Leydig cell tumor, malignant	恶性［睾丸］间质细胞瘤
Light microscopy	光学显微镜
Limiting ridge	界限嵴
Linear cortical scar	线性皮质疤痕
Linopirdine	利诺吡啶
Lipid	脂质
Lipid deposition	脂质沉积
Lipid granuloma	脂质肉芽肿
Lipidosis	脂肪沉积
Lipoblast	成脂肪细胞
Lipocalin	脂质运载蛋白
Lipocyte	脂肪细胞
Lipofuscin	脂褐素
Lipofuscin accumulation	脂褐素蓄集
Lipofuscin deposition	脂褐素沉积
lipofuscin pigment	脂褐素色素
Lipofuscinosis	脂褐素沉积症
Lipogenic pigmentation	脂源性色素沉着
Lipoma	脂肪瘤
Lipomatosis	脂肪瘤病
Lipomatous hamartoma	脂肪瘤性错构瘤
Lipomatous transformation	脂肪瘤样转化
Lipoproteinosis	脂蛋白沉积症
Liposarcoma	脂肪肉瘤
Liquefactive necrosis	液化性坏死
Lithium diuretics	锂利尿剂
Liver	肝［脏］
Liver function test （LFT）	肝功能检测（LFT）
Lobe torsion	小叶扭转
Lobular hyperplasia	小叶增生
Lobuloalveolar hyperplasia	小叶腺泡增生
Lobuloalveolar unit （LAU）	小叶腺泡单位（LAU）
Local lymph node assay （LLNA）	局部淋巴结试验（LLNA）

英　文	中　文
Location	部位
Long-term study	长期试验
Long-term treatment	长期给药
Loop of Henle	髓袢
Loss	缺失
Loss of cell	细胞缺失
Loss of corticomedullary distinction	皮髓质分界不清
Loss/degeneration，oocyte/follicle	卵母细胞/卵泡缺失/变性
Lovastatin	洛伐他汀
Low molecular weight（LMW）	低分子量(LMW)
Low－density lipoprotein（LDL）	低密度脂蛋白(LDL)
Lower urinary tract	下尿路
Luminal cell	管腔细胞
Luminal crystal	腔内结晶
Lung	肺[脏]
Lung lobation	肺叶
Lung tumor	肺肿瘤
Luteal phase	黄体期
Luteinization	黄体化
Luteinized follicle	黄体化卵泡
Luteinizing hormone（LH）	黄体生成素(LH)
Luteinizing hormone releasing hormone（LHRH）	黄体生成素释放激素(LHRH)
Luteolysis	黄体溶解
Luteoma	黄体瘤
Luteoma，benign：ovary	卵巢良性黄体瘤
Luxol fast blue stain	劳克坚牢蓝染色
Lyme disease	莱姆病
Lymph corpuscle；lymphocyte	淋巴细胞
Lymph node	淋巴结
Lymphangiectasia	淋巴管扩张
Lymphangiectasis	淋巴管扩张[症]
Lymphangioma	淋巴管瘤
Lymphangiosarcoma	淋巴管肉瘤
Lymphoblastic leukemia	淋巴母细胞白血病
Lymphoblastic lymphoma	淋巴母细胞性淋巴瘤
Lymphocyte apoptosis	淋巴细胞凋亡

L

英　文	中　文
Lymphocyte depletion pattern	淋巴细胞耗减模式
Lymphocyte predominance	淋巴细胞为主
Lymphocytes, increased	淋巴细胞增多
Lymphocytic epididymitis	淋巴细胞性附睾炎
Lymphocytic infiltration	淋巴细胞浸润
Lymphocytic leukemia	淋巴细胞白血病
Lymphocytic lymphoma	淋巴细胞性淋巴瘤
Lymphocytic orchitis	淋巴细胞性睾丸炎
Lymphocytic thyroiditis	淋巴细胞性甲状腺炎
Lymphofollicular structure	淋巴滤泡结构
Lymphohistiocytic hyperplasia	淋巴组织细胞增生
Lymphohistiocytic inflammation	淋巴组织细胞炎症
Lymphoid aggregate	淋巴细胞聚集
Lymphoid depletion	淋巴细胞耗减
Lymphoid follicle	淋巴滤泡
Lymphoid hyperplasia	淋巴细胞增生
Lymphoid infiltrate	淋巴细胞浸润
Lymphoid neoplasm	淋巴肿瘤
Lymphoid population	淋巴细胞群
Lymphoid tissue	淋巴组织
Lymphoid tumor	淋巴肿瘤
Lymphoma	淋巴瘤
Lymphoma tissue	淋巴瘤组织
Lymphoma, follicular	滤泡性淋巴瘤
Lymphoma, histiocytic	组织细胞性淋巴瘤
Lymphoma, immunoblastic	免疫母细胞性淋巴瘤
Lymphoma, lymphoblastic	淋巴母细胞性淋巴瘤
Lymphoma, lymphoplasmacytic	淋巴浆细胞性淋巴瘤
Lymphoma, mixed	混合性淋巴瘤
Lymphoma, small lymphocytic	小淋巴细胞性淋巴瘤
Lymphoplasmacytic cell infiltrate	淋巴浆细胞浸润
Lymphoproliferative response	淋巴细胞增生性反应
Lymphosarcoma	淋巴肉瘤
Lysosomal activity	溶酶体活性
Lysosomal lamellar body (LLB)	溶酶体板层小体(LLB)
Lysosomal storage disease	溶酶体贮积症

M

英　文	中　文
1 - Methyl - 4 - phenyl - 1, 2, 3, 6 - tetrahydropyridine (MPTP)	1-甲基-4-苯基-1,2,3,6-四氢吡啶(MPTP)
3 - Methylcholanthrene	3-甲基胆蒽
6 - Mercaptopurine	6-巯基嘌呤
M/E ratio	髓系细胞/红系细胞比
Macaca arctoides	短尾猴
Macaca fascicularis	食蟹猴
Macaca mulatta	恒河猴
Macaque	猕猴
Macrophage	巨噬细胞
Macrophage accumulation; macrophage aggregate	巨噬细胞聚集
Macrophage hypertrophy	巨噬细胞肥大
Macrophage pigmentation	巨噬细胞色素沉着
Macrophage reaction	巨噬细胞反应
Macrophage, increased	巨噬细胞增多
Macroscopic appearance	大体外观
Macroscopic change	大体改变
Macroscopic observation	大体观察
Macrovascular	大血管
Macrovesicular steatosis	大泡性脂肪变性
Macular degeneration	黄斑变性
Magnetic resonance imaging (MRI)	磁共振成像(MRI)
Malformation	畸形
Malignancy	恶性
Malignant	恶性的
Malignant astrocytoma	恶性星形细胞瘤
Malignant ependymoma	恶性室管膜瘤
Malignant histiocytoma	恶性组织细胞瘤
Malignant hyperthermia	恶性高热

英文	中文
Malignant mastocytoma	恶性肥大细胞瘤
Malignant melanoma	恶性黑色素瘤
Malignant mesothelioma	恶性间皮瘤
Malignant reticulosis	恶性网状细胞增多[症]
Malignant schwannoma	恶性神经鞘瘤
Malignant tumor	恶性肿瘤
Mallory body	马洛里小体
Malonaldehyde	丙二醛
Mammary gland	乳腺
Mammotroph；lactotroph	催乳激素细胞
Mantle zone	外套层
Marginal zone（MZ）	边缘区（MZ）
Marimastat	马立马司他
Marinobufagenin	海蟾蜍毒素
Marmoset	狨猴
Marrow response	骨髓反应
Martius scarlet blue（MSB）	马休猩红蓝（MSB）
Masking	掩蔽
Mass spectrometry	质谱
Mast cell	肥大细胞
Mast cell infiltration	肥大细胞浸润
Mast cell neoplasm	肥大细胞肿瘤
Mast cell tumor	肥大细胞瘤
Mast cell tumor, benign	良性肥大细胞瘤
Mast cell tumor, malignant	恶性肥大细胞瘤
Mast cell, increased	肥大细胞增多
Mastocytoma	肥大细胞瘤
Mastomys natalensis rat	多乳头大鼠
Masugi nephritis	马杉肾炎
Matrix	基质
Matrix metalloproteinase（MMP）	基质金属蛋白酶（MMP）
Maturity	成熟
Maximum recommended starting dose（MRSD）	最大推荐起始剂量（MRSD）
Maximum tolerated dose（MTD）	最大耐受剂量（MTD）
May-Grunwald stain	迈格-林华染色
Mean arterial pressure（MAP）	平均动脉压（MAP）

M

英　文	中　文
Mean cell/corpuscular hemoglobin concentration（MCHC）	平均红细胞血红蛋白浓度（MCHC）
Mean cell/corpuscular volume（MCV）	平均红细胞容积（MCV）
Mean photo effect（MPE）	平均光效应（MPE）
Mean platelet volume（MPV）	平均血小板容积（MPV）
Mean residence time（MRT）	平均滞留时间（MRT）
Mechanism	机制
Mechanistic toxicogenomics	机制毒理基因组学
Medial hypertrophy	中膜肥厚;中膜肥大
Medroxalol	美沙洛尔
Medulla	髓质
Medullary cord	髓索
Medullary hyperplasia	髓质增生
Medulloblastoma	髓母细胞瘤
Megaesophagus	巨食管症
Megakaryocyte	巨核细胞
Megakaryocytic demarcation membrane system	巨核细胞分界膜系统
Megakaryocytic hyperplasia	巨核细胞增生
Megakaryocytosis	巨核细胞增多［症］
Meibomian gland	睑板腺
Meissner's corpuscle	触觉小体
Melanin synthesis	黑色素合成
Melanocortin 1 receptor（MC1R）	促黑［细胞激］素 1 受体（MC1R）
Melanocyte	黑色素细胞
Melanocyte-stimulating hormone（MSH）	促黑［细胞激］素（MSH）
Melanocytotoxic agent	黑色素细胞毒性药物
Melanoma	黑色素瘤
Melanoma, amelanotic, malignant	恶性无黑色素性黑色素瘤
Melanoma, benign	良性黑色素瘤
Melanoma, malignant	恶性黑色素瘤
Melanoma, uvea	葡萄膜黑色素瘤
Melanosis coli	结肠黑色素沉着病;结肠黑变病
Melanotroph	促黑［色］素激素细胞
Membrane attack complex（MAC）	膜攻击复合物（MAC）
Membranoproliferative glomerulonephritis	膜增生性肾小球肾炎
Ménétrier's disease	梅内特里耶病;巨大肥厚性胃炎
Meninge	脑［脊］膜

M

英　文	中　文
Meningioangiomatosis	脑膜血管瘤病
Meningioma	脑膜瘤
Meningioma, benign	良性脑膜瘤
Meningioma, benign: optic nerve	视神经良性脑膜瘤
Meningioma, malignant	恶性脑膜瘤
Meningioma, malignant: optic nerve	视神经恶性脑膜瘤
Menstrual cycle	月经周期
Menstrual phase	月经期
Mercuric chloride	氯化汞
Merkel cell	梅克尔细胞
Merkel cell-neuron complex	梅克尔细胞-神经元复合体
Mesangial cell	系膜细胞
Mesangial cell hyperplasia	系膜细胞增生
Mesangial storage	系膜贮存
Mesangiolysis	系膜溶解
Mesangiolysis: glomerulus	肾小球系膜溶解
Mesangioproliferative glomerulopathy	系膜增生性肾小球病
Mesenchymal cell	间叶细胞
Mesenchymal proliferation	间叶细胞增生;间叶细胞增殖
Mesenchymal proliferative lesion	间叶增生性病变
Mesenchymal proliferative lesion: urinary bladder/urethra	膀胱/尿道间叶增生性病变
Mesenchymal proliferative response	间叶增生性反应
Mesenchymal tumor	间叶肿瘤
Mesenchymal tumor, benign	良性间叶肿瘤
Mesenchymoma, malignant	恶性间叶瘤
Mesenteric and serosal lipid granuloma	肠系膜和浆膜脂质肉芽肿
Mesenteric white adipose tissue	肠系膜白色脂肪组织
Mesenteric/splanchnic spontaneous polyarteritis syndrome	肠系膜/内脏自发性多动脉炎综合征
Mesoblastic nephroma, benign	良性中胚叶肾瘤
Mesonephric (Wolffian) duct	中肾(沃尔夫)管
Mesonephric duct remnant	中肾管残留
Mesonephric duct remnant: uterus	子宫中肾管残留
Mesonephric tubule	中肾小管
Mesothelial cell proliferation	间皮细胞增生;间皮细胞增殖
Mesothelial cell, increased	间皮细胞增多
Mesothelioma, atriocaval	房腔间皮瘤

M

英　文	中　文
Mesothelioma, benign	良性间皮瘤
Mesothelioma, epicardium or pericardium	心外膜或心包间皮瘤
Mesothelioma, malignant	恶性间皮瘤
Mesothelioma	间皮瘤
Mesulergine	美舒麦角
Mesuprine hydrochloride	盐酸美舒普林
Metabolic activation	代谢活化;代谢激活
Metabolic disease	代谢性疾病
Metabolic disorder	代谢紊乱
Metabolic enzyme	代谢酶
Metabolism	代谢
Metabonomics	代谢组学
Metallic tin	金属锡
Metanephros	后肾
Metaphysis	干骺端
Metaplasia	化生
Metaplasia osseous	骨化生
Metaplasia, acinar cell	腺泡细胞化生
Metaplasia, bone or cartilage, sclera	巩膜骨或软骨化生
Metaplasia, bone or cartilage, vitreous	玻璃体骨或软骨化生
Metaplasia, duct	导管化生
Metaplasia, glandular: ureter/urinary bladder/urethra	输尿管/膀胱/尿道腺性化生
Metaplasia, hepatocyte	肝细胞化生
Metaplasia, mucous cell	黏液细胞化生
Metaplasia, osseous, interstitium	间质骨化生
Metaplasia, Paneth cell	帕内特细胞化生;潘氏细胞化生
Metaplasia, respiratory, main olfactory epithelium (MOE)	主嗅上皮(MOE)呼吸上皮化生
Metaplasia, respiratory, olfactory/glandular epithelium: nasal cavity	鼻腔嗅上皮/腺上皮呼吸上皮化生
Metaplasia, squamous cell, main olfactory epithelium (MOE)	主嗅上皮(MOE)鳞状上皮化生
Metaplasia, squamous cell, nasal cavity/nasopharynx/paranasal sinus	鼻腔/鼻咽/鼻旁窦鳞状上皮化生
Metaplasia, squamous cell, septal organ of Masera (SOM)	马塞若鼻中隔器(SOM)鳞状上皮化生
Metaplasia, squamous cell, terminal bronchiole/alveoli	终末细支气管/肺泡鳞状上皮化生

M

Metaplasia, squamous cell: ear, middle	中耳鳞状上皮化生
Metaplasia, squamous cell: larynx/trachea/bronchi/bronchiole	喉/气管/支气管/细支气管鳞状上皮化生
Metaplasia, squamous cell: ureter/urinary bladder/urethra/renal pelvis	输尿管/膀胱/尿道/肾盂鳞状上皮化生
Metaplasia, squamous cell: uterus	子宫鳞状上皮化生
Metaplasia, squamous, follicle-associated epithelium	滤泡相关上皮鳞状上皮化生
Metaplasia, squamous, respiratory epithelium	呼吸上皮鳞状上皮化生
Metaplasia, tall cuboidal to columnar: ear, middle	中耳高立方至柱状上皮化生
Metaplasia/hyperplasia, Bowman's capsule	鲍曼囊化生/增生；肾小囊化生/增生
Metaplasia: soft tissue	软组织化生
Metaplastic ductal lesion (MDL)	化生性导管病变(MDL)
Metarubricyte	晚幼红细胞
Metastasis	转移
Metastasis into lung	肺转移
Metastatic	转移性
Metastatic neoplam	转移性肿瘤
Metered dose inhaler (MDI)	定量吸入器(MDI)
Metestrus	动情后期
Methapyrilene (MP)	噻吡二胺(MP)
Methemoglobin	高铁血红蛋白
Methemoglobinemia	高铁血红蛋白血症
Methicillin	甲氧西林
Methimazole	甲巯咪唑
Methotrexate(MTX)	氨甲蝶呤(MTX)
Methoxsalen	甲氧沙林
Methoxyflurane	甲氧氟烷
Methyl methacrylate	甲基丙烯酸甲酯
Methylcholanthrene	甲基胆蒽
Methylomics	甲基化组学
Metronidazole	甲硝唑
Mexican hairless dog	墨西哥无毛犬
Microabscess	微脓肿
Microabscess, cortex/medulla	皮质/髓质微脓肿

M

英　文	中　文
Microabscessation	微脓肿形成
Microangiopathic hemolysis	微血管病性溶血
Microautoradiography	显微放射自显影术
Microbiota	微生物群
Microbubble	微气泡
Microcystic duct	微囊性导管
Microglial cell; microglia	小胶质细胞
Microglial nodule	小胶质细胞结节
Microgliosis	小胶质细胞增生
Microgranuloma	小肉芽肿
Microlithiasis	微结石症;微结石病
Micropig	微型猪
MicroRNA	微 RNA
Microscopic anatomy	显微解剖学
Microscopic evaluation	显微镜评价
Microscopic examination	显微镜检查;镜检
Microscopic structure	显微结构
Microscopy, virtual	虚拟显微镜术
Microtomy	切片术
Microvesicular steatosis	小泡性脂肪变性
Middle ear	中耳
Midzonal necrosis	中间带坏死
Mifepristone	米非司酮
Mineral	矿物质
Mineralization	矿化
Mineralization, basement membrane	基膜矿化;基底膜矿化
Mineralization, bronchiolar epithelium	支气管上皮矿化
Mineralization, cornea	角膜矿化
Mineralization, fat pad	脂肪垫矿化
Mineralization, interstitial	间质矿化
Mineralization, intraluminal	管腔内矿化
Mineralization, lens fiber	晶状体纤维矿化
Mineralization, medial or mural, artery	动脉中膜或壁层矿化
Mineralization, medullary collecting duct/corticomedullary junction/proximal or distal tubule/renal pelvis	髓质集合管/皮髓质交界处/近端或远端小管/肾盂矿化

M

Mineralization, renal tubule	肾小管矿化
Mineralization, retina	视网膜矿化
Mineralization, skeletal muscle	骨骼肌矿化
Mineralization, soft tissue	软组织矿化
Mineralization, vitreous body	玻璃体矿化
Mineralization：ear, middle	中耳矿化
Mineralization：ovary	卵巢矿化
Mineralization：urinary bladder	膀胱矿化
Mineralized deposit	矿化物沉积
Mineralocorticoid	盐皮质激素
Minimum anticipated biological effect level	最低预期生物效应剂量
Minipig	小型猪
Minocycline	米诺环素
Minoxidil	米诺地尔
Misprostol	米索前列醇
Mitemcinal	米坦西诺
Mitochondrion	线粒体
Mitosis	有丝分裂
Mitosis, increased number：eye	眼有丝分裂数量增多
Mitotic figure	核分裂象;分裂象
Mitoxantrone	米托蒽醌
Mixed benign tumor	良性混合肿瘤
Mixed inflammatory cell infiltrate	混合炎症细胞浸润
Mixed malignant tumor	恶性混合肿瘤
Mode of action	作用方式
Modified Davidson's fixative	改良戴维森固定液
Molecular mode of action	分子作用方式
Monoclonal antibody	单克隆抗体
Monoclonal antibody technique	单克隆抗体技术
Monocrotaline	野百合碱
Mononuclear cell infiltration	单形核细胞浸润
Mononuclear inflammatory cell infiltration	单形核炎症细胞浸润
Monooxygenase	单加氧酶
Morgagnian globule	莫尔加尼小球体
Morphine sulfate	硫酸吗啡

M

英 文	中 文
Morphological change	形态学改变
Morphological effect	形态学效应;形态学作用
Morphological feature	形态学特征
Morphological imaging technique	形态学成像技术
Motility disorder	动力障碍
Mouse	小鼠
Mouse mammary tumor virus (MMTV)	小鼠乳腺肿瘤病毒(MMTV)
Mucification	黏液化
Mucification, increased	黏液化增加
Mucin	黏蛋白;黏液蛋白
Mucinous adenocarcinoma	黏液腺癌
Mucinous degeneration	黏液变性
Mucocele	黏液囊肿
Mucocyte	黏液细胞;黏液变细胞
Mucometra	子宫积液
Mucosa; mucous membrane	黏膜
Mucosa-associated lymphoid tissue (MALT)	黏膜相关淋巴组织(MALT)
Mucosal gland	黏膜腺体
Mucosal hyperplasia	黏膜增生
Mucosal hypertrophy	黏膜肥大
Mucosal necrosis	黏膜坏死
Mucositis	黏膜炎
Mucositis, oral mucosa	口腔黏膜炎
Mucous cell	黏液细胞
Mucous cell metaplasia	黏液细胞化生
Mucous cell, acinar lumen	腺腔黏液细胞
Mucus mineralization	黏液矿化
Müller cell	米勒细胞
Müllerian tumor, mixed, benign	良性米勒混合瘤
Müllerian tumor, mixed, malignant	恶性米勒混合瘤
Multifocal corneal mineralization	多灶性角膜矿化
Multifocal decidualization	多灶性蜕膜化
Multifocal foreignbody granuloma	多灶性异物肉芽肿
Multifocal histiocytosis	多灶性组织细胞增生症
Multifocal regenerative hyperplasia	多灶性再生性增生

M

英　文	中　文
Multinucleated germ cell	多核生殖细胞
Multinucleated giant cell	多核巨细胞
Multinucleated hepatocyte	多核肝细胞
Multinucleated symplast	多核共质体
Multinucleated syncytial cell	多核合胞体细胞
Multiple endocrine neoplasia（MEN）	多发性内分泌肿瘤（MEN）
Muramyl peptide	胞壁肽
Murine obstructive uropathy	鼠梗阻性尿路病
Muscle fibre；myofiber	肌纤维
Muscle hypertrophy	肌肉肥大
Muscular artery	肌性动脉
Muscular pump	肌肉泵
Musculoskeletal system	肌肉骨骼系统
Mutagenicity test	致突变试验
Muzolimine	莫唑胺
Mycoplasma pulmonis	肺支原体
Mycotic oesophagitis	真菌性食管炎
Myelin	髓磷脂；髓鞘
Myelin bubble	髓鞘空泡
Myelin figure	髓鞘样结构
Myelin spheroid	髓磷脂小球体
Myelin，increased，retina	视网膜髓磷脂增多
Myelinating cell	成髓鞘细胞
Myelinopathy	髓鞘质病；髓鞘［性］神经病
Myelinophage	髓磷脂自噬
Myelodysplastic syndrome（MDS）	骨髓增生异常综合征（MDS）
Myelofibrosis	骨髓纤维化
Myelofibrosis-like syndrome	骨髓纤维化样综合征
Myelogenous leukemia	髓细胞性白血病
Myeloid body，adrenal cortex	肾上腺皮质髓样小体
Myeloid hyperplasia	髓系增生
Myeloid maturation index（MMI）	髓系细胞成熟指数（MMI）
Myeloid metaplasia	髓样化生
Myeloid response	髓样反应
Myelolipoma	髓脂肪瘤

M

英 文	中 文
Myeloma	骨髓瘤
Myeloperoxidase（MPO）	髓过氧化物酶（MPO）
Myelopoiesis	髓系细胞生成
Myelosclerosis	骨髓硬化症
Myelostromal proliferation	骨髓间质增殖;骨髓间质增生
Myenteric plexus	肌间神经丛
Myocardial degeneration	心肌变性
Myocardial fibrosis	心肌纤维化
Myocardial hypertrophy	心肌肥大
Myocardial infarction	心肌梗死
Myocardial injury	心肌损伤
Myocardial lesion	心肌病变
Myocardial necrosis	心肌坏死
Myocardial steatosis	心肌脂肪变性
Myocardial vacuolation	心肌空泡化;心肌空泡形成
Myocarditis	心肌炎
Myocardium	心肌
Myocyte hypertrophy	肌细胞肥大
Myodegeneration	肌变性
Myoepithelial fibroblast	肌上皮样成纤维细胞
Myoepithelioma	肌上皮瘤
Myoepithelioma, benign	良性肌上皮瘤
Myoepithelioma, malignant	恶性肌上皮瘤
Myoepithelium	肌上皮
Myofiber degeneration	肌纤维变性
Myofiber vacuolation	肌纤维空泡化;肌纤维空泡形成
Myoglobinuria	肌红蛋白尿
Myoid cell	肌样细胞
Myopathy	肌病
Myxoma	黏液瘤
Myxosarcoma	黏液肉瘤
α‑Melanocyte-stimulating hormone（α‑MSH）	α促黑［细胞激］素细胞激素（α‑MSH）

M

N

英 文	中 文
Na/K ratio	钠/钾比
N-Acetyl-beta-D-glucosaminidase（NAG）	N-乙酰-β-D-葡萄糖苷酶(NAG)
Nafarelin	那法瑞林
Nail	指甲;趾甲
Nalidixic acid	萘啶酸;萘啶酮酸
Nanotoxicity	纳米毒性
Narcotic analgesics	麻醉性镇痛药
Narrowed filtration angle	滤角狭窄
Nasal cavity	鼻腔
Nasal cavity adenocarcinoma	鼻腔腺癌
Nasal mucosa	鼻黏膜
Nasal reflux	鼻反流
Nasal septum	鼻中隔
Nasal sinus	鼻窦
Nasal turbinate	鼻甲
Nasal - associated lymphoid tissue（NALT）	鼻相关淋巴组织(NALT)
Nasopharynx	鼻咽
National Cancer Institute（NCI）	美国国家癌症研究所(NCI)
National Center for Toxicological Research（NCTR）	美国国家毒理学研究中心(NCTR)
National Institutes of Health（NIH）	美国国立卫生研究院(NIH)
National Medical Products Administration（NMPA）	国家药品监督管理局(NMPA)
National Toxicology Program（NTP）	美国国家毒理学项目中心(NTP)
Natural killer（NK）cell	自然杀伤(NK)细胞
Nebenkern; accessory nucleus	副核
Nebulized formulation	雾化剂型
Necropsy	[尸体]剖检
Necrosis	坏死
Necrosis and atrophy	坏死与萎缩
Necrosis and inflammation	坏死与炎症

英　文	中　文
Necrosis and vacuolation	坏死与空泡化;坏死与空泡形成
Necrosis, adipose tissue	脂肪组织坏死
Necrosis, adnexal	附属器坏死
Necrosis, bone：ear, middle	中耳骨坏死
Necrosis, cardiomyocyte	心肌细胞坏死
Necrosis, cartilage：ear, inner	内耳软骨坏死
Necrosis, ductular/alveolar epithelium	导管/腺泡上皮坏死
Necrosis, ductular/sebaceous epithelium	导管/皮脂腺上皮坏死
Necrosis, epidermal	表皮坏死
Necrosis, epithelial：uterine cervix/vagina	宫颈/阴道上皮坏死
Necrosis, hair cell：ear, inner	内耳毛细胞坏死
Necrosis, lens epithelium	晶状体上皮坏死
Necrosis, Leydig cell	[睾丸]间质细胞坏死
Necrosis, lymphocyte	淋巴细胞坏死
Necrosis, mucosa	黏膜坏死
Necrosis, neuronal：ear, inner	内耳神经元坏死
Necrosis, papillary	肾乳头坏死
Necrosis, proximal and distal tubule/collecting duct	近端和远端小管/集合管坏死
Necrosis, retinal pigment epithelium（RPE）	视网膜色素上皮(RPE)坏死
Necrosis, single cell	单个细胞坏死
Necrosis, single cell necrosis, main olfactory epithelium（MOE）	主嗅上皮(MOE)单个细胞坏死
Necrosis, single cell, proximal and distal tubule/collecting duct	近端和远端小管/集合管单个细胞坏死
Necrosis, single cell, retina	视网膜单个细胞坏死
Necrosis, single cell, vomeronasal organ（VNO）	犁鼻器(VNO)单个细胞坏死
Necrosis, single cell：eye	眼单个细胞坏死
Necrosis, single cell：Harder gland/extraorbital lacrimal gland/intraorbital lacrimal gland	哈德腺(哈氏腺)/眶外泪腺/眶内泪腺单个细胞坏死
Necrosis, skeletal muscle	骨骼肌坏死
Necrosis, soft tissue	软组织坏死
Necrosis, squamous epithelium	鳞状上皮坏死
Necrosis, tympanic membrane：ear, middle	中耳鼓膜坏死
Necrosis, vestibular organ：ear, inner	内耳前庭器坏死
Necrosis, vomeronasal organ（VNO）	犁鼻器(VNO)坏死

英　文	中　文
Necrosis/inflammation	坏死/炎症
Necrosis/inflammation，medial or mural，artery	动脉中膜或壁层坏死/炎症
Necrosis/inflammation，vascular/perivascular	血管/血管周围坏死/炎症
Necrosis/inflammatory cell infiltration，cardiomyocyte	心肌细胞坏死/炎症细胞浸润
Necrosis：testis	睾丸坏死
Necrosis：urinary bladder	膀胱坏死
Necrosis：uterus	子宫坏死
Necrotic cholecystitis	坏死性胆囊炎
Necrotic fiber	坏死性纤维
Necrotic vasculitis	坏死性血管炎
Necrotizing pancreatitis	坏死性胰腺炎
Needle tract lesion	针迹病变
Nematode	线虫
Nematodiasis：urinary bladder	膀胱线虫病
Neonate	新生儿；初生仔畜
Neoplasia	瘤形成
Neoplasm	肿瘤
Neoplasm，benign	良性肿瘤
Neoplasm，malignant	恶性肿瘤
Neoplastic and nonneoplastic change	肿瘤性与非肿瘤性改变
Neoplastic cell	肿瘤细胞
Neoplastic change	肿瘤性改变
Neoplastic skin change	肿瘤性皮肤改变
Neovascularization	新生血管形成
Neovascularization，cornea	角膜新生血管形
Neovascularization，retina	视网膜新生血管形
Neovascularization，uvea，choroid	葡萄膜脉络膜新生血管形
Neovascularization：eye	眼新生血管形
Nephroblastoma	肾母细胞瘤
Nephroblastoma，benign	良性肾母细胞瘤
Nephroblastoma，malignant	恶性肾母细胞瘤
Nephroblastomatosis	肾母细胞瘤病
Nephrogenic rest	肾源性残留
Nephrolithiasis	肾结石
Nephron	肾单位

N

英 文	中 文
Nephropathy, obstructive: proximal tubule/distal tubule/thick ascending limb	近端小管/远端小管/粗升支梗阻性肾病
Nephropathy, retrograde, proximal and distal tubule/medullary duct	近端和远端小管/髓质小管逆行性肾病
Nephrotic syndrome	肾病综合征
Nephrotoxicity	肾毒性
Nephrotoxin	肾毒素
Nerve fiber degeneration	神经纤维变性
Nervous system	神经系统
Nesidioblastosis	胰岛母细胞增生症
Nesidioblastosis-like lesion	胰岛母细胞增生症样病变
N-Ethyl-N-hydroxyethyl nitrosamine	N-乙基-N-羟乙基亚硝胺
Neural cell adhesion molecule (NCAM)	神经细胞黏附分子(NCAM)
Neural tube	神经管
Neuroactive drug	神经活性药物
Neuroanatomy	神经解剖学
Neuroblast	神经母细胞
Neuroblastoma	神经母细胞瘤
Neuroendocrine	神经内分泌
Neuroendocrine cell	神经内分泌细胞
Neuroendocrine cell hyperplasia	神经内分泌细胞增生
Neuroendocrine cell tumor, benign	良性神经内分泌细胞肿瘤
Neuroendocrine cell tumor, malignant	恶性神经内分泌细胞肿瘤
Neuroendocrine differentiation	神经内分泌分化
Neuroendocrine tumor	神经内分泌肿瘤
Neuroepithelial body (NEB)	神经上皮小体(NEB)
Neuroepithelial carcinoma	神经上皮癌
Neurofibroma	神经纤维瘤
Neurohypophyseal hormone; hypophysin	垂体后叶激素
Neuroleptic agent	神经阻滞剂;抗精神病药
Neuromyoblastoma	神经肌母细胞瘤
Neuron	神经元
Neuronal cell loss	神经细胞缺失
Neuronal cell process	神经细胞突起
Neuronal degeneration	神经元变性

N

英　文	中　文
Neuronal heterotopia	神经元异位
Neuronal inclusion	神经元包涵物
Neuronal loss	神经元缺失
Neuronal necrosis	神经元坏死
Neuronal neoplastic lesion	神经元肿瘤性病变
Neuronal pigment	神经元色素
Neuronal vacuolation	神经元空泡化;神经元空泡形成
Neuronopathy	神经元病;神经元神经病
Neuronophagia	噬神经细胞现象
Neuron specific enolase (NSE)	神经元特异性烯醇化酶(NSE)
Neurosensory epithelium	感觉神经上皮
Neurotoxic lesion	神经毒性病变
Neurotoxicity	神经毒性
Neurotransmitter	神经递质
Neutral buffered formalin	中性缓冲福尔马林
Neutral lipid droplet	中性脂滴
Neutralizing antibody	中和抗体
Neutropenia	中性粒细胞减少[症]
Neutrophil	中性粒细胞
Neutrophil gelatinase-associated lipocalin (NGAL)	中性粒细胞明胶酶相关脂质运载蛋白(NGAL)
Neutrophilic and eosinophilic inflammatory cell infiltration	嗜中性和嗜酸性炎症细胞浸润
Nevirapine	奈韦拉平
Nevus	痣
New bone formation, ear, inner	内耳新骨形成
New bone formation, ear, middle	中耳新骨形成
New chemical entity	新化学实体
New molecular entity (NME)	新分子实体(NME)
Nictitating membrane	瞬膜
Nissl body	尼氏体
Nitrendipine	尼群地平
Nitrofurantoin	呋喃妥因
$N-$Methyl$-d-$aspartate (NMDA)	$N-$甲基$-d-$天冬氨酸(NMDA)
$N-$Nitrosomorpholine	$N-$亚硝基吗啉
$N-$Nitrosobis (2$-$oxypropyl) amine	$N-$亚硝基双(2$-$氧丙基)胺

N

英　文	中　文
N – Nitrosomethylbenzylamine	*N* -亚硝基甲基苄胺
Nodular hyperplasia	结节状增生
Nodular worm	结节虫;食道口线虫
Noise overstimulation	噪声过刺激;噪声过度刺激
Non-cardiac active drug	非心脏活性药物
Non-clinical safety assessment	非临床安全性评价
Non-endocrine organ	非内分泌器官
Non-functional tumor	无功能性肿瘤
Non-genotoxic drug	非遗传毒性药物
Non-genotoxic substance	非遗传毒性物质
Non-genotoxic toxicogenomics	非遗传毒性毒理基因组学
Non-glandular stomach	非腺胃
Non-hepatocarcinogen	非致肝癌物
Non-human primate（NHP）	非人灵长类动物(NHP)
Non-immunologic dermatotoxicity	非免疫性皮肤毒性
Non-inflammatory pleural effusion	非炎症性胸腔积液
Non-invasive（*in vivo*）imaging	无创性(体内)成像
Non-lymphoid tumor	非淋巴组织肿瘤
Non-neoplastic skin change	非肿瘤性皮肤改变
Nonparenchymal cell	非实质细胞
Non-pigment	非色素
Non-proliferative lesion	非增生性病变
Non-steroidal anti-inflammatory drug（NSAID）	非甾体抗炎药(NSAID)
No-observable-adverse-effect level（NOAEL）	未观察到有害效应剂量(NOAEL)
No-observable-transcriptomic-effect level（NOTEL）	未观察到转录组效应剂量(NOTEL)
No-observed-effect level（NOEL）	未观察到效应剂量(NOEL)
Norepinephrine	去甲肾上腺素
Nose	鼻
Nose-only inhalation study	仅鼻吸入试验
Not otherwise specified（NOS）	未特定分类(NOS);非特指(NOS)
Novel antineoplastic agent	新型抗肿瘤药
N – Phenylanthranilic acid	*N* -苯基邻氨基苯甲酸
Nuclear alteration	细胞核变质
Nuclear atypia	核异型性
Nuclear brick inclusion	细胞核砖块状包涵物

N

英　文	中　文
Nuclear crowding	核拥挤
Nuclear inclusion	细胞核包涵物
Nuclear magnetic resonance（NMR）	核磁共振（NMR）
Nucleus	细胞核
Nucleus circularis	环形核
Numerous multilamellar bodies	大量板层小体
Nutritional blood supply	营养性血供
Nutritional deficiency	营养缺乏
Nutritional status	营养状态

N

O

英　文	中　文
Obstruction	梗阻
Obstruction：urethra	尿道梗阻
Obstructive nephropathy	梗阻性肾病
Obstructive urolithiasis	梗阻性尿石症
Octreotide	奥曲肽
Ocular drug administration	眼部给药
Odontoblast	成牙本质细胞
Odontoblast degeneration	成牙本质细胞变性
Odontogenic fibroma	牙源性纤维瘤
Odontogenic tumor，benign	良性牙源性肿瘤
Odontoma	牙瘤
Odontoma，ameloblastic，benign	良性成釉细胞牙瘤
Odontoma，ameloblastic，malignant	恶性成釉细胞牙瘤
Odontoma，benign	良性牙瘤
Odontoma，malignant	恶性牙瘤
Oesophagostomum	食道口线虫
Oesophagus；esophagus	食道
Oestrogen receptor modulator	雌激素受体调节剂
Oestrogen；estrogen	雌激素
Oestrous cycle	动情周期
Oil red O	油红 O
Olfactory bulb	嗅球
Olfactory epithelium	嗅上皮
Olfactory neuroblastoma	嗅神经母细胞瘤
Oligodendrocyte	少突胶质细胞
Oligodendroglioma	少突神经胶质瘤;少突胶质细胞瘤
Oligodendroglioma，malignant	恶性少突神经胶质瘤;恶性少突胶质细胞瘤
Oligodendroglioma，malignant，high grade	高度恶性少突神经胶质瘤;高度恶性少突胶质细胞瘤

O

英 文	中 文
Oligodendroglioma, malignant, low grade	低度恶性少突神经胶质瘤;低度恶性少突胶质细胞瘤
Oligonucleotide primer	寡核苷酸引物
Oligonucleotide probe	寡核苷酸探针
Omeprazole	奥美拉唑
Oncocytic cell	嗜酸细胞
Oncocytic hyperplasia	嗜酸细胞增生
Oncocytoma	嗜酸细胞瘤
Oncocytoma, benign	良性嗜酸细胞瘤
Oncocytoma, kidney	肾嗜酸细胞瘤
Oncocytoma, malignant	恶性嗜酸细胞瘤
Oncology	肿瘤学
Ontogeny	个体发育;个体发生
Ophthalmic toxicology; ophthotoxicdogy	眼毒理学
Ophthalmoscopy	检眼镜检查
Oppenheimer effect	奥本海默效应
Opportunistic infection	机会性感染
Optic disk	视盘
Optic nerve	视神经
Optic neuritis	视神经炎
Optic tract	视束
Optical imaging	光学成像
Oral absorption	口服吸收
Oral administration; oral dose	经口给药
Oral cavity	口腔
Orchitis	睾丸炎
Organ	器官
Organ development	器官发育
Organ weight	脏器重量
Organophosphate	有机磷酸盐
Oropharyngeal aspiration	口咽吸入
Osseous metaplasia	骨化生
Ossification	骨化
Ossifying fibroma	骨化性纤维瘤
Osteitis fibrosa	纤维性骨炎
Osteoarthritis(OA)	骨关节炎(OA)

O

英 文	中 文
Osteoblast	成骨细胞
Osteoblast hyperplasia	成骨细胞增生
Osteoblastic surface, increased	成骨细胞表面增加
Osteoblastoma	成骨细胞瘤;骨母细胞瘤
Osteochondroma	骨软骨瘤
Osteochondrosarcoma	骨软骨肉瘤
Osteoclast	破骨细胞
Osteoclastoma, malignant	恶性破骨细胞瘤
Osteoclasts, increased	破骨细胞增多
Osteofibroma	骨纤维瘤
Osteogenic fibrosarcoma	骨源性纤维肉瘤
Osteoid	类骨质
Osteoid, increased	类骨质增多
Osteoma	骨瘤
Osteomalacia	骨软化;骨软化症
Osteomyelitis	骨髓炎
Osteonecrosis	骨坏死
Osteopenia	骨质减少;骨量减少
Osteopetrosis;osteosclerosis	骨硬化症;骨硬化病
Osteophyte	骨赘
Osteoporosis	骨质疏松;骨质疏松症
Osteoprotegerin (OPG)	护骨因子(OPG)
Osteosarcoma	骨肉瘤
Osteosarcoma, extraskeletal	骨外骨肉瘤
Otodectes cynotis	耳螨
Otolith loss, disorganization or disruption: ear, inner	内耳耳石缺失,结构破坏或崩解
Ototoxicity	耳毒性
Outer nuclear layer (ONL)	外核层(ONL)
Outer retinal atrophy	外层视网膜萎缩
Out-pocketing	袋状膨出
Oval cell hyperplasia	卵圆细胞增生
Ovarian cycle	卵巢周期
Ovarian follicle	卵泡
Ovarian sex cord-stromal tumor, benign	良性卵巢性索-间质肿瘤
Ovarian tumor	卵巢肿瘤
Ovariectomy	卵巢切除术

O

英　文	中　文
Ovary	卵巢
Oviduct	输卵管
Ovotestis	卵睾体
Ovum	卵子
Oxalate	草酸盐
Oxamniquine	奥沙尼喹
Oxfendazole	奥芬达唑
Oxfenicine	羟苯甘氨酸
Oxidant; oxidatant	氧化剂
Oxidosqualene cyclase inhibitor	氧化鲨烯环化酶抑制剂
Oxodipine	奥索地平
Oxyntic gland	泌酸腺
Oxyntic mucosa; fundic mucosa	泌酸黏膜;胃底黏膜

O

P

英　文	中　文
P53 knockout mouse	*P53* 基因敲除小鼠
Pachytene spermatocyte	粗线期精母细胞
Paget's disease of bone	骨佩吉特病
Pancreas	胰腺
Pancreatic acinar adenoma	胰腺腺泡细胞腺瘤
Pancreatic acinar carcinoma	胰腺腺泡细胞癌
Pancreatic acinar unit	胰腺腺泡单位
Pancreatic islet	胰岛
Pancreatic necrosis	胰腺坏死
Pancreatitis	胰腺炎
Pancreatitis, chronic	慢性胰腺炎
Pancytopenia	全血细胞减少
Paneth cell	帕内特细胞;潘氏细胞
Paneth cell reduction	帕内特细胞减少;潘氏细胞减少
Panlobular	全小叶型
Panzonal diffuse hypertrophy	全带弥漫性肥大
Papilla	乳头;乳突
Papillary hyperplasia	乳头状增生
Papillary muscle	乳头肌
Papillary necrosis	乳头坏死
Papillary projection	乳头状突起
Papilloedema	视盘水肿
Papilloma	乳头状瘤
Papilloma, choroid plexus	脉络丛乳头状瘤
Papilloma, skin and buccal mucosa	皮肤和颊黏膜乳头状瘤
Papilloma, squamous cell	鳞状细胞乳头状瘤
Papilloma, squamous cell, cornea/conjunctiva	角膜/结膜鳞状细胞乳头状瘤
Papilloma, squamous cell, nasolacrimal duct	鼻泪管鳞状细胞乳头状瘤

Papilloma, squamous cell, preputial/clitoral gland	包皮腺/阴蒂腺鳞状细胞乳头状瘤
Papilloma, squamous cell: ureter/urinary bladder/urethra	输尿管/膀胱/尿道鳞状细胞乳头状瘤
Papilloma, squamous cell: uterus/uterine cervix/vagina	子宫/宫颈/阴道鳞状细胞乳头状瘤
Papilloma, squamous cell: Zymbal's gland	外耳道腺鳞状细胞乳头状瘤
Papilloma, transitional cell	移行细胞乳头状瘤
Papilloma, transitional cell: ureter/urinary bladder/urethra	输尿管/膀胱/尿道移行细胞乳头状瘤
Papillomatosis	乳头状瘤病
Paracellular absorption	细胞旁吸收
Paracortex	副皮质
Paraffin	石蜡
Paraganglioma(PGL)	副神经节瘤（PGL）
Paraganglioma, benign	良性副神经节瘤
Paraganglioma, malignant	恶性副神经节瘤
Parakeratosis	角化不全
Parallel artificial membrane permeation assay （PAMPA）	平行人工膜渗透性试验（PAMPA）
Parasite	寄生虫
Parasympathetic nervous system	副交感神经系统
Parathyroid adenoma	甲状旁腺腺瘤
Parathyroid carcinoma(PTC)	甲状旁腺癌（PTC）
Parathyroid cyst	甲状旁腺囊肿
Parathyroid gland	甲状旁腺
Parathyroid hormone （PTH）	甲状旁腺激素（PTH）
Parathyroid hyperplasia	甲状旁腺增生
Parathyroid tumor	甲状旁腺肿瘤
Parathyroiditis	甲状旁腺炎
Parenchyma	实质
Parenchymal cell	实质细胞
Parent drug	母体药物
Parietal cell	壁细胞
Parietal cell degeneration	壁细胞变性
Parietal epithelium	壁层上皮
Parkinson's disease	帕金森病
Pars distalis	[垂体]远侧部

P

Pars nervosa	［垂体］神经部
Passalurus ambiguus	兔栓尾线虫
Pasteurella pneumotropica	嗜肺巴氏杆菌
Pathogenesis	发病机制
Pathologic change	病理性改变
Pathologic finding	病理性所见
Pathologic process	病理性过程
Pathology working group（PWG）	病理工作组（PWG）
Pathophysiology	病理生理学
Pathway analysis	通路分析
Pelger-Huet syndrome	佩尔格-休特综合征
Peliosis hepatis	紫癜样肝病
Peliosis hepatitis	紫癜样肝炎
Peliosis；purpura	紫癜［病］
Pelvic dilation；pyelectasis	肾盂扩张
Pelvic inflammation and hyperplasia	肾盂炎症和增生
Pelvic transitional epithelium	肾盂移行上皮
Pelvic urothelium	肾盂尿路上皮
Penile lesion	阴茎病变
Pentamidine	喷他脒；戊烷脒
Pepsinogen	胃蛋白酶原
Perforation	穿孔
Perforation, tympanic membrane：ear, external	外耳鼓膜穿孔
Perfusion	灌流；灌注
Perfusion fixation	灌流固定；灌注固定
Pergolide	培高利特,硫丙麦角林
Periarterial connective tissue	动脉周围结缔组织
Periarteriolar lymphoid sheath（PALS）	动脉周围淋巴鞘（PALS）
Periarteritis	动脉周围炎
Periarteritis nodosa	结节性动脉周围炎
Pericardial sac	心包
Pericardium	心包膜；心包
Periductular fibrosis	导管周围纤维化
Peri-insular halo	胰岛周围晕
Peri-insular halos, decreased	胰岛周围晕减少

P

英 文	中 文
Peri-insular halos, increased	胰岛周围晕增多
Perimesenteric plexus	肠系膜周围神经丛
Perimortem change	围死亡期改变;死亡过程中改变
Periodic acid-Schiff stain (PAS)	过碘酸－希夫染色(PAS)
Periodontal gingivitis	牙周牙龈炎
Periodontal pocket	牙周袋
Periodontitis	牙周炎
Periovulatory phase	围排卵期
Peripheral cholangiocarcinoma	周围型胆管癌
Peripheral nerve	周围神经
Peripheral neuropathy	周围神经病
Periportal	门管区周围
Periportal fat vacuolation	门管区周围脂肪空泡化;门管区周围脂肪空泡形成
Periportal necrosis	门管区周围坏死
Peripuberty	围青春期
Peritubular myoid cell	管周肌样细胞
Perivascular cuffing	血管套
Perivascular inflammation	血管周围炎症
Perivascular lymphocytic infiltration	血管周围淋巴细胞浸润
Perivascular melanin	血管周围黑色素
Perivasculitis	血管周围炎
Perls stain	普鲁士蓝染色
Permeability coefficient	渗透系数
Peroxisomal proliferator activated receptor (PPAR)	过氧化物酶体增殖物激活受体(PPAR)
Peroxisome	过氧化物酶体
Peroxisome proliferation	过氧化物酶体增殖;过氧化物酶体增生
Peroxisome proliferation in liver	肝脏过氧化物酶体增殖
Persistent and enlarged corpus luteum	存留并增大的黄体
Persistent hyaloid vessels, vitreous	玻璃体血管存留
Persistent hyperplastic primary vitreous	初级玻璃体持续性增生症
Persistent pupillary membrane, uvea	葡萄膜瞳孔膜存留
Persistent Rathke's pouch	拉特克囊存留

P

英　文	中　文
Persistent thyroglossal duct	甲状舌管
Persistent X – zone	X 带存留
Personalized medicine	个体化用药
Personalized toxicity	个体化毒性
Peyer's patch（PP）	派氏结（PP）
P – glycoprotein transporter	P 糖蛋白转运蛋白
Phagocytosis	吞噬;吞噬作用
Pharmaceutical agent；pharmacenticals	药物;药品
Pharmaceutical and Medical Devices Agency（PMDA）	日本药品与医疗器械管理局（PMDA）
Pharmacodynamics（PD）	药效动力学（PD）;药效学（PD）
Pharmacokinetics（PK）	药代动力学（PK）;药动学（PK）
Pharmacologic inhibition	药理性抑制
Pharmacological effect	药理效应
Pharmacology	药理学
Pharynx	咽
pH-dependent	pH 依赖性
Phenazopyridine	非那吡啶
Phenobarbital；phenobarbitone	苯巴比妥
Phenotypic anchoring	表型锚定
Phenotyping；phenotypic analysis	表型分析
Phenylbutazone	保泰松;二苯丁唑酮
Phenylethanolamine N – methyltransferase（PNMT）	苯基乙醇胺 N –甲基转移酶（PNMT）
Phenylhydrazine（PHZ）	苯肼（PHZ）
Phenytoin	苯妥英
Pheochromocytoma	嗜铬细胞瘤
Pheochromocytoma，benign	良性嗜铬细胞瘤
Pheochromocytoma，complex，benign	良性复合型嗜铬细胞瘤
Pheochromocytoma，complex，malignant	恶性复合型嗜铬细胞瘤
Pheochromocytoma，malignant	恶性嗜铬细胞瘤
Phosphatidylinositol 3 – kinase	磷脂酰肌醇 3 –激酶
Phosphodiesterase	磷酸二酯酶
Phospholipid accumulation	磷脂质蓄积
Phospholipidosis（PLO）	磷脂质沉积症（PLO）
Phosphorous homeostasis	磷稳态
Phosphorus	磷

P

英　文	中　文
Phosphotungstic acid hematoxylin (PTAH)	磷钨酸苏木精(PTAH)
Photoallergy	光变态反应;光过敏
Photoirritation	光刺激
Photon	光子
Photoreceptor cell	感光细胞
Photoreceptor layer	感光细胞层
Photosafety	光安全性
Phototoxicity	光毒性
Physeal dysplasia	骺板发育不良
Physical and chemical nature; physicochemical property	理化性质
Physiological leukocytosis	生理性白细胞增多
Physiology	生理学
Physis	骺板
Physis thickness, decreased	骺板厚度减少
Physis thickness, increased	骺板厚度增加
Pi glutathione − s − transferase (πGST)	π 谷胱甘肽− s −转移酶(πGST)
Pick's disease	皮克病
Pigment	色素
Pigment accumulation	色素聚集
Pigment deposition	色素沉积
Pigment, cardiomyocyte	心肌细胞色素
Pigment, cornea/conjunctiva	结膜/角膜色素
Pigment, increased,retina	视网膜色素增多
Pigment, increased/decreased, iris/uvea	虹膜/葡萄膜色素增多/减少
Pigment, islet	胰岛色素
Pigment, lobule	小叶色素
Pigment, macrophage	巨噬细胞色素
Pigment, myocardium	心肌色素
Pigment, ovary	卵巢色素
Pigment, uterus	子宫色素
Pigmentation	色素沉着
Pigmentation, decreased, retinal pigment epithelium (RPE)	视网膜色素上皮(RPE)色素减少
Pigmentation, increased, retinal pigment epithelium (RPE)	视网膜色素上皮(RPE)色素增多
Pigmentation, monkey	猴色素沉着
Pigmented crystal	色素性结晶

P

英　文	中　文
Pigmented macrophage	含色素巨噬细胞;噬色素巨噬细胞
Pigmented macrophage, increased	含色素巨噬细胞增多;噬色素巨噬细胞增多
Pillar cell	柱细胞
Pilomatrix carcinoma	毛母质癌
Pilomatrixoma	毛母质瘤
Pinealoblastoma	松果体母细胞瘤
Pinealocytoma	松果体细胞瘤
Pinealoma, benign	良性松果体瘤
Pinealoma, malignant	恶性松果体瘤
Pinna; auricle	耳郭
Pituicytoma, benign	良性垂体细胞瘤
Pituicytoma, malignant	恶性垂体细胞瘤
Pituitary carcinoma	垂体癌
Pituitary gland	垂体
Plasma	血浆
Plasma cell lymphoma; plasmacytic lymphoma	浆细胞性淋巴瘤
Plasma cell tumor, benign	良性浆细胞瘤
Plasma cell tumor, malignant	恶性浆细胞瘤
Plasma cell, increased	浆细胞增多
Plasma concentration	血浆浓度
Plasma concentration-time curve	血浆浓度－时间曲线;药－时曲线
Plasma creatine kinase	血浆肌酸激酶
Plasma exposure	血浆暴露
Plasma osmolality	血浆渗透压
Plasma protein	血浆蛋白
Plasmacytic infiltrate	浆细胞浸润
Plasmacytosis	浆细胞增多［症］
Plastic section	塑料切片
Platelet	血小板
Platelet count	血小板计数
Platelet drug response	血小板药物反应
Platelet-derived growth factor (PDGF)	血小板衍生生长因子(PDGF);血小板源性生长因子(PDGF)
Pleomorphic lymphoma	多形性淋巴瘤

P

英　文	中　文
Pleomorphic sarcoma	多形性肉瘤
Pleomorphism	多形性
Pleura	胸膜
Pleural effusion	胸腔积液
Pleural fibrosis	胸膜纤维化
Plexiform vasculopathy	丛状血管病
Plexogenic lesion	丛性病变
Pneumocystis carinii	卡氏肺孢菌；卡氏肺孢子虫
Pneumocyte；alveolar cell	肺泡细胞
Pneumonia	肺炎
Pneumonyssus simicola	肺刺螨
Poikilocytosis	异形红细胞症
Polarity，loss，retinal pigment epithelium（RPE）	视网膜色素上皮（RPE）极性消失
Polyarteritis	多动脉炎
Polychlorinated biphenyl	多氯联苯
Polyclonal antibody	多克隆抗体
Polycystic kidney	多囊肾
Polycystic ovary syndrome	多囊卵巢综合征
Polycythemia vera	真性红细胞增多症
Polycythemia；erythrocytosis	红细胞增多症
Polymerase chain reaction（PCR）	聚合酶链反应（PCR）；聚合酶链式反应（PCR）
Polymorphonuclear cell，red pulp	红髓多形核细胞
Polymorphonuclear leukocyte	多形核白细胞
Polyovular follicle	多卵卵泡
Polyp	息肉
Polyp，endometrial stromal：uterus/uterine cervix	子宫/宫颈内膜间质息肉；子宫/宫颈内膜基质息肉
Polyp，glandular：uterus/uterine cervix	子宫/宫颈腺样息肉
Polyp：vaginal	阴道息肉
Ponceau MX	胭脂红 MX
Porphyrin	卟啉
Porphyrin pigment	卟啉色素
Porphyrin，increased：Harder's gland	哈德腺（哈氏腺）卟啉增加
Portal vein	门静脉

英　文	中　文
Positive inotropic agent	正性肌力药物
Positron emission tomography（PET）	正电子发射断层成像（PET）
Posterior pituitary	垂体后叶
Post-marketing	上市后
Postmortem change	死后变化
Postnatal development	出生后发育
Post-transplantation	移植后
Practolol	普拉洛尔
Predentin	前期牙本质；原牙质
Predictive toxicogenomics	预测毒理基因组学
Pregabalin	普瑞巴林
Preganglionic neuron	节前神经元
Pregnancy toxemia	妊娠毒血症
Pregnane X receptor（PXR）	孕烷 X 受体（PXR）
Pregnenolone－16a－carbonitrile（PCN）	孕烯醇酮－16a－甲腈（PCN）
Preovulatory follicle	排卵前卵泡
Prepubertal	青春期前
Prepuce	包皮
Prepuce abscess	包皮脓肿
Preputial gland	包皮腺
Prescription Drug User Fee Act（PDUFA）	美国处方药申报者付费法案（PDUFA）
Preservative	防腐剂
Primary lymphoid follicle	初级淋巴滤泡
Principal component analysis（PCA）	主成分分析（PCA）
Prizidilol	普齐地洛
Probe hybridization labeling	探针杂交标记
Procainamide	普鲁卡因胺
Processing	组织处理
Proctitis	直肠炎
Proestrus	动情前期
Progestational and oestrogenic compound	孕激素和雌激素化合物
Progestogen treatment	孕激素处理；给予孕激素
Prolactin	催乳素
Prolactin inhibition	催乳素抑制
Prolapse	脱垂；脱出

P

英　文	中　文
Prolapse：uterus/uterine cervix/vagina	子宫/宫颈/阴道脱垂
Proliferating cell nuclear antigen（PCNA）	增殖细胞核抗原（PCNA）
Proliferation	增殖；增生
Proliferation，intimal，artery or vein	动脉或静脉内膜增生；动脉或静脉内膜增殖
Proliferation，stroma：valve	瓣膜基质增生；瓣膜间质增殖
Proliferation，trabecular meshwork	小梁网增生；小梁网增殖
Proliferative lesion	增生性病变
Pronephros	前肾
Propylthiouracil（PTU）	丙基硫氧嘧啶（PTU）
Prosection	解剖
Prosector	解剖人员
Prostacyclin	前列环素
Prostaglandin	前列腺素
Prostate	前列腺
Prostatic epithelial hypertrophy	前列腺上皮肥大
Prostatic rudiment	前列腺原基
Prostatic rudiment：vagina	阴道前列腺原基
Prostatitis	前列腺炎
Protein	蛋白质
Protein binding	蛋白结合
Protein kinase RNA-like ER kinase（PERK）	蛋白激酶 RNA 样 ER 激酶（PERK）
Protein marker	蛋白标志物
Proteinaceous plug	蛋白栓
Proteinaceous plug：urinary bladder/urethra	膀胱/尿道蛋白栓
Proteineous fluid：anterior chamber/aqueous humor	前房/房水蛋白性液体
Proteinosis	蛋白沉积症
Proteolysis	蛋白质水解
Proteomics	蛋白质组学
Prothrombin time（PT）	凝血酶原时间（PT）
Proton pump inhibitor（PPI）	质子泵抑制剂（PPI）
Proximal convoluted tubule（PCT）	近曲小管（PCT）
Proximal tubule	近端小管
Prussian blue	普鲁士蓝
P-selectin	P－选择素

P

英　文	中　文
Pseudocyst	假性囊肿
Pseudoglandular cyst	假腺样囊肿
Pseudoglandular formation	假腺样结构形成;假腺管形成
Pseudohyperparathyroidism	假性甲状旁腺功能亢进症
Pseudopregnancy	假孕
Pseudopregnant rat	假孕大鼠
Pseudostratified columnar epithelium	假复层柱状上皮
Psoralen	补骨脂素
Puberty; adolescence	青春期
Pulmonary alveolar ectasia	肺泡扩张
Pulmonary alveolar proteinosis（PAP）	肺泡蛋白沉积症(PAP)
Pulmonary artery	肺动脉
Pulmonary edema	肺水肿
Pulmonary fibrosis	肺纤维化
Pulmonary hypertension	肺动脉高压
Pulmonary hypoplasia	肺发育不全
Pulmonary keratinizing cyst	肺角质化囊肿;肺角化囊肿
Pulmonary macrophage reaction	肺巨噬细胞反应
Pulmonary neuroendocrine cell（PNEC）	肺神经内分泌细胞(PNEC)
Pulmonary thrombus	肺血栓
Pulmonary vessel	肺血管
Pulp cavity	［齿］髓腔
Pulp concretion	牙髓结石
Pulp stone	牙髓石;髓石
Pulp, dental	牙髓;齿髓
Pure Food and Drugs Act	美国纯净食品及药品法案
Pure red cell aplasia	纯红细胞再生障碍
Purkinje cell	浦肯野细胞
Purkinje cell layer	浦肯野细胞层
Purkinje fiber	浦肯野纤维
Puromycin	嘌呤霉素
Purulent inflammation	化脓性炎症
Pustule	脓疱
Pyelitis	肾盂炎
Pyelonephritis	肾盂肾炎

P

英　文	中　文
Pyelonephritis: medulla interstitium and collecting duct	髓质间质和集合管肾盂肾炎
Pyloric antrum	幽门窦
Pyometra	宫腔积脓
Pyothorax；empyema	脓胸
Pyridine derivative	吡啶衍生物
Pyridostigmine bromide	溴吡斯的明
Pyrimethamine	乙胺嘧啶

P

Q

英　文	中　文
Qualitative assessment	定性评价
Quantitative analysis	定量分析
Quantitative computed tomography（qCT）	定量计算机断层扫描（qCT）
Quantitative image analysis	定量图像分析
Quantitative measurement	定量测定
Quantitative real-time polymerase chain reaction（qRT－PCR）	定量实时聚合酶链反应（qRT－PCR）
Quantitative whole-body autoradiography（qWBA）	定量全身放射自显影术（qWBA）
Quantum dot	量子点
Quetiapine fumarate	富马酸喹硫平
Quinapril	喹那普利
Quinestrol	炔雌醚
Quingestanol acetate	醋酸奎孕醇
Quinolone	喹诺酮类
Quinolone derivative	喹诺酮衍生物

Q

R

英　文	中　文
Rabbit	家兔
Radiation exposure	辐射暴露;放射暴露
Radiation osteopathy	放射性骨病
Radioactivity	放射性
Radiology	放射学
Radiotherapy	放射治疗
Ramipril	雷米普利
Rapamycin	雷帕霉素
Rarefaction	稀疏
Rat	大鼠
Rathke's pouch	拉特克囊
Rathke's pouch remnant	拉特克囊残留
Raw data	原始数据
Reabsorption	重吸收
Reaction	反应
Reactive hyperplasia	反应性增生
Reactive oxygen species (ROS)	活性氧类(ROS)
Reactive thrombocytosis	反应性血小板增多[症]
Reagent strip test	试纸检测
Receptor	受体
Recovery	恢复
Rectus muscle	直肌
Red blood cell drug response	红细胞药物反应
Red blood cell, increased	红细胞增多
Red cell distribution width (RDW)	红细胞分布宽度(RDW)
Red cell mass	红细胞总量
Red pulp	红髓
Reduced sperm, luminal	管腔内精子减少
Reduction, Paneth cell	潘氏细胞减少;帕内特细胞减少

英　文	中　文
Reference interval	参考范围
Reference range value	参考范围值
Reflex tachycardia	反射性心动过速
Reflux-associated change	反流相关变化
Refluxed seminal colloid plug	反流精液胶体栓
Regeneration	再生
Regeneration of neuroepithelium: vomeronasal organ (VNO)	犁鼻器(VNO)神经上皮再生
Regeneration, main olfactory epithelium (MOE)	主嗅上皮(MOE)再生
Regeneration, tubule: proximal and distal tubule	近端和远端小管再生
Regeneration: vomeronasal organ (VNO)	犁鼻器(VNO)再生
Regeneration: Harder's gland/extraorbital lacrimal gland/intraorbital lacrimal gland	哈德腺(哈氏腺)/眶外泪腺/眶内泪腺再生
Regenerative	再生的
Regenerative hyperplasia: liver	肝再生性增生
Regional lymph node	局部淋巴结
Regional regulatory difference	地区性监管差异
Registry of Industrial Toxicology Animal data (RITA)	工业毒理学动物数据注册数据库(RITA)
Regulation	法规
Regulatory aspect	监管方面
Regulatory review process	监管审核过程
Relationship	关系
Relaxation	舒张
Relevance	相关性
Remodeling	重构;重塑
Renal blood flow (RBF)	肾血流量(RBF)
Renal change	肾改变
Renal cortex	肾皮质
Renal injury	肾损伤
Renal mesenchymal tumor (RMT)	肾间叶细胞瘤(RMT);肾间质瘤(RMT)
Renal osteodystrophy	肾性骨营养不良
Renal papillary necrosis(RPN)	肾乳头坏死(RPN)
Renal pelvis	肾盂
Renal sarcoma	肾肉瘤

R

英　文	中　文
Renal toxicity	肾毒性
Renal tubular adenoma	肾小管腺瘤
Renal tubular carcinoma	肾小管癌
Renal tubule	肾小管
Renal tubule hyperplasia	肾小管增生
Renal tubule neoplasm	肾小管肿瘤
Renault body	雷诺小体
Repair phase	修复期
Repeat-dose toxicology	重复给药毒理学
Reporting, pathology finding	病理学所见的报告
Reproductive organ	生殖器官
Reproductive system	生殖系统
Reproductive toxicology	生殖毒理学
Reproductive tract	生殖道
Reserpine	利血平
Residual body, atypical (enlarged residual body)	非典型残余体(增大的残余体)
Resin section	树脂切片
Resolution	分辨率
Resorption	再吸收
Respiratory bronchiole	呼吸性细支气管
Respiratory metaplasia	呼吸上皮化生
Respiratory system	呼吸系统
Rete epithelium	网上皮
Retention, spermatid (delayed spermiation)	精子细胞滞留(精子释放延迟)
Reticulin collapse and duplication	网硬蛋白折叠和复制
Reticulin fiber	网状纤维
Reticulosis, malignant	恶性网状细胞增多[症]
Reticulum cell sarcoma type A	A 型网状细胞肉瘤
Retina	视网膜
Retinal atrophy	视网膜萎缩
Retinal degeneration	视网膜变性
Retinal detachment	视网膜脱离
Retinal dystrophy	视网膜营养不良
Retinal fold	视网膜皱襞
Retinal pigment epithelium(RPE)	视网膜色素上皮(RPE)
Retinal rosette	视网膜菊形团;视网膜玫瑰花环

R

英　文	中　文
Retinoblastoma	视网膜母细胞瘤
Retinoic acid	视黄酸
Retinoid X receptor（RXR）	类视黄醇 X 受体(RXR)
Retinol-binding protein（RBP）	视黄醇结合蛋白(RBP)
Retrograde nephropathy	逆行性肾病
Reversibility	可逆性
Rhabdomyoma	横纹肌瘤
Rhabdomyomatosis	横纹肌瘤病;横纹肌瘤症
Rhabdomyosarcoma	横纹肌肉瘤
Rhesus monkey	恒河猴
Rhinitis	鼻炎
Riboprobe	核糖核酸探针
Risk assessment	风险评估
Rodent	啮齿动物
Rodent carcinogenicity bioassay	啮齿类致癌试验
Rosette	菊形团;玫瑰花环
Rough endoplasmic reticulum（RER）	粗面内质网(RER)
Round robin method	循环法;轮转法
Routine skeletal muscle sample	常规骨骼肌样本
Routine technique	常规技术
RU486，see Mifepristone	RU486,见"米非司酮"
Ruminant	反刍动物
Rupture，lens capsule	晶状体囊破裂
Russell body	拉塞尔小体

R

S

英　文	中　文
Safety evaluation study	安全性评价试验
Safety pharmacology	安全药理学
Safrole	黄樟醚
Saline vehicle	生理盐水溶媒
Saliva	唾液
Salivary gland	唾液腺
Salmonella infection	沙门菌感染
Salmonella typhimurium	鼠伤寒沙门菌
Salpingitis isthmica nodosa	结节性峡部输卵管炎
Salvarsan	肿凡钠明
Sampling	取样
Sarcocystis cyst	肉孢子虫囊肿
Sarcoma	肉瘤
Sarcoma arising in fibroadenoma：mammary gland	乳腺纤维腺瘤内肉瘤
Sarcoma, endometrial stromal：uterus	子宫内膜间质肉瘤；子宫内膜基质肉瘤
Sarcoma, granulocytic	粒细胞肉瘤
Sarcoma, histiocytic	组织细胞肉瘤
Sarcoma, leptomeningeal	软脑膜肉瘤
Sarcoma, myeloid	髓样肉瘤
Sarcoma, NOS（not otherwise specified）	未特定分类肉瘤；非特指肉瘤
Sarcoma, stromal：uterine cervix	宫颈基质肉瘤；宫颈间质肉瘤
Sarcoma, synovial	滑膜肉瘤
Sarcoma, undifferentiated	未分化肉瘤
Satellite glial cell	卫星胶质细胞
Satellitosis	卫星现象
Scar formation	瘢痕形成
Schwann cell	施万细胞
Schwann cell hyperplasia	施万细胞增生

英 文	中 文
Schwann cell neoplasm	施万细胞肿瘤
Schwannoma	施万细胞瘤;神经鞘瘤
Schwannoma, benign	良性神经鞘瘤;良性施万细胞瘤
Schwannoma, benign: optic nerve	视神经良性神经鞘瘤;视神经良性施万细胞瘤
Schwannoma, benign: uterus/uterine cervix/vagina	子宫/宫颈/阴道良性神经鞘瘤;子宫/宫颈/阴道良性施万细胞瘤
Schwannoma, endocardial	心内膜神经鞘瘤;心内膜施万细胞瘤
Schwannoma, intramural	壁内神经鞘瘤;壁内施万细胞瘤
Schwannoma, intraocular: uvea	葡萄膜眼内神经鞘瘤;葡萄膜眼内施万细胞瘤
Schwannoma, malignant	恶性神经鞘瘤;恶性施万细胞瘤
Schwannoma, malignant: optic nerve	视神经恶性神经鞘瘤;视神经恶性施万细胞瘤
Schwannoma, malignant: uterus/uterine cervix/vagina	子宫/宫颈/阴道恶性神经鞘瘤;子宫/宫颈/阴道恶性施万细胞瘤
Schweiggel-Seidel sheath	施魏格·赛德耳鞘
Sciatic nerve	坐骨神经
Sclera	巩膜
Seasonal change	季节性变化
Sebaceous adenoma	皮脂腺腺瘤
Sebaceous cell	皮脂腺细胞
Sebaceous cell adenoma	皮脂腺细胞腺瘤
Sebaceous cell carcinoma	皮脂腺细胞癌
Sebaceous cell hyperplasia	皮脂腺细胞增生
Sebaceous gland	皮脂腺
Sebaceous gland atrophy	皮脂腺萎缩
Sebaceous gland drug-induced change	药物引起皮脂腺改变
Sebaceous squamous carcinoma	皮脂腺鳞状细胞癌
Secondary follicle	次级[淋巴]滤泡;[卵巢]次级卵泡
Secondary lymphoid follicle	次级淋巴滤泡
Secondary parathyroid hyperplasia	继发性甲状旁腺增生
Secondary tumor	继发性肿瘤
Secretion	分泌;分泌物
Secretomotor neuron	促分泌神经元

S

英　文	中　文
Secretory	分泌性;分泌型
Secretory depletion	分泌耗减;分泌减少
Secretory depletion, acinar cell	腺泡细胞分泌耗减;腺泡细胞分泌减少
Secretory depletion, granular duct: submandibular gland	颌下腺颗粒管分泌耗减;颌下腺颗粒管分泌减少
Sectioning	切片
Sediment examination	沉渣检查
Segmental lesion	节段性病变
Selective estrogen receptor modulator (SERM)	选择性雌激素受体调节剂(SERM)
Seminal vesicle	精囊
Seminal vesiculitis	精囊炎
Seminiferous epithelium	生精上皮
Seminiferous tubular degeneration	生精小管变性
Seminiferous tubule	生精小管
Seminoma, benign	良性精原细胞瘤
Seminoma, malignant	恶性精原细胞瘤
Semiquantitative scoring system	半定量评分系统
Sensitization	致敏作用
Septal deflection	鼻中隔偏曲
Septal organ of Masera (SOM)	马塞若鼻中隔器(SOM)
Septal perforation	鼻中隔穿孔
Serotonin	血清素;5-羟色胺
Serous atrophy	浆液性萎缩
Serous atrophy of fat	脂肪浆液性萎缩
Serous glandular metaplasia	浆液性腺体化生;浆液性腺化生
Sertoli cell (SC)	支持细胞(SC)
Sertoli cell tumor, benign	良性[睾丸]支持细胞瘤
Sertoli cell tumor, malignant	恶性[睾丸]支持细胞瘤
Sertoli cell vacuolation	支持细胞空泡化;支持细胞空泡变性
Sertoli cell-only tubule	仅存睾丸支持细胞的生精小管
Sertoliform tubular hyperplasia	支持细胞样小管增生
Sertoli - Leydig cell tumor, mixed	[睾丸]支持-间质细胞混合瘤
Serum	血清

S

英 文	中 文
Serum amyloid A（SAA）	血清淀粉样物质 A（SAA）
Serum calcium	血清钙；血钙
Serum chemistry test	血清生化检测
Serum chloride	血清氯；血氯
Serum concentration	血清浓度
Serum creatinine（sCR）	血清肌酐（sCR）
Serum glucose	血清葡萄糖；血糖
Serum lipid	血清脂质；血脂
Serum potassium	血清钾；血钾
Serum protein	血清蛋白
Serum sickness	血清病
Serum sodium	血清钠；血钠
Serum urea nitrogen	血清尿素氮；血尿素氮
Severe apoptosis	严重凋亡
Severely toxic dose（STD）	严重毒性剂量（STD）
Sex cord stromal tumor，mixed，benign	良性混合性性索间质肿瘤
Sex cord stromal tumor，mixed，malignant	恶性混合性性索间质肿瘤
Sex cord-stromal proliferative change	性索－间质增生性改变
Sex difference	性别差异
Sexual dimorphism	两性异形
Shigella flexneri	福氏志贺菌
Shigella infection	志贺菌感染
Shock	休克
Short-bowel syndrome	短肠综合征
Sialadenitis	涎腺炎
Sialolithiasis	涎石病
Side effect	副作用
Siderocyte	高铁红细胞
Signature gene；marker gene	标记基因
Simian acquired immunodeficiency syndrome（SAIDS）	猴获得性免疫缺陷综合征（SAIDS）
Simvastatin	斯伐他汀
Single cell	单细胞
Single cell degeneration and atrophy，serous acini	浆液性腺泡单细胞变性和萎缩
Single cell necrosis	单细胞坏死
Single cell necrosis，ductular/alveolar epithelium	小导管/腺泡上皮单个细胞坏死

S

英　文	中　文
Single cell necrosis, ductular/sebaceous epithelium	小导管/皮脂腺上皮单个细胞坏死
Single cell necrosis, epithelial	上皮单个细胞坏死
Single-photon emission computed tomography（SPECT）	单光子发射计算机断层扫描(SPECT)
Sinus dilatation	窦扩张
Sinus erythrocytosis	窦红细胞增多[症]
Sinus histiocytosis, lymph node	淋巴结窦组织细胞增多[症]
Sinusitis	鼻窦炎
Sinusoid	血窦;窦状隙
Sinusoid dilatation	血窦扩张;窦状隙扩张
Sinusoidal endothelial cell	窦内皮细胞
Sinusoidal lining cell	窦内衬细胞
Site	部位
Size	大小
Sjogren's syndrome	干燥综合征
Skeletal muscle	骨骼肌
Skeletal system	骨骼系统
Skin	皮肤
Skin anaphylaxis	皮肤过敏反应
Skin irritation test	皮肤刺激试验
Skin lightness	皮肤光泽
Skin pigmentation	皮肤色素沉着
Skin rash	皮疹
Skin reaction	皮肤反应
Skin reflectance	皮肤反射率
Skin sensitization assay	皮肤致敏试验
Skin wound model	皮肤创伤模型
Skin-related toxicity	皮肤相关毒性
Small intestine	小肠
Small molecule drug	小分子药物
Smear examination	涂片检查
Smooth endoplasmic reticulum（SER）	滑面内质网(SER)
Smooth muscle cell（SMC）	平滑肌细胞(SMC)
Smooth muscle hyperplasia	平滑肌增生
Smooth muscle hypertrophy	平滑肌肥大
Smooth muscle neoplasm	平滑肌肿瘤

S

英　文	中　文
Society of Toxicologic Pathology（STP）	美国毒性病理学会(STP)
Sodium lauryl sulfate（SLS）	十二烷基硫酸钠(SLS)
Sodium pentobarbital	戊巴比妥钠
Solar simulator	太阳模拟器
Solid-state carcinogenesis	固态致癌作用
Solubility	溶解度
Somatostatin	生长抑素
Somatotroph	生长激素细胞
Somatotropin	生长激素
Sorafenib	索拉非尼
Sorbitol dehydrogenase（SDH）	山梨醇脱氢酶(SDH)
Space of Disse	狄氏间隙
Species	种属
Species difference	种属差异
Species selection	种属选择
Species-specific immunotoxicity	种属特异性免疫毒性
Specific gravity	比重
Sperm and cell debris	精子和细胞碎片
Sperm granuloma；spermatic granuloma	精子肉芽肿
Sperm morphology	精子形态学
Sperm motility	精子活力
Sperm parameter	精子参数
Sperm stasis	精子淤滞
Spermatid	精子细胞
Spermatid retention	精子细胞滞留
Spermatocele	精液囊肿
Spermatogenesis	精子发生
Spermatogenic cycle	生精周期
Spermatogenic epididymitis	精源性附睾炎
Spermatogonium；spermatogonia	精原细胞
Spermiation	精子释放
Spherocytosis	球形红细胞增多［症］
Spheroid	球状体
Spheroid formation	球状体形成
Spheroidal eosinophilic cell	球形嗜酸性细胞

S

英　文	中　文
Spinal cord	脊髓
Spinal cord meninges	脊膜
Spinal nerve root	脊神经根
Spindle cell hyperplasia	梭形细胞增生
Spinous cell layer	棘细胞层
Spironolactone body, adrenal cortex	肾上腺皮质螺内酯小体
Spironucleus	旋核鞭毛虫
Spironucleus muris	鼠六鞭毛虫
Spleen	脾
Spongiosis	海绵状变性
Spongiosis hepatis	肝海绵状变性
Spontaneous arthritis	自发性关节炎
Spontaneous autoimmune disease	自发性自身免疫疾病
Spontaneous cardiovascular injury	自发性心血管损伤
Spontaneous tumor	自发性肿瘤
Spontaneously hypertensive rat（SHR）	自发性高血压大鼠（SHR）
Sprague-Dawley rat	Sprague-Dawley 大鼠
Squame	鳞屑
Squamo-columnar junction（SCJ）	鳞-柱交界带（SCJ）；鳞-柱交界处（SCJ）
Squamous cell	鳞状细胞
Squamous cell carcinoma	鳞状细胞癌
Squamous cell papilloma	鳞状细胞乳头状瘤
Squamous cyst	鳞状上皮囊肿
Squamous epithelium	鳞状上皮
Squamous hyperplasia	鳞状上皮增生
Squamous metaplasia	鳞状上皮化生
Squamous metaplasia of respiratory epithelium	呼吸上皮发生鳞状上皮化生
Squamous papilloma	鳞状上皮乳头状瘤
Stage	期
Stage-specific degeneration	期特异性变性
Stain	染色
Stalk	蒂
Standard operating procedure（SOP）	标准操作规程（SOP）
Standardization	标准化

S

英　文	中　文
Standardized trimming procedure	标准化修块规程
Statins	他汀类药物
Steatitis	脂肪组织炎
Steatosis	脂肪变性
Stellate cell response	星状细胞反应
Stellate cell tumor	星状细胞瘤
Stellate cell：liver	肝星形细胞
Stereologic technique	体视学技术
Stereology	体视学
Sternum degeneration	胸骨变性
Steroid	类固醇
Steroid production	类固醇生成
Steroid synthesis	类固醇合成
Steroidogenic factor－1（SF－1）	类固醇[激素]生成因子－1(SF－1)
Stevens-Johnson syndrome（SJS）	史-约综合征(SJS)；重症多形性红斑(SJS)
Stimulation	刺激
Stomach	胃
Stomach material	胃内容物
Stomach-specific epithelium	胃特异性上皮
Stomatitis	口腔炎
Storage enteropathy	贮存性肠病
Storage spleen	储存型脾
Strain	品系
Strangulated/ischemic adipose tissue	绞窄性/缺血性脂肪组织
Stratum corneum	角质层
Streptavidin-biotin complex labeling	链霉亲和素-生物素复合物标记
Streptavidin-phycoerythrin	链霉亲和素-藻红蛋白
Streptococcus pneumoniae	肺炎链球菌
Streptomyces hygroscopicus	吸水链霉菌
Streptomyces tsukubaensis	筑波链霉菌
Streptomyces verticillus	轮枝链霉菌
Streptozotocin（STZ）	链脲霉素(STZ)
Stress	应激
Stress effect	应激作用

S

英　　文	中　　文
Striated muscle fiber	横纹肌纤维
Stromal cell hyperplasia	间质细胞增生
Stromal cell proliferation	间质细胞增殖;间质细胞增生
Stromal cell sarcoma	间质细胞肉瘤
Stromal cell, increased	间质细胞增多
Stromal nephroma, malignant	恶性间质肾瘤
Stromal proliferation, valve	瓣膜间质增生
Stromal sarcoma	间质肉瘤
Stromal sarcoma, endometrial	子宫内膜间质肉瘤;子宫内膜基质肉瘤
Stromal tumor, benign	良性间质肿瘤
Stromal tumor, gonadal, malignant	恶性性腺间质肿瘤
Strongyloides fuelleborni	费氏类圆线虫
Strontium ranelate	雷尼酸锶
Structural integrity	结构完整性
Study design	试验设计
Subarticular bone cyst	关节下骨囊肿
Subcapsular cell hyperplasia	被膜下细胞增生
Subcapsular nephron	被膜下肾单位
Subcapsular sinus	被膜下窦
Subcellular	亚细胞
Subcutaneous injection	皮下注射
Subcutis	皮下组织
Subendocardial hemorrhage	心内膜下出血
Subendocardial myocardial necrosis and vacuolation	心内膜下心肌坏死及空泡化;心内膜下心肌坏死及空泡变
Subendocardial steal hypothesis	心内膜下盗血假说
Subependymoma	室管膜下瘤
Subepithelial arteriovenous anastomosis	上皮下动静脉吻合
Subepithelial inflammation	上皮下炎症
Sublingual blood sampling	舌下采血
Submandibular salivary gland	颌下腺
Subpleural lymphatics	胸膜下淋巴管
Subpleural macrophage accumulation	胸膜下巨噬细胞聚集
Subretinal haemorrhage	视网膜下出血

S

Subsurface epithelial structure（SES）	表面下上皮结构（SES）
Sulfadiazine	磺胺嘧啶
Sulfasalazine	柳氮磺胺吡啶
Sulfonamides	磺胺类药物
Sulfotransferase	磺基转移酶
Sunitinib	舒尼替尼
Suramin	苏拉明
Surfactant	表面活性物质；表面活性剂
Surfactant dysfunction	表面活性物质功能障碍
Surrogate molecule	替代分子
Sweat gland	汗腺
Sweet's syndrome；acute febrile neutrophilic dermatosis	急性发热性嗜中性细胞皮肤病
Swelling	肿胀
Swollen axon	轴突肿胀
Sympathetic ganglion	交感神经节
Sympathetic nervous system	交感神经系统
Sympathomimetic agent	拟交感神经药
Symplast	共质体
Synaptophysin	突触小泡蛋白
Synaptopodin	突触足蛋白
Syncytia	合胞体
Synechia	粘连
Synovial	滑膜的
Synovial hyperplasia	滑膜增生
Synovial sarcoma	滑膜肉瘤
Synovioma	滑膜瘤
Synovium	滑膜
Synthetic growth hormone	合成生长激素
Synthetic polysaccharide	合成多糖
Syphacia obvelata	隐匿管状线虫
Syringomyelia	脊髓空洞症
Systemic clearance	系统清除率
Systemic dermatotoxicity	全身性皮肤毒性
Systemic disease	系统性疾病

S

T

英 文	中 文
2,3,7,8 - Tetrachlorodibenzodioxin（TCDD）	2,3,7,8 - 四氯代二苯并二噁英(TCDD)
T cell dependent antibody response（TDAR）	T 细胞依赖性抗体应答(TDAR)
T cell lymphoma	T 细胞淋巴瘤
Tacrolimus（FK506）	他克莫司(FK506)
Talcum powder	滑石粉
Tamm - Horsfall protein	T - H 蛋白
Tamoxifen	他莫昔芬
Tangential section	斜切面
Tapetum lucidum	照膜
Target	靶点
Tartar	牙垢
Taste bud	味蕾
Tattoo pigment	文身色素
Taxol	紫杉醇
Technique	技术
Telemetry	遥测;遥测技术
Telepathology	远程病理学
Tellurium	碲
Telogen effluvium	静止期脱毛
Tendon sheath	腱鞘
Tendonitis	肌腱炎
Tenon's capsule	眼球筋膜
Tension lipidosis	张力性脂质沉积
Teratoma	畸胎瘤
Teratoma, benign	良性畸胎瘤
Teratoma, benign: ovary	卵巢良性畸胎瘤
Teratoma, benign: uterus/ovary	子宫/卵巢良性畸胎瘤
Teratoma, malignant	恶性畸胎瘤

英　文	中　文
Teratoma, malignant：uterus/ovary	子宫/卵巢恶性畸胎瘤
Teriparatide	特立帕肽
Terminal bronchiole	终末细支气管
Terminal deoxynucleotidyl transferase-mediated dUTP nick end labeling（TUNEL）	末端脱氧核苷酸转移酶介导的dUTP 缺口末端标记法（TUNEL）
Terminal ductal lobular unit（TDLU）	终末导管小叶单位（TDLU）
Terminal end bud（TEB）	末端乳芽（TEB）
Terminal procedure	终末程序
Tertiary follicle	三级卵泡
Tertiary lymphoid structure（TLS）	三级淋巴结构（TLS）
Testicular artery	睾丸动脉
Testicular toxicity	睾丸毒性
Testicular tunica vaginalis	睾丸鞘膜
Testing	试验；检测
Testis；testes	睾丸
Testosterone	睾酮
Tetracycline	四环素
Thalidomide	沙利度胺；反应停
Theca cell	卵泡膜细胞
Thecoma, benign	良性卵泡膜细胞瘤
Thecoma, benign：ovary	卵巢良性卵泡膜细胞瘤
Thecoma, malignant	恶性卵泡膜细胞瘤
Thecoma, malignant：ovary	卵巢恶性卵泡膜细胞瘤
Thecoma, ovarian, malignant	恶性卵巢卵泡膜细胞瘤
Theobromine	可可碱
Theophylline	茶碱
Therapeutic agent	治疗药物
Therapeutics	治疗学；治疗药
Thiabendazole	噻苯达唑
Thiazide diuretics	噻嗪类利尿剂
Thiazolidinedione	噻唑烷二酮类
Thioacetamide	硫代乙酰胺
Thioguanine	硫鸟嘌呤
Thiouracil	硫脲嘧啶
Thoracic cavity	胸腔

T

英　文	中　文
Thoracic pluck	胸腔内脏
Thrombocytopenia	血小板减少
Thrombocytosis	血小板增多
Thrombosis	血栓形成
Thrombosis, lobule	小叶血栓形成
Thrombosis：heart	心血栓形成
Thrombus, atrium	心房血栓
Thrombus, main olfactory epithelium（MOE）	主嗅上皮（MOE）血栓
Thrombus；thrombi	血栓
Thymic atrophy	胸腺萎缩
Thymic corpuscle, hyperplasia	胸腺小体增生
Thymic corpuscle, increased	胸腺小体增多
Thymic cortex	胸腺皮质
Thymic involution	胸腺退化
Thymoma	胸腺瘤
Thymoma, benign	良性胸腺瘤
Thymoma, malignant	恶性胸腺瘤
Thymus	胸腺
Thymus neoplasm	胸腺肿瘤
Thyroglossal duct cyst	甲状舌管囊肿
Thyroid C cell/parafollicular cell	甲状腺 C 细胞/滤泡旁细胞
Thyroid carcinoma	甲状腺癌
Thyroid dysplasia	甲状腺发育不良
Thyroid follicular carcinoma	甲状腺滤泡性癌
Thyroid follicular epithelium	甲状腺滤泡上皮
Thyroid follicular hyperplasia	甲状腺滤泡增生
Thyroid follicular proliferation	甲状腺滤泡增殖；甲状腺滤泡增生
Thyroid gland	甲状腺
Thyroid hormone	甲状腺激素
Thyroid peroxidase	甲状腺过氧化物酶
Thyroid transcription factor－1	甲状腺转录因子－1
Thyroid-stimulating hormone（TSH）	促甲状腺素（TSH）；促甲状腺激素（TSH）
Thyromimetics	拟甲状腺素药
Thyrotroph	促甲状腺激素细胞

T

英　文	中　文
Thyrotroph embryonic factor（TEF）	促甲状腺激素细胞胚胎因子（TEF）
Thyrotropin-releasing hormone（TRH）	促甲状腺激素释放激素（TRH）
Thyroxine	甲状腺素
Tibial nerve	胫神经
Timing	时机
Tingible body macrophage，increased	易染体巨噬细胞增多
Tiotidine	硫替丁
Tissue contamination	组织污染
Tissue control	组织对照
Tissue cross reactivity（TCR）	组织交叉反应（TCR）
Tissue distortion artifact	组织扭曲人工假象
Tissue distribution	组织分布
Tissue fixation	组织固定
Tolamolol	胺甲苯心安;妥拉洛尔
Toll-like receptor（TLR）	Toll 样受体（TLR）
Toluidine blue；T-blue	甲苯胺蓝
Tomogram	断层照片
Tongue	舌
Tooth	牙齿
Topical application	外用;局部应用
Toremifene	托瑞米芬
Torsades de pointes（TdP）	尖端扭转型室性心动过速（TdP）
Total body clearance	全身清除率
Toxic effect	毒性作用;毒性效应
Toxic optic neuropathy	中毒性视神经病
Toxicity	毒性
Toxicity study	毒性试验
Toxicogenomics	毒理基因组学
Toxicokinetics	毒代动力学
Toxicologic assessment	毒理学评价
Toxicologic change	毒理学改变
Toxicologic injury	毒理学损伤
Toxicologic pathologist	毒性病理学家
Toxicologic pathology	毒性病理学
Toxicological significance	毒理学意义

T

英 文	中 文
Toxicology	毒理学
Toxicology study	毒理学试验
Trabeculae carneae	肉柱
Trachea	气管
Trachea mineralization	气管矿化
Tracheal bifurcation	气管杈
Tracheal gland	气管腺
Tracheitis	气管炎
Tract	[神经纤维]束;[消化、泌尿]道
Transcriptome	转录组;转录物组
Transformed data	转换的数据
Transforming growth factor－α（TGF－α）	转化生长因子－α（TGF－α）
Transgenic mouse	转基因小鼠
Transgenic rasH2 mouse	rasH2 转基因小鼠
Transmission electron microscopy（TEM）	透射电子显微镜（TEM）
Transmural fibrosis	透壁性纤维化
Trastuzumab	曲妥珠单抗
Traumatic injury	外伤性损伤
Treatment	给药;处理
Treatment-related	给药相关;处理相关
Trefoil factor 3（TFF3）	三叶因子 3（TFF3）
TRH, see Thyrotropin-releasing hormone	TRH,见"促甲状腺激素释放激素"
Trichloroethylene（TCE）	三氯乙烯（TCE）
Trichoepithelioma	毛发上皮瘤
Tricholemmoma, benign	良性外毛根鞘瘤
Tricholemmoma, malignant	恶性外毛根鞘瘤
Trichosomoides crassicauda	粗尾似毛体线虫
Trichrome stain	三色染色
Triiodothyronine	三碘甲状腺原氨酸
Trimming	取材;修块
Triparanol	曲帕拉醇
Triphasic nephroblastoma	三相肾母细胞瘤
Troglitazone	曲格列酮
Trophic and inhibitory mechanisms	营养性和抑制性机制
Troponin	肌钙蛋白

T

英　文	中　文
Trypsin	胰蛋白酶
Trypsinogen	胰蛋白酶原
Trypsinogen-activation peptide（TAP）	胰蛋白酶原激活肽（TAP）
Tubular atrophy	肾小管萎缩；生精小管萎缩
Tubular basophilia	肾小管嗜碱性变
Tubular complex（TC）	管状复合体（TC）
Tubular degeneration	肾小管变性；生精小管变性
Tubular dilatation；tubular dilation	肾小管扩张；生精小管扩张
Tubular epithelial cell	肾小管上皮细胞
Tubular hyperplasia	肾小管增生
Tubular hypertrophy	肾小管肥大
Tubular hypoplasia	肾小管发育不全；生精小管发育不全
Tubular regeneration	肾小管再生
Tubular vacuolation	生精小管/肾小管空泡化；生精小管/肾小管空泡形成
Tubulostromal hyperplasia	管状间质增生
Tufts Center for the Study of Drug Development（TCSDD）	塔夫茨大学药物开发研究中心（TCSDD）
Tumor	肿瘤
Tumor necrosis factor-alpha（TNF－α）	肿瘤坏死因子－α（TNF－α）
Tumor osteoid	肿瘤类骨质
Tumor, basal cell, benign	良性基底细胞瘤
Tumor, basal cell, malignant	恶性基底细胞瘤
Tumor, basal cell, malignant：preputial/clitorial gland	包皮腺/阴蒂腺恶性基底细胞瘤
Tumor, epithelial-stromal, benign	良性上皮-间质瘤
Tumor, granular cell, benign	良性颗粒细胞瘤
Tumor, granular cell, benign：prostate	前列腺良性颗粒细胞瘤
Tumor, granular cell, benign：uterine cervix/vagina/uterus	宫颈/阴道/子宫良性颗粒细胞瘤
Tumor, granular cell, malignant	恶性颗粒细胞瘤
Tumor, granular cell, malignant：prostate	前列腺恶性颗粒细胞瘤
Tumor, granular cell, malignant：uterine cervix/vagina/uterus	宫颈/阴道/子宫恶性颗粒细胞瘤
Tumor, hair follicle, benign；trichofolliculoma, benign	良性毛囊瘤

T

英　文	中　文
Tumor, Leydig cell, malignant	恶性睾丸间质细胞瘤
Tumor, mast cell, benign	良性肥大细胞瘤
Tumor, mast cell, malignant	恶性肥大细胞瘤
Tumor, mixed Müllerian, benign: uterus/uterine cervix	子宫/宫颈良性米勒混合瘤
Tumor, mixed Müllerian, malignant: uterus/uterine cervix	子宫/宫颈恶性米勒混合瘤
Tumor, mixed Sertoli-Leydig cell, benign	良性混合性睾丸支持－间质细胞瘤
Tumor, mixed, benign	良性混合瘤
Tumor, mixed, benign: mammary gland	乳腺良性混合瘤
Tumor, mixed, malignant	恶性混合瘤
Tumor, neuroendocrine cell, benign	良性神经内分泌细胞肿瘤
Tumor, neuroendocrine cell, malignant	恶性神经内分泌细胞肿瘤
Tumor, neuroendocrine, malignant: prostate	前列腺恶性神经内分泌肿瘤
Tumor, odontogenic, benign	良性牙源性肿瘤
Tumor, odontogenic, malignant	恶性牙源性肿瘤
Tumor, Sertoli cell, benign: testis	睾丸良性支持细胞瘤
Tumor, Sertoli cell, benign: ovary	卵巢良性支持细胞瘤
Tumor, Sertoli cell, malignant: testis	睾丸恶性支持细胞瘤
Tumor, Sertoli cell, malignant: ovary	卵巢恶性支持细胞瘤
Tumor, sex cord stromal, mixed, benign: ovary	卵巢良性混合性性索间质肿瘤
Tumor, sex cord stromal, mixed, malignant: ovary	卵巢恶性混合性性索间质肿瘤
Tumor development	肿瘤发生
Tunica media	中膜[血管]
Tunica media necrosis	中膜[血管]坏死
Turbinate	鼻甲
Type Ⅰ pneumocyte; type Ⅰ alveolar cell	Ⅰ型肺泡细胞
Type Ⅱ astrocyte	Ⅱ型星形胶质细胞
Type Ⅱ cell hyperplasia	Ⅱ型细胞增生
Type Ⅱ pneumocyte; type Ⅱ alveolar cell	Ⅱ型肺泡细胞
Type Ⅳ phosphodiesterase inhibitor	Ⅳ型磷酸二酯酶抑制剂
Tyrosine hydroxylase (TH)	酪氨酸羟化酶(TH)
Tyrosine kinase (TK)	酪氨酸激酶(TK)
Tyzzer's disease	泰泽病

T

U

英　文	中　文
Ulcer: ear, middle	中耳溃疡
Ulcer; ulceration	溃疡;溃疡形成
Ulceration and inflammation	溃疡和炎症
Ulceration, mucosal	黏膜溃疡
Ulceration: urinary bladder/renal pelvis	膀胱/肾盂溃疡
Ultimobranchial cyst	后鳃体囊肿
Ultrasound	超声
Ultrastructural evaluation	超微结构评价
Ultraviolet（UV）	紫外线(UV)
Umbilical blood vessel	脐血管
Unbound drug	未结合药物
Undetermined	不确定的
Undifferentiated sarcoma	未分化肉瘤
Unfolded protein response（UPR）	未折叠蛋白反应(UPR)
Unmyelinated nerve fiber	无髓神经纤维
Unstimulated pattern	非刺激模式
Upper and lower incisors	上切齿和下切齿;上门齿和下门齿
Urachal artery	脐尿管动脉
Urate crystal	尿酸盐结晶
Urea nitrogen	尿素氮
Uremic gastropathy	尿毒症胃病
Urinalysis	尿液分析
Urinary albumin	尿白蛋白
Urinary bladder	膀胱
Urinary system	泌尿系统
Urinary tract neoplasm	泌尿道肿瘤
Urine biomarker	尿生物标志物
Urine chemistry test	尿生化检测
Urine collection	尿液采集

英　文	中　文
Urine corticosterone	尿皮质酮
Urine test	尿液检测
Urobilinogen	尿胆素原
Urogenital tract	泌尿生殖道
Urolithiasis	尿石症
Uropathy, obstructive：urinary bladder	膀胱梗阻性尿路病
Urothelial carcinoma	尿路上皮癌
Urothelial hyperplasia	尿路上皮增生
Urothelial papilloma	尿路上皮乳头状瘤
Urothelium	尿路上皮
US Food and Drug Law	美国食品和药品法
Uterine adenomyosis	子宫腺肌病
Uterine atrophy	子宫萎缩
Uterine lumen	子宫腔
Uterine luminal dilation	子宫腔扩张
Uterine tube	输卵管
Uterine tumor	子宫肿瘤
Uterus	子宫
Utricle	椭圆囊
UV radiation	紫外线辐射
Uvea；uneal tract	葡萄膜

U

V

英 文	中 文
Vaccine Act	疫苗法案
Vacuolar degeneration	空泡变性
Vacuolar myopathy	空泡肌病
Vacuolated cell	空泡化的细胞
Vacuolated histiocyte	空泡化组织细胞
Vacuolation	空泡化;空泡形成
Vacuolation, acinar cell	腺泡细胞空泡化;腺泡细胞空泡形成
Vacuolation, corpora lutea: ovary	卵巢黄体空泡化;卵巢黄体空泡形成
Vacuolation, cortical, decreased, diffuse	皮质弥漫性空泡化减少;皮质弥漫性空泡形成减少
Vacuolation, cortical, decreased, focal	皮质局灶性空泡化减少;皮质局灶性空泡形成减少
Vacuolation, cortical, increased, diffuse	皮质弥漫性空泡化增多;皮质弥漫性空泡形成增多
Vacuolation, cortical, increased, focal	皮质局灶性空泡化增多;皮质局灶性空泡形成增多
Vacuolation, cytoplasmic, epithelial: uvea	葡萄膜上皮胞质空泡化;葡萄膜上皮胞质空泡形成
Vacuolation, cytoplasmic: retina	视网膜胞质空泡化;视网膜胞质空泡形成
Vacuolation, epithelial cell: uterus	子宫上皮细胞空泡化;子宫上皮细胞空泡形成
Vacuolation, epithelial: uterine cervix/vagina	宫颈/阴道上皮空泡化;宫颈/阴道上皮空泡形成
Vacuolation, epithelium	上皮空泡化;上皮空泡形成
Vacuolation, epithelium or endothelium: cornea	角膜上皮或内皮空泡化;角膜上皮或内皮空泡形成

英　文	中　文
Vacuolation, extracellular: retina	视网膜细胞外空泡化;视网膜细胞外空泡形成
Vacuolation, granulosa cell: ovary	卵巢颗粒细胞空泡化;卵巢颗粒细胞空泡形成
Vacuolation, hair cell/supporting cell: ear, inner	内耳毛细胞/支持细胞空泡化;内耳毛细胞/支持细胞空泡形成
Vacuolation, interstitial cell: ovary	卵巢间质细胞空泡化;卵巢间质细胞空泡形成
Vacuolation, islet cell	胰岛细胞空泡化;胰岛细胞空泡形成
Vacuolation, lens epithelium or lens fiber	晶状体上皮或晶状体纤维空泡化;晶状体上皮或晶状体纤维空泡形成
Vacuolation, Leydig cell	睾丸间质细胞空泡化;睾丸间质细胞空泡形成
Vacuolation, macrophage	巨噬细胞空泡化;巨噬细胞空泡形成
Vacuolation, medial or adventitial: artery	动脉中膜或外膜空泡化;动脉中膜或外膜空泡形成
Vacuolation, medial or mural: artery	动脉中膜或壁层空泡化;动脉中膜或壁层空泡形成
Vacuolation, mucosa	黏膜空泡化;黏膜空泡形成
Vacuolation, myocardium	心肌空泡化;心肌空泡形成
Vacuolation, neuronal	神经元空泡化;神经元空泡形成
Vacuolation: optic nerve	视神经空泡化;视神经空泡形成
Vacuolation, proximal and distal tubule/collecting duct	近端和远端小管/集合管空泡化;近端和远端小管/集合管空泡形成
Vacuolation: skeletal muscle	骨骼肌空泡化;骨骼肌空泡形成
Vacuolation, squamous epithelium	鳞状上皮空泡化;鳞状上皮空泡形成
Vacuolation, stria vascularis: ear, inner	内耳血管纹空泡化;内耳血管纹空泡形成
Vacuolation, theca cell: ovary	卵巢卵泡膜细胞空泡化;卵巢卵泡膜细胞空泡形成
	小管空泡化;小管空泡形成
Vacuolation, urothelium	尿路上皮空泡化;尿路上皮空泡形成

V

英 文	中 文
Vacuole	空泡;液泡
Vacuole membrane protein 1 (VMP1)	液泡膜蛋白 1(VMP1)
Vacuoles, cytoplasm	胞质空泡;胞质液泡
Vagina	阴道
Vaginal cytology	阴道细胞学
Vaginal mucosa	阴道黏膜
Vaginal polyp	阴道息肉
Vaginal swab	阴道拭子
Valproic acid	丙戊酸
Valve disease：heart	心瓣膜疾病;心瓣膜病
Valvular endocarditis	瓣膜性心内膜炎
Valvular inflammation	瓣膜炎症
Valvular lesion	瓣膜病变
Van Gieson stain	范基林染色
Vas deferens	输精管
Vasa vasorum	营养血管
Vascular change	血管改变
Vascular endothelial growth factor (VEGF)	血管内皮生长因子(VEGF)
Vascular endothelial growth factor inhibitor	血管内质生长因子抑制剂
Vascular endothelial growth factor receptor (VEGFR)	血管内皮生长因子受体(VEGFR)
Vascular injury	血管损伤
Vascular leak syndrome	血管渗漏综合征
Vascular lesion	血管病变
Vascular occlusion and recanalisation	血管阻塞和再通
Vascular system	血管系统
Vasculature	血管
Vasculitis	血管炎
Vasculitis and intimal proliferation	血管炎和内膜增生;血管炎和内膜增殖
Vasoactive intestinal peptide (VIP)	血管活性肠肽(VIP)
Vasoconstrictor	血管收缩药
Vasodilator	血管扩张药
Vasopressor agent	血管加压药
Vater-Pacinian corpuscle	环层小体
Vegetative lesion	疣赘性病变;赘生性病变

V

英　文	中　文
Venipuncture damage	静脉穿刺损伤
Ventral pouch	腹囊
Ventricle	脑室;心室
Ventricular dilatation	脑室扩张;心室扩张
Ventricular myocardium	心室心肌
Very late antigen－4（VLA－4）	迟现抗原-4(VLA－4)
Very low－density lipoprotein（VLDL）	极低密度脂蛋白(VLDL)
Vesicle	囊泡;气泡
Vessel dilatation	血管扩张
Vestibular disorder	前庭功能障碍
Vestibular periphery	前庭周围
Vestibular system	前庭系统
Veterinary medicine	兽医学;兽药
Vidarabine	阿糖腺苷
Vigabatrin	氨己烯酸
Villous atrophy	绒毛萎缩
Villous hypertrophy	绒毛肥大
Villous mesothelial projection	绒毛样间皮突起
Villous stunting	绒毛短小
Vincamine alkaloids	长春胺类生物碱
Vinclozolin	乙烯菌核利
Vincristine	长春新碱
Virtual slide	虚拟切片
Visualization	可视化
Vitamin A	维生素 A
Vitamin D－deficient diet	维生素 D 缺乏饲料
Vitamin D_3	维生素 D_3
Vitamin E and selenium deficiency	维生素 E 和硒缺乏病
Vitamin K	维生素 K
Vitreous body	玻璃体
Vitronectin	玻连蛋白
Vocal process	声带突
Vomeronasal organ（VNO）	犁鼻器(VNO)
Von Kossa stain	冯·科萨染色;硝酸银染色
Von Willebrand factor（vWF）	血管性假血友病因子(vWF)

V

W

英　文	中　文
Wall remodeling	壁重构;壁重塑
Warfarin	华法林
Warthin-Finkeldey body	华佛小体
Wasting marmoset syndrome（WMS）	狨猴消瘦综合征（WMS）
Weight	重量
White matter	白质
White matter vacuolation	白质空泡化;白质空泡形成
White pulp	白髓
Whorl pattern	漩涡状模式
Wiley Act	Wiley 法案
Wnt signaling pathway	Wnt 信号通路
Wound healing	创伤愈合
Wound repair	创伤修复
Wright-Giemsa stain	瑞氏吉姆萨染色

W

X

英 文	中 文
X－zone	X 带
Xanthoma	黄色瘤
X-Box binding protein 1（XBP1）	X 盒结合蛋白 1（XBP1）
Xenobiotic compound	外源性化合物
Xenobiotics	外源性物质;受试物
X-ray absorption	X 射线吸收
Xylene	二甲苯
Xylitol	木糖醇
X-zone，adrenal	肾上腺 X 带

X

Y

英 文	中 文
Yeast	酵母菌
Yersinia enterocolitica	小肠结肠炎耶尔森菌
Yersinia infection	耶尔森菌感染
Yersiniosis	耶尔森菌病
Yolk sac tumor, benign	良性卵黄囊瘤
Yolk sac tumor, malignant	恶性卵黄囊瘤
Yucatan minipig	尤卡坦小型猪

Y

Z

英　文	中　文
Zafirlukast	扎鲁司特
Zebrafish	斑马鱼
Zidovudine	齐多夫定
Zinc	锌
Zinc chelator	锌螯合剂
Zinc-deficient diet	缺锌饲料
Zomepirac	佐美酸
Zona fasciculata	束状带
Zona glomerulosa	球状带
Zona glomerulosa focal hypertrophy	球状带局灶性肥大
Zona reticularis	网状带
Zona reticularis vacuolation	网状带空泡化;网状带空泡形成
Zonal	带状
Zucker diabetic fatty（ZDF）	Zucker 糖尿病肥胖（ZDF）
Zygotene spermatocyte（ZS）	偶线期精母细胞（ZS）
Zymbal's gland	外耳道腺
Zymogen degranulation focus	酶原脱颗粒灶
Zymogen granule	酶原颗粒

Z

中英对照表

A

中　文	英　文
阿巴西普	Abatacept
阿蒂斯反应	Arthus reaction
阿尔茨海默病	Alzheimer's disease
阿尔茨海默 II 型星形胶质细胞	Alzheimer type II astrocyte
阿霉素	Adriamycin
阿那曲唑	Anastrazole
阿司匹林	Aspirin
阿糖腺苷	Vidarabine
阿替洛尔	Atenolol
阿昔洛韦	Acyclovir
阿辛蓝(AB)	Alcian blue（AB）
癌	Carcinoma
癌肉瘤	Carcinosarcoma
艾多昔芬	Idoxifene
安乐死	Euthanasia
安全性评价试验	Safety evaluation study
安全药理学	Safety pharmacology
氨苯砜	Dapsone
氨苄青霉素	Ampicillin
4-氨基吡唑并吡啶	4 - Aminopyrazolo-pyridine
β-氨基丙腈	β - Aminopropionitrile
氨基核苷	Aminonucleoside
ε-氨基己酸	ε - Aminocaproic acid
氨基三唑	Aminotriazole
氨基水杨酸	Aminosalicylic acid
氨基糖苷类抗生素	Aminoglycoside antibiotics
2-氨基-5-溴-6-苯基-4(3 氢)-嘧啶酮	2 - Amino - 5 - bromo - 6 - phenyl - 4(3H) - pyrimidinone
氨基转移酶	Aminotransferase

中　文	英　文
氨己烯酸	Vigabatrin
氨甲蝶呤(MTX)	Methotrexate(MTX)
氨鲁米特	Aminoglutethimide
胺碘酮	Amiodarone
胺甲苯心安;妥拉洛尔	Tolamolol
胺前体摄取和脱羧酶(APUD)	Amine precursor uptake and decarboxylase (APUD)
暗神经元	Dark neuron
暗神经元人工假象	Dark neuron artifact
奥本海默效应	Oppenheimer effect
奥芬达唑	Oxfendazole
奥美拉唑	Omeprazole
奥曲肽	Octreotide
奥沙尼喹	Oxamniquine
奥索地平	Oxodipine

B

中　文	英　文
靶点	Target
白蛋白	Albumin
白喉毒素	Diphtheria toxin
白介素（IL）	Interleukin（IL）
白内障	Cataract
白念珠菌	Candida albicans
白三烯	Leukotriene
白髓	White pulp
白髓浆细胞数量增多	Cellularity，increased，plasma cell，white pulp
白髓萎缩	Atrophy，white pulp
白髓细胞数量减少	Cellularity，decreased，white pulp
白髓细胞数量增多	Cellularity，increased，white pulp
白髓增生	Hyperplasia：white pulp
白兔	Albino rabbit
白细胞	Leukocyte
白细胞增多	Leukocytosis
白消安	Busulphan
白血病	Leukemia
白血病（未特定分类）；白血病（非特指）	Leukemia，NOS
白质	White matter
白质空泡化；白质空泡形成	White matter vacuolation
白质脑病	Leukoencephalopathy
斑马鱼	Zebrafish
瘢痕疙瘩	Keloid
瘢痕形成	Scar formation
半定量评分系统	Semiquantitative scoring system
伴刀豆球蛋白 A；伴刀豆凝集素 A	Concanavalin A
瓣膜病变	Valvular lesion

中 文	英 文
瓣膜基质增生;瓣膜间质增殖	Proliferation, stroma：valve
瓣膜黏液瘤样变性	Degeneration, myxomatous, valve
瓣膜性心内膜炎	Valvular endocarditis
瓣膜血管扩张	Angiectasis, valve
瓣膜炎症	Valvular inflammation
瓣膜炎症	Inflammation：valve
膀胱	Urinary bladder
膀胱出血	Hemorrhage：urinary bladder
膀胱穿刺	Cystocentesis
膀胱梗阻性尿路病	Uropathy, obstructive：urinary bladder
膀胱坏死	Necrosis：urinary bladder
膀胱矿化	Mineralization：urinary bladder
膀胱扩张	Dilation：urinary bladder
膀胱/尿道蛋白栓	Proteinaceous plug：urinary bladder/urethra
膀胱/尿道间叶增生性病变	Mesenchymal proliferative lesion：urinary bladder/urethra
膀胱尿路上皮肥大	Hypertrophy, urothelium, urinary bladder
膀胱憩室	Diverticulum：urinary bladder
膀胱/肾盂溃疡	Ulceration：urinary bladder/renal pelvis
膀胱/肾盂糜烂	Erosion：urinary bladder/renal pelvis
膀胱/输尿管/肾盂结晶	Crystal：urinary bladder/ureter/renal pelvis
膀胱/输尿管/肾盂结石	Calculus-urinary bladder/ureter/renal pelvis
膀胱水肿	Edema：urinary bladder
膀胱线虫病	Nematodiasis：urinary bladder
膀胱血管扩张	Angiectasis：urinary bladder
膀胱炎	Cystitis
膀胱炎症细胞浸润	Infiltrate, inflammatory cell：urinary bladder
包涵囊肿	Inclusion cyst
包涵体;包含体	Inclusion body
包涵物;包含物	Inclusion
包埋	Embedding
包皮	Prepuce
包皮脓肿	Prepuce abscess
包皮腺	Preputial gland
包皮腺和阴蒂腺腺瘤	Adenoma：preputial and clitoral gland
包皮腺/阴蒂腺恶性基底细胞瘤	Tumor, basal cell, malignant：preputial/clitorial gland

中　文	英　文
包皮腺/阴蒂腺扩张	Dilation：preputial/clitoral gland
包皮腺/阴蒂腺鳞状细胞乳头状瘤	Papilloma，squamous cell，preputial/clitoral gland
包皮腺/阴蒂腺萎缩	Atrophy：preputial gland/clitoral gland
包皮腺/阴蒂腺腺癌	Adenocarcinoma：preputial/clitoral gland
包皮腺/阴蒂腺炎症	Inflammation：preputial/clitoral gland
包皮腺/阴蒂腺增生	Hyperplasia：preputial/clitoral gland
胞壁肽	Muramyl peptide
胞吐作用；胞吐	Exocytosis
胞吞泡	Endocytic vesicle
胞质空泡；胞质液泡	Vacuoles，cytoplasm
胞质空泡化；胞质空泡形成	Cytoplasmic vacuolation
胞质内	Intracytoplasmic
胞质内包涵物	Intracytoplasmic inclusion
胞质内红细胞	Intracytoplasmic erythrocyte
胞质内胶状物	Intracytoplasmic colloid
胞质内溶酶体包涵物	Intracytoplasmic lysosomal inclusion
胞质内嗜酸性包涵物	Intracytoplasmic eosinophilic inclusion
胞质内嗜酸性颗粒状包涵物	Intracytoplasmic eosinophilic granular inclusion
胞质内透明包涵物	Intracytoplasmic hyaline inclusion
保泰松；二苯丁唑酮	Phenylbutazone
鲍曼膜；(角膜)前界层	Bowman's membrane
鲍曼囊化生/增生；肾小囊化生/增生	Metaplasia/hyperplasia，Bowman's capsule
鲍曼囊；肾小囊	Bowman's capsule
鲍曼腔；肾小囊腔	Bowman's space
鲍曼腺；嗅腺	Bowman's gland
杯状细胞	Goblet cell
杯状细胞肥大/增生	Goblet cell hypertrophy/hyperplasia
杯状细胞化生	Goblet cell metaplasia
杯状细胞增生	Goblet cell hyperplasia
贝伐单抗；贝伐珠单抗	Bevacizumab
背根神经节	Dorsal root ganglion
背外侧柱	Dorsolateral column
被膜的	Capsular
被膜或被膜下皮质肾上腺残留	Adrenal rest，capsule or subcapsular cortex

中　文	英　文
被膜囊肿	Capsular cyst
被膜外组织	Extracapsular tissue
被膜下窦	Subcapsular sinus
被膜下肾单位	Subcapsular nephron
被膜下细胞癌	Carcinoma, subcapsular cell
被膜下细胞腺瘤	Adenoma, subcapsular cell
被膜下细胞增生	Hyperplasia, subcapsular cell
被膜纤维化	Capsular fibrosis
苯胺类化合物	Aniline compound
苯巴比妥	Phenobarbital; phenobarbitone
苯并噻二嗪类	Benzothiadiazines
N-苯基邻氨基苯甲酸	N - Phenylanthranilic acid
苯基乙醇胺 N-甲基转移酶(PNMT)	Phenylethanolamine N - methyltransferase (PNMT)
苯肼(PHZ)	Phenylhydrazine (PHZ)
苯妥英	Phenytoin
苯妥英钠	Diphenylhydantoin sodium
苯氧酸类;贝特类	Fibrates
鼻	Nose
鼻窦	Nasal sinus
鼻窦炎	Sinusitis
鼻反流	Nasal reflux
鼻甲	Nasal turbinate
鼻泪管鳞状细胞癌	Carcinoma, squamous cell, nasolacrimal duct
鼻泪管鳞状细胞乳头状瘤	Papilloma, squamous cell, nasolacrimal duct
鼻泪管上皮增生	Hyperplasia, epithelial: nasolacrimal duct
鼻黏膜	Nasal mucosa
鼻腔	Nasal cavity
鼻腔/鼻咽/鼻旁窦鳞状上皮化生	Metaplasia, squamous cell, nasal cavity/nasopharynx/paranasal sinus
鼻腔腺癌	Nasal cavity adenocarcinoma
鼻腔嗅上皮/腺上皮呼吸上皮化生	Metaplasia, respiratory, olfactory/glandular epithelium: nasal cavity
鼻相关淋巴组织(NALT)	Nasal - associated lymphoid tissue (NALT)
鼻咽	Nasopharynx
鼻炎	Rhinitis

中　文	英　文
鼻中隔	Nasal septum
鼻中隔穿孔	Septal perforation
鼻中隔偏曲	Septal deflection；deviation of the nasal septum
比格犬	Beagle dog
比较病理学	Comparative pathology
比较毒理基因组学	Comparative toxicogenomics
比较研究	Comparative study
比较组织学	Comparative histology
比卡鲁胺	Bicalutamide
比重	Specific gravity
吡啶衍生物	Pyridine derivative
毕氏肠微孢子虫	Enterocytozoon bieneusi
闭塞性细支气管炎（BO）	Bronchiolitis obliterans（BO）
闭锁	Atresia
闭锁卵泡	Atretic follicle
闭锁卵泡增多	Atretic follicle，increased
壁层上皮	Parietal epithelium
壁内斑块	Intramural plaque
壁内神经鞘瘤；壁内施万细胞瘤	Schwannoma，intramural
壁细胞	Parietal cell
壁细胞变性	Parietal cell degeneration
壁重构；壁重塑	Wall remodeling
避孕类固醇	Contraceptive steroid
边缘区（MZ）	Marginal zone（MZ）
边缘区细胞数量与边缘区扩大	Cellularity and expansion，marginal zone
变性	Degeneration
变性和钙化	Degeneration and calcification
变性和坏死	Degeneration and necrosis
变性和溃疡	Degeneration and ulceration
变性/坏死	Degeneration/necrosis
变性坏死的肝细胞	Degenerating and necrotic hepatocyte
变性/萎缩	Degeneration/atrophy
变性/再生	Degeneration/regeneration
DNA 变异	DNA alteration
变异肝细胞	Altered hepatocyte

中　文	英　文
杓状软骨	Arytenoid cartilage
标记	Labeling
标记基因	Signature gene；marker gene
标准	Criteria
标准操作规程（SOP）	Standard operating procedure（SOP）
标准化	Standardization
标准化修块规程	Standardized trimming procedure
表面活性物质；表面活性剂	Surfactant
表面活性物质功能障碍	Surfactant dysfunction
表面下上皮结构（SES）	Subsurface epithelial structure（SES）
表皮	Epidermis
表皮包涵囊肿	Epidermal inclusion cyst
表皮/附属器退行性改变	Epidermal/adnexa，degenerative change
表皮坏死	Necrosis，epidermal
表皮角化过度	Hyperkeratosis，epidermal
表皮糜烂/溃疡	Erosion/ulcer，epidermal
表皮色素沉着	Epidermal pigmentation
表皮生长因子（EGF）	Epidermal growth factor（EGF）
表皮生长因子受体（EGFR）	Epidermal growth factor receptor（EGFR）
表皮萎缩	Atrophy，epidermal
表皮细胞间水肿	Edema，intercellular，epidermal
表皮细胞内水肿	Edema，intracellular，epidermal
表皮炎症细胞浸润	Infiltrate，inflammatory cell：epidermal
表皮样囊肿	Epidermoid cyst
表皮增生	Epidermal hyperplasia
表位	Epitope
表型分析	Phenotyping；phenotypic analysis
表型锚定	Phenotypic anchoring
别嘌呤醇	Allopurinol
濒死性肺泡水肿	Agonal alveolar edema
丙二醛	Malonaldehyde
丙基硫氧嘧啶（PTU）	Propylthiouracil（PTU）
丙戊酸	Valproic acid
丙烯腈	Acrylonitrile
病理工作组（PWG）	Pathology working group（PWG）

中　文	英　文
病理生理学	Pathophysiology
病理性改变	Pathologic change
病理性过程	Pathologic process
病理性所见	Pathologic finding
病理学所见的报告	Reporting, pathology finding
病理制片程序;组织学程序	Histology procedure
玻璃膜	Glassy membrane
玻璃体	Vitreous body
玻璃体出血	Hemorrhage：vitreous
玻璃体发育不全	Agenesis, vitreous
玻璃体骨或软骨化生	Metaplasia, bone or cartilage, vitreous
玻璃体含有含铁血黄素巨噬细胞；玻璃体噬含铁血黄素巨噬细胞	Hemosiderin-laden macrophage：vitreous
玻璃体矿化	Mineralization, vitreous body
玻璃体纤维化	Fibrosis：vitreous
玻璃体纤维增生	Fibroplasia, vitreous
玻璃体血管存留	Persistent hyaloid vessels, vitreous
玻璃体炎症	Inflammation：vitreous
玻璃体炎症细胞浸润	Infiltrate, inflammatory cell：vitreous
玻璃样变;透明样变	Hyalinisation; hyalinization
玻璃样变性;透明变性	Hyaline degeneration
玻连蛋白	Vitronectin
剥落;剥脱	Exfoliation
博来霉素	Bleomycin
卟啉	Porphyrin
卟啉色素	Porphyrin pigment
补骨脂素	Psoralen
不典型肾小管增生	Hyperplasia, tubule, atypical
不典型增生	Hyperplasia, atypical
不动情期;乏情期	Anestrus
不发育	Aplasia
不良反应	Adverse reaction
不确定的	Undetermined
布安氏固定液	Bouin's fluid
布鲁赫膜;玻璃膜	Bruch's membrane

中　文	英　文
布伦纳腺癌;十二指肠腺癌	Carcinoma;Brunner's gland
布伦纳腺变性;十二指肠腺变性	Brunner's gland degeneration
布伦纳腺肥大;十二指肠腺肥大	Brunner's gland hypertrophy
布伦纳腺;十二指肠腺	Brunner's gland
布伦纳腺增生;十二指肠腺增生	Hyperplasia,Brunner's gland
布洛芬	Ibuprofen
布舍瑞林	Buserelin
部位	Site;location

C

中 文	英 文
采集	Collection
采血	Blood collection
参考范围	Reference interval
参考范围值	Reference range value
仓鼠颊囊模型	Hamster cheek pouch model
草酸盐	Oxalate
侧面	Lateral surface
层次聚类分析(HCA)	Hierarchical cluster analysis（HCA）
茶碱	Theophylline
差异基因表达	Differential gene expression
长春胺类生物碱	Vincamine alkaloids
长春新碱	Vincristine
长期雌激素暴露	Chronic oestrogenic exposure
长期的;慢性的	Chronic
长期滴注;长期输液	Chronic infusion
长期给药	Long-term treatment ; chronic treatment
长期试验	Long-term study ; chronic study
长形精子细胞	Elongating spermatid
长形精子细胞和分裂中精母细胞减少;长形精子细胞和分裂中精母细胞耗减	Depletion，elongate spermatid and dividing spermatocyte
肠道相关淋巴组织(GALT)	Gut-associated lymphoid tissue（GALT）
肠肝循环	Enterohepatic circulation
肠上皮化生	Intestinal metaplasia
肠神经系统	Enteric nervous system
肠嗜铬细胞	Enterochromaffin cell
肠嗜铬样(ECL)细胞	Enterochromaffin-like（ECL）cell
肠嗜铬样(ECL)细胞增殖;肠嗜铬样(ECL)细胞增生	Enterochromaffin-like（ECL）cell proliferation

中 文	英 文
肠损伤	Intestinal damage
肠套叠	Intussusception
肠吸收	Intestinal absorption
肠系膜白色脂肪组织	Mesenteric white adipose tissue
肠系膜和浆膜脂质肉芽肿	Mesenteric and serosal lipid granuloma
肠系膜/内脏自发性多动脉炎综合征	Mesenteric/splanchnic spontaneous polyarteritis syndrome
肠系膜周围神经丛	Perimesenteric plexus
常规骨骼肌样本	Routine skeletal muscle sample
常规技术	Routine technique
超滤	Hyperfiltration
超敏反应	Hypersensitivity reaction
超敏性;超敏反应	Hypersensitivity
超声	Ultrasound
超微结构评价	Ultrastructural evaluation
沉积	Deposition
沉渣检查	Sediment examination
衬覆内皮的血窦	Endothelial-lined sinusoid
成本	Cost
成分;组分	Component
成骨细胞	Osteoblast
成骨细胞表面增加	Osteoblastic surface, increased
成骨细胞局灶性增生	Hyperplasia, osteoblast, focal
成骨细胞瘤;骨母细胞瘤	Osteoblastoma
成骨细胞增生	Osteoblast hyperplasia
成骨性纤维肉瘤	Fibrosarcoma, osteogenic
成熟	Maturity
成髓鞘细胞	Myelinating cell
成纤维细胞生长因子(FGF)	Fibroblast growth factor (FGF)
成纤维细胞增殖;成纤维细胞增生	Fibroblast proliferation
成像方法	Imaging method
成牙本质细胞	Odontoblast
成牙本质细胞变性	Odontoblast degeneration
成釉上皮	Ameloblastic epithelium
成釉细胞	Ameloblast
成釉细胞变性	Ameloblast degeneration

中　文	英　文
成釉细胞瘤	Adamantinoma；ameloblastoma
成釉细胞瘤样上皮	Ameloblastoma-like epithelium
成釉细胞牙瘤	Ameloblastic odontoma
成脂肪细胞	Lipoblast
迟现抗原-4(VLA-4)	Very late antigen-4（VLA-4）
[齿]髓腔	Pulp cavity
充血性心力衰竭(CHF)	Congestive heart failure（CHF）
充盈	Inflation
出生后发育	Postnatal development
出血	Haemorrhage；hemorrhage
出血性	Haemorrhagic
出血性囊性变性	Haemorrhagic cystic degeneration
初级玻璃体持续性增生症	Persistent hyperplastic primary vitreous
初级淋巴滤泡	Primary lymphoid follicle
储存型脾	Storage spleen
触觉小体	Meissner's corpuscle
穿孔	Perforation
传导系统	Conduction system
创伤修复	Wound repair
创伤愈合	Wound healing
创新通路分析(IPA)	Ingenuity pathway analysis（IPA）
垂体	Pituitary gland
垂体癌	Pituitary carcinoma
垂体变性	Degeneration，pituitary gland
垂体发育不全	Hypoplasia：pituitary gland
垂体后叶	Posterior pituitary
垂体后叶激素	Neurohypophyseal hormone；hypophysin
垂体前叶	Anterior pituitary
垂体前叶腺瘤	Adenoma，anterior lobe pituitary gland
[垂体]神经部	Pars nervosa
[垂体]神经部胶质细胞增生	Gliosis，pars nervosa
垂体腺瘤	Adenoma：pituitary gland
[垂体]远侧部	Pars distalis
[垂体]远侧部癌	Carcinoma，pars distalis
[垂体]远侧部肥大	Hypertrophy，pars distalis

中 文	英 文
［垂体］远侧部增生	Hyperplasia, pars distalis
［垂体］中间部癌	Carcinoma, pars intermedia
［垂体］中间部肥大	Hypertrophy, pars intermedia
［垂体］中间部增生	Hyperplasia, pars intermedia
纯红细胞再生障碍	Pure red cell aplasia
磁共振成像（MRI）	Magnetic resonance imaging（MRI）
雌激素	Oestrogen; estrogen
雌激素受体调节剂	Oestrogen receptor modulator
雌激素替代疗法	Estrogen replacement therapy
雌性	Female
雌性化	Feminisation; feminization
雌性胚胎学	Female embryology
雌性生殖道	Female reproductive tract
次级淋巴滤泡	Secondary lymphoid follicle
次级［淋巴］滤泡；［卵巢］次级卵泡	Secondary follicle
刺激	Stimulation; irritation
丛性病变	Plexogenic lesion
丛状血管病	Plexiform vasculopathy
粗面内质网（RER）	Rough endoplasmic reticulum（RER）
粗尾似毛体线虫	Trichosomoides crassicauda
粗线期精母细胞	Pachytene spermatocyte
促分泌神经元	Secretomotor neuron
促黑［色］素激素细胞	Melanotroph
促黑［细胞激］素（MSH）	Melanocyte-stimulating hormone（MSH）
促黑［细胞激］素 1 受体（MC1R）	Melanocortin 1 receptor（MC1R）
α 促黑［细胞激］素细胞激素（α - MSH）	α - Melanocyte-stimulating hormone（α - MSH）
［促］红细胞生成素	Erythropoietin
促甲状腺激素释放激素（TRH）	Thyrotropin-releasing hormone（TRH）
促甲状腺激素细胞	Thyrotroph
促甲状腺激素细胞胚胎因子（TEF）	Thyrotroph embryonic factor（TEF）
促甲状腺素（TSH）；促甲状腺激素（TSH）	Thyroid-stimulating hormone（TSH）
促肾上腺皮质激素（ACTH）	Adrenocorticotropic hormone（ACTH）
促肾上腺皮质激素上游转录结合元件（CUTE）	Corticotropin upstream transcription binding element（CUTE）

中　文	英　文
促胃液素;胃泌素	Gastrin
促性腺激素释放激素(GnRH)	Gonadotropin-releasing hormone（GnRH）
促性腺激素细胞	Gonadotroph
醋酸环丙孕酮	Cyproterone acetate
醋酸奎孕醇	Quingestanol acetate
催乳激素细胞	Lactotroph；mammotroph
催乳素	Prolactin
催乳素阳性细胞凋亡	Apoptosis，prolactin-positive cell
催乳素抑制	Prolactin inhibition
存留并增大的黄体	Persistent and enlarged corpus luteum
错构瘤	Hamartoma

C

D

中　文	英　文
达沙替尼	Dasatinib
大肠	Large intestine
大分子药物	Large-molecule drug
大颗粒淋巴细胞白血病	Leukemia，large granular lymphocytic
大颗粒细胞淋巴瘤/白血病（LGL）	Large granular cell lymphoma/leukemia（LGL）
大量板层小体	Numerous multilamellar bodies
大脑	Cerebrum
大脑皮层	Cerebral cortex
大泡性脂肪变性	Macrovesicular steatosis
Sprague-Dawley 大鼠	Sprague-Dawley rat
大鼠	Rat
F344 大鼠	F344 rat
Fischer 大鼠白血病	Fischer rat leukaemia
大体病变	Gross lesion
大体改变	Macroscopic change
大体观察	Macroscopic observation
大体解剖学	Gross anatomy
大体外观	Macroscopic appearance
大小	Size
大小鼠病变术语和诊断标准的国际协调（INHAND）	International Harmonization of Nomenclature and Diagnostic Criteria for Lesions in Rats and Mice（INHAND）
大血管	Macrovascular
代谢	Metabolism
代谢活化；代谢激活	Metabolic activation
代谢酶	Metabolic enzyme
代谢紊乱	Metabolic disorder
代谢性疾病	Metabolic disease
代谢组学	Metabonomics
X 带	X - zone

中　文	英　文
X 带存留	Persistent X - zone
带状	Zonal
袋状膨出	Out-pocketing
单个细胞坏死	Necrosis, single cell
单光子发射计算机断层扫描(SPECT)	Single-photon emission computed tomography（SPECT）
单核细胞白血病	Leukemia, monocytic
单核细胞炎症	Inflammation, monocyte
单加氧酶	Monooxygenase
单克隆抗体	Monoclonal antibody
单克隆抗体技术	Monoclonal antibody technique
单细胞	Single cell
单细胞坏死	Single cell necrosis
单形核细胞浸润	Mononuclear cell infiltration
单形核细胞炎症	Inflammation, mononuclear cell
单形核炎症细胞浸润	Mononuclear inflammatory cell infiltration
胆道系统;胆管系统	Biliary system
胆固醇	Cholesterol
胆固醇裂隙	Cholesterol cleft
胆管	Bile duct
胆管癌	Cholangiocarcinoma
胆管瘤	Cholangioma
胆管囊肿	Biliary cyst
胆管上皮	Biliary epithelium
胆管纤维化型	Cholangiofibrotic type
胆管纤维症	Cholangiofibrosis
胆管炎	Cholangitis
胆管增生	Biliary hyperplasia
胆红素	Bilirubin
胆碱缺乏性饲料	Choline-deficient diet
胆碱酯酶抑制作用	Cholinesterase-inhibiting effect
胆囊	Gall bladder; gallbladder
胆囊黏膜囊性变	Cystic change：gallbladder mucosa
胆囊收缩素(CCK)	Cholecystokinin(CCK)
胆囊炎	Cholecystitis
胆石症	Cholelithiasis

D

中　文	英　文
胆小管	Bile ductule; biliary ductuli; bile canaliculus
胆小管;毛细胆管	Cholangiole
胆盐;胆汁盐	Bile salt
胆汁	Bile
胆汁的;胆道的;胆管的	Biliary
胆汁分泌	Bile secretion
胆汁酸	Bile acid
胆汁蓄积	Bile accumulation
胆脂瘤	Cholesteatoma
弹性层	Elastic lamellae
弹性组织变性;弹性纤维病	Elastosis
T－H 蛋白	Tamm－Horsfall protein
蛋白标志物	Protein marker
蛋白沉积症	Proteinosis
蛋白激酶 RNA 样 ER 激酶(PERK)	Protein kinase RNA-like ER kinase (PERK)
蛋白结合	Protein binding
蛋白栓	Proteinaceous plug
蛋白质	Protein
蛋白质水解	Proteolysis
蛋白质组学	Proteomics
氮质血症	Azotemia
导管	Duct
导管化生	Metaplasia, duct
导管结石	Calculus-ductular
导管扩张	Ectasia, duct; dilation, ductal
导管囊肿	Ductal cyst
导管黏液上皮增生	Ductal mucus epithelial hyperplasia
导管/皮脂腺上皮变性	Degeneration, ductular/sebaceous epithelium
导管/皮脂腺上皮坏死	Necrosis, ductular/sebaceous epithelium
导管/皮脂腺上皮嗜碱性变	Basophilia, ductular/sebaceous epithelium
导管萎缩	Atrophy, ductal
导管细胞	Ductal cell
导管细胞癌	Carcinoma, tubular cell
导管细胞腺癌	Adenocarcinoma, ductal cell
导管细胞腺瘤	Adenoma, ductal cell

中　文	英　文
导管细胞增生	Hyperplasia, ductal cell
导管/腺泡扩张	Dilation, duct/alveolus
导管/腺泡上皮变性	Degeneration, ductular/alveolar epithelium
导管/腺泡上皮淀粉样小体	Corpora amylacea, ductular/alveolar epithelium
导管/腺泡上皮坏死	Necrosis, ductular/alveolar epithelium
导管/腺泡上皮嗜碱性变	Basophilia, ductular/alveolar epithelium
导管相关淋巴组织（DALT）	Duct – associated lymphoid tissue（DALT）
导管增生	Ductular hyperplasia
导管周围纤维化	Periductular fibrosis
德莱兹试验	Draize test
低度恶性混合型神经胶质瘤	Glioma, mixed, malignant, low grade
低度恶性少突神经胶质瘤；低度恶性少突胶质细胞瘤	Oligodendroglioma, malignant, low grade
低度恶性星形细胞瘤	Astrocytoma, malignant, low grade
低分子量（LMW）	Low molecular weight（LMW）
低钙血症；低血钙	Hypocalcemia
低密度脂蛋白（LDL）	Low – density lipoprotein（LDL）
低血糖［症］	Hypoglycemia
滴注	Infusion
狄氏间隙	Space of Disse
地高辛	Digoxin
地区性监管差异	Regional regulatory difference
地索布胺	Disobutamide
蒂	Stalk
碲	Tellurium
电解质	Electrolyte
电离辐射	Ionizing radiation
电生理学	Electrophysiology
电子显微镜	Electron microscopy
电子显微镜检查	Electron microscopic examination
电子显微照片	Electron micrograph
淀粉样变	Amyloidosis
淀粉样物质	Amyloid
淀粉样小体	Corpora amylacea
凋亡	Apoptosis

D

中 文	英 文
凋亡/坏死	Apoptosis/necrosis
GnRH 调节通路	GnRH regulatory pathway
丁硫氨酸硫酸亚胺	Buthionine sulfoximine
丁羟茴醚(BHA)	Butylated hydroxyanisole（BHA）
耵聍腺癌	Carcinoma：ceruminous gland
耵聍腺腺瘤	Adenoma：ceruminous gland
定量测定	Quantitative measurement
定量分析	Quantitative analysis
定量计算机断层扫描(qCT)	Quantitative computed tomography（qCT）
定量全身放射自显影术(qWBA)	Quantitative whole-body autoradiography（qWBA）
定量实时聚合酶链反应(qRT-PCR)	Quantitative real-time polymerase chain reaction（qRT-PCR）
定量图像分析	Quantitative image analysis
定量吸入器(MDI)	Metered dose inhaler（MDI）
定性评价	Qualitative assessment
冬眠瘤;褐色脂肪瘤	Hibernoma
动力障碍	Motility disorder
动脉斑块	Arterial plaque
动脉壁内斑块	Intramural plaque，artery
动脉病	Arteriopathy
动脉病变	Arterial lesion
动脉肥大;动脉肥厚	Arterial hypertrophy
动脉或静脉内膜增生;动脉或静脉内膜增殖	Proliferation，intimal，artery or vein
动脉或主动脉动脉瘤	Aneurysm：artery or aortic
动脉矿化	Arterial mineralization
动脉瘤	Aneurysm
动脉损伤	Arterial injury
动脉炎	Arteritis
动脉中层或壁层变性/坏死	Degeneration/necrosis，medial or mural，artery
动脉中膜/壁层淀粉样物质	Amyloid，medial/mural，artery
动脉中膜或壁层出血	Hemorrhage：medial or mural，artery
动脉中膜或壁层坏死/炎症	Necrosis/inflammation，medial or mural，artery
动脉中膜或壁层空泡化;动脉中膜或壁层空泡形成	Vacuolation，medial or mural：artery

D

中 文	英 文
动脉中膜或壁层矿化	Mineralization, medial or mural, artery
动脉中膜或壁层炎症	Inflammation: medial or mural, artery
动脉中膜或外膜空泡化;动脉中膜或外膜空泡形成	Vacuolation, medial or adventitial: artery
动脉周围结缔组织	Periarterial connective tissue
动脉周围淋巴鞘(PALS)	Periarteriolar lymphoid sheath (PALS)
动脉周围炎	Periarteritis
动脉粥样硬化	Atherosclerosis
动脉粥样硬化斑块	Atherosclerotic plaque
动情后期	Metestrus
动情间期	Diestrus
动情期	Estrus
动情期卵巢	Estrus ovary
动情前期	Proestrus
动情前期后期卵巢	Late proestrus ovary
动情周期	Oestrous cycle; estrous cycle
动物模型	Animal model
动物试验	Animal study
窦红细胞增多[症]	Sinus erythrocytosis
窦扩张	Sinus dilatation; dilatation, sinus
窦内衬细胞	Sinusoidal lining cell
窦内和小叶中央白细胞增多	Leukocytosis, sinusoidal and centrilobular
窦内红细胞	Erythrocyte, intrasinusoidal
窦内巨噬细胞肥大	Hypertrophy, intrasinusoidal macrophage
窦内巨噬细胞肥大/增生	Hypertrophy/hyperplasia, macrophage, intrasinusoidal
窦内巨噬细胞数量增多	Cellularity, increased, macrophage, intrasinusoidal
窦内皮细胞	Sinusoidal endothelial cell
毒代动力学	Toxicokinetics
毒理基因组学	Toxicogenomics
毒理学	Toxicology
毒理学改变	Toxicologic change
毒理学评价	Toxicologic assessment
毒理学试验	Toxicology study
毒理学损伤	Toxicologic injury
毒理学意义	Toxicological significance

D

中　文	英　文
毒性	Toxicity
毒性病理学	Toxicologic pathology
毒性病理学家	Toxicologic pathologist
毒性试验	Toxicity study
毒性作用;毒性效应	Toxic effect
度他雄胺	Dutasteride
短肠综合征	Short-bowel syndrome
短膜壳绦虫	Hymenolepis nana
短尾猴	Macaca arctoides
断层照片	Tomogram
DNA 断裂	DNA fragmentation
断裂剂	Clastogen
对氯苯丁胺	Chlorphentermine
对乙酰氨基酚	Acetaminophen
对照	Control
多动脉炎	Polyarteritis
多发性内分泌肿瘤(MEN)	Multiple endocrine neoplasia（MEN）
多核肝细胞	Multinucleated hepatocyte
多核共质体	Multinucleated symplast
多核合胞体细胞	Multinucleated syncytial cell
多核巨细胞	Multinucleated giant cell
多核生殖细胞	Multinucleated germ cell
多克隆抗体	Polyclonal antibody
多氯联苯	Polychlorinated biphenyl
多卵卵泡	Polyovular follicle
多毛［症］	Hypertrichosis; hirsutism
多囊卵巢综合征	Polycystic ovary syndrome
多囊肾	Polycystic kidney
多柔比星;阿霉素	Doxorubicin
多乳头大鼠	Mastomys natalensis rat
多西环素;强力霉素	Doxycycline
多西拉敏	Doxylamine
多西他赛	Docetaxel
多形核白细胞	Polymorphonuclear leukocyte
多形性	Pleomorphism

中　文	英　文
多形性胶质母细胞瘤（GBM）	Glioblastoma multiforme（GBM）
多形性淋巴瘤	Pleomorphic lymphoma
多形性肉瘤	Pleomorphic sarcoma
多形性纤维肉瘤	Fibrosarcoma，pleomorphic
多灶性角膜矿化	Multifocal corneal mineralization
多灶性蜕膜化	Multifocal decidualization
多灶性异物肉芽肿	Multifocal foreignbody granuloma
多灶性再生性增生	Multifocal regenerative hyperplasia
多灶性组织细胞增生症	Multifocal histiocytosis
惰性物质	Inert material

E

中　文	英　文
恶性	Malignancy
恶性被膜下肾上腺肿瘤	Adrenal tumor, subcapsular, malignant
恶性成釉细胞瘤	Ameloblastoma, malignant
恶性成釉细胞牙瘤	Odontoma, ameloblastic, malignant
恶性垂体细胞瘤	Pituicytoma, malignant
恶性的	Malignant
恶性肥大细胞瘤	Tumor, mast cell, malignant; malignant mastocytoma
恶性复合型嗜铬细胞瘤	Pheochromocytoma, complex, malignant
恶性副神经节瘤	Paraganglioma, malignant
恶性高热	Malignant hyperthermia
恶性睾丸间质细胞瘤	Tumor, Leydig cell, malignant
恶性[睾丸]支持细胞瘤	Sertoli cell tumor, malignant
恶性黑色素瘤	Melanoma, malignant
恶性化学感受器瘤	Chemodectoma, malignant
恶性混合瘤	Tumor, mixed, malignant
恶性混合型神经胶质瘤	Glioma, mixed, malignant
恶性混合性性索间质肿瘤	Sex cord stromal tumor, mixed, malignant
恶性混合肿瘤	Mixed malignant tumor
恶性肌上皮瘤	Myoepithelioma, malignant
恶性基底鳞状细胞瘤	Basosquamous tumor, malignant
恶性基底细胞瘤	Tumor, basal cell, malignant; basalioma, malignant
恶性畸胎瘤	Teratoma, malignant
恶性脊索瘤	Chordoma, malignant
恶性间皮瘤	Mesothelioma, malignant; malignant mesothelioma
恶性间叶瘤	Mesenchymoma, malignant
恶性间质肾瘤	Stromal nephroma, malignant
恶性浆细胞瘤	Plasma cell tumor, malignant
恶性精原细胞瘤	Seminoma, malignant
恶性巨细胞瘤	Giant cell tumor, malignant

中　文	英　文
恶性颗粒细胞瘤	Tumor, granular cell, malignant
恶性颅咽管瘤	Craniopharyngioma, malignant
恶性卵巢卵泡膜细胞瘤	Thecoma, ovarian, malignant
恶性卵黄囊瘤	Yolk sac tumor, malignant
恶性卵泡膜细胞瘤	Thecoma, malignant
恶性毛囊肿瘤	Hair follicle neoplasm, malignant
恶性弥漫性星形细胞瘤	Astrocytoma, diffuse, malignant
恶性米勒混合瘤	Müllerian tumor, mixed, malignant
恶性脑膜瘤	Meningioma, malignant
恶性平滑肌母细胞瘤	Leiomyoblastoma, malignant
恶性破骨细胞瘤	Osteoclastoma, malignant
恶性少突神经胶质瘤;恶性少突胶质细胞瘤	Oligodendroglioma, malignant
恶性神经胶质瘤	Glioma, malignant
恶性神经内分泌细胞肿瘤	Tumor, neuroendocrine cell, malignant
恶性神经鞘瘤	Malignant schwannoma
恶性神经鞘瘤;恶性施万细胞瘤	Schwannoma, malignant
恶性肾母细胞瘤	Nephroblastoma, malignant
恶性室管膜瘤	Ependymoma, malignant
恶性嗜铬细胞瘤	Pheochromocytoma, malignant
恶性嗜酸细胞瘤	Oncocytoma, malignant
恶性松果体瘤	Pinealoma, malignant
恶性外毛根鞘瘤	Tricholemmoma, malignant
恶性网状细胞增多[症]	Reticulosis, malignant
恶性胃肠道间质肿瘤(GIST)	Gastrointestinal stromal tumor（GIST）, malignant
恶性无黑色素性黑色素瘤	Melanoma, amelanotic, malignant
恶性腺棘皮瘤	Adenoacanthoma, malignant
恶性腺泡-胰岛细胞瘤	Acinar-islet cell tumor, malignant
恶性心脏神经鞘瘤;恶性心脏施万细胞瘤	Cardiac schwannoma, malignant
恶性星形细胞瘤	Astrocytoma, malignant
恶性性腺间质肿瘤	Stromal tumor, gonadal, malignant
恶性胸腺瘤	Thymoma, malignant
恶性血管外皮细胞瘤	Hemangiopericytoma, malignant
恶性牙瘤	Odontoma, malignant

E

中　文	英　文
恶性牙源性肿瘤	Tumor, odontogenic, malignant
恶性造血淋巴网状系统肿瘤	Hemolymphoreticular tumor, malignant
恶性肿瘤	Neoplasm, malignant; malignant tumor
恶性肿瘤体液性高钙血症(HHM)	Humoral hypercalcemia of malignancy (HHM)
恶性贮脂细胞瘤;恶性伊藤细胞瘤	Ito cell tumor, malignant
恶性组织细胞瘤	Malignant histiocytoma
腭裂	Cleft palate
蒽环类抗生素	Anthracycline antibiotics
儿茶酚胺	Catecholamine
儿茶酚胺诱导的心脏毒性	Catecholamine-induced cardiotoxicity
耳	Ear
耳毒性	Ototoxicity
耳郭	Pinna; auricle
耳郭氯痤疮	Chloracne, pinna
耳螨	Otodectes cynotis
耳软骨炎	Auricular chondritis
耳蜗	Cochlea
耳蜗毛细胞图	Cytocochleogram
耳缘皮炎	Ear margin dermatitis
二氨基联苯胺(DAB)	Diaminobenzidine (DAB)
二碘酪氨酸(DIT)	Diiodotyrosine (DIT)
二甲苯	Xylene
7,12-二甲基苯并[a]蒽(DMBA)	7,12 - Dimethylbenz[a]anthracene (DMBA)
二氯二苯三氯乙烷(DDT)	Dichlorodiphenyltrichloroethane (DDT)
3,4-二羟基苯丙氨酸(DOPA)	3,4 - Dihydroxyphenylalanine (DOPA)
二氧化碳	Carbon dioxide
二棕榈酰磷脂酰胆碱(DPPC)	Dipalmitoyl phosphatidyl choline (DPPC)

E

F

中　文	英　文
发病机制	Pathogenesis
发育不良性病变;异型增生性病变	Dysplastic lesion
发育不良;异型增生	Dysplasia
发育不全(节段性不发育;节段性不发生)	Hypoplasia (segmental aplasia; segmental agenesis)
发育性病变	Developmental lesion
发育性囊肿	Developmental cyst
发育与生殖毒理学(DART)	Development and reproductive toxicology (DART)
发状杆菌	Bacillus piliformis
Wiley 法案	Wiley Act
法规	Regulation
翻转药代动力学;翻转药动学	Flip-flop pharmacokinetics
反刍动物	Ruminant
反流精液胶体栓	Refluxed seminal colloid plug
反流相关变化	Reflux-associated change
反射性心动过速	Reflex tachycardia
反义寡核苷酸	Antisense oligonucleotide
反应	Reaction
反应性血小板增多[症]	Reactive thrombocytosis
反应性增生	Hyperplasia, reactive
范基林染色	Van Gieson stain
芳香酶	Aromatase
芳香烃受体(AhR);芳烃受体(AhR)	Aryl hydrocarbon receptor (AhR)
防腐剂	Preservative
防御型脾	Defensive spleen
房腔间皮瘤	Mesothelioma, atriocaval
房室管	Atrioventricular canal
放大的药理学作用	Exaggerated pharmacology
放射性	Radioactivity

中 文	英 文
放射性骨病	Radiation osteopathy
放射学	Radiology
放射治疗	Radiotherapy
放线菌素 D	Actinomycin D
放血	Exsanguination
非阿尿苷	Fialuridine
非刺激模式	Unstimulated pattern
非典型	Atypical
非典型残余体（增大的残余体）	Residual body，atypical（enlarged residual body）
非典型肾小管增生	Atypical tubule hyperplasia
非典型生发中心增生	Atypical germinal centre hyperplasia
非典型增生	Atypical hyperplasia
非角化上皮瘤	Epithelioma，nonkeratinizing
非临床安全性评价	Non-clinical safety assessment
非淋巴组织肿瘤	Non-lymphoid tumor
非洛地平	Felodipine
非免疫性皮肤毒性	Non-immunologic dermatotoxicity
非那吡啶	Phenazopyridine
非那雄胺	Finasteride
非内分泌器官	Non-endocrine organ
非诺贝特	Fenofibrate
非诺多泮	Fenoldopam
非人灵长类动物（NHP）	Non-human primate（NHP）
非绒毛状增生	Avillous hyperplasia
非色素	Non-pigment
非实质细胞	Nonparenchymal cell
非腺胃	Non-glandular stomach
非心脏活性药物	Non-cardiac active drug
非炎症性胸腔积液	Non-inflammatory pleural effusion
非遗传毒性毒理基因组学	Non-genotoxic toxicogenomics
非遗传毒性物质	Non-genotoxic substance
非遗传毒性药物	Non-genotoxic drug
非甾体抗炎药（NSAID）	Non-steroidal anti-inflammatory drug（NSAID）
非增生性病变	Non-proliferative lesion
非致肝癌物	Non-hepatocarcinogen

F

中　文	英　文
非肿瘤性胆管改变	Biliary change, non-neoplastic
非肿瘤性皮肤改变	Non-neoplastic skin change
菲克定律	Fick's law
肥大	Hypertrophy
肥大的软骨细胞	Hypertrophic chondrocyte
肥大和空泡化;肥大和空泡形成	Hypertrophy and vacuolation
肥大和矿化	Hypertrophy and mineralisation
肥大和增生	Hypertrophy and hyperplasia
肥大/核巨大	Hypertrophy/karyomegaly
肥大细胞	Mast cell
肥大细胞白血病	Leukemia, mast cell
肥大细胞浸润	Mast cell infiltration
肥大细胞瘤	Mastocytoma; mast cell tumor
肥大细胞数量增多	Cellularity, increased, mast cell
肥大细胞增多	Mast cell, increased
肥大细胞增生	Hyperplasia, mast cell
肥大细胞肿瘤	Mast cell neoplasm
肥大/增生	Hypertrophy/hyperplasia
肥厚的生长板	Hypertrophic growth plate
肺不张	Atelectasis
肺出血	Hemorrhage: pulmonary
肺刺螨	Pneumonyssus simicola
肺动脉	Pulmonary artery
肺动脉高压	Pulmonary hypertension
肺发育不全	Pulmonary hypoplasia
肺角质化囊肿;肺角化囊肿	Pulmonary keratinizing cyst
肺巨噬细胞反应	Pulmonary macrophage reaction
肺泡出血	Alveolar hemorrhage
肺泡蛋白沉积症(PAP)	Pulmonary alveolar proteinosis (PAP)
肺泡骨化生	Alveolar osseous metaplasia
肺泡管	Alveolar duct
肺泡/间质急性炎症	Inflammation, acute: alveolar/interstitial
肺泡巨噬细胞(AM)	Alveolar macrophage (AM)
肺泡巨噬细胞聚集	Alveolar macrophage aggregation
肺泡巨噬细胞增多	Alveolar macrophage, increased

F

中　文	英　文
肺泡扩张	Pulmonary alveolar ectasia
肺泡水肿	Alveolar edema
肺泡细胞	Pneumocyte；alveolar cell
肺泡纤维化	Alveolar fibrosis
肺泡型肺气肿	Alveolar emphysema
肺泡炎	Alveolitis
肺泡增生	Alveolar hyperplasia
肺泡脂蛋白沉积症	Alveolar lipoproteinosis
肺泡组织细胞	Alveolar histiocyte
肺泡组织细胞增多[症]	Alveolar histiocytosis
肺气肿	Emphysema
肺神经内分泌细胞(PNEC)	Pulmonary neuroendocrine cell（PNEC）
肺栓子	Embolus：pulmonary
肺水肿	Edema：pulmonary
肺纤维化	Pulmonary fibrosis
肺血管	Pulmonary vessel
肺血栓	Pulmonary thrombus
肺炎	Pneumonia
肺炎克雷伯菌	Klebsiella pneumoniae
肺炎克雷伯菌肺炎	Klebsiella pneumoniae pneumonia
肺炎链球菌	Streptococcus pneumoniae
肺叶	Lung lobation
肺淤血	Congestion：pulmonary
肺[脏]	Lung
肺支原体	Mycoplasma pulmonis
肺肿瘤	Lung tumor
肺转移	Metastasis into lung
费氏类圆线虫	Strongyloides fuelleborni
分辨率	Resolution
分布	Distribution
分化	Differentiation
分泌;分泌物	Secretion
分泌耗减;分泌减少	Secretory depletion
分泌性;分泌型	Secretory
分析物	Analyte

中 文	英 文
分子作用方式	Molecular mode of action
粉尘	Dust
风险评估	Risk assessment
封片	Coverslipping
冯·科萨染色;硝酸银染色	Von Kossa stain
夫仑替唑	Frentizole
呋喃妥因	Nitrofurantoin
呋塞米;速尿	Furosemide
弗氏柠檬酸杆菌	Citrobacter freundii
氟喹诺酮	Fluoroquinolone
5－氟尿嘧啶	5－Fluorouracil
氟哌啶醇	Haloperidol
氟他米特;氟他胺	Flutamide
氟维司群	Fulvestrant
辐射暴露;放射暴露	Radiation exposure
辐照	Irradiation
福代斯颗粒	Fordyce's granule
福尔马林	Formalin
福氏志贺菌	Shigella flexneri
辅助检测;辅助检查	Ancillary test
附睾	Epididymis
附睾内脱落的(睾丸)生殖细胞	Epididymal sloughed (testicular) germ cell
附睾头	Caput epididymis
附睾萎缩	Epididymal atrophy
附属器	Appendage
附属器癌	Carcinoma, adnexal
附属器发育不良	Dysplasia, adnexal
附属器;附件	Adnexa
附属器坏死	Necrosis, adnexal
附属器角化过度	Hyperkeratosis, adnexal
附属器萎缩	Atrophy, adnexal
附属器腺瘤	Adenoma, adnexal
附属器炎症	Inflammation：adnexal
附属器增生	Hyperplasia, adnexal
附属性器官;副性器官	Accessory sex organ

中　文	英　文
附属性腺;副性腺	Accessory sex gland
复合浓度-时间曲线	Composite concentration-time curve
副核	Nebenkern; accessory nucleus
副交感神经系统	Parasympathetic nervous system
副皮质	Paracortex
副皮质区细胞数量	Cellularity in paracortex
副脾	Accessory spleen
副神经节瘤(PGL)	Paraganglioma(PGL)
副组织	Accessory tissue
副作用	Side effect
富马酸喹硫平	Quetiapine fumarate
腹囊	Ventral pouch
腹腔	Abdominal cavity

F

G

中　文	英　文
改变	Change
改良戴维森固定液	Modified Davidson's fixative
钙调磷酸酶	Calcineurin
钙化	Calcification
钙结合蛋白	Calbindin
钙敏感受体（CaSR）	Calcium sensing receptor（CaSR）
钙通道阻滞剂	Calcium channel blocker
钙稳态	Calcium homeostasis
干粉吸入器（DPI）	Dry powder inhaler（DPI）
干骺端	Metaphysis
干眼综合征	Dry eye syndrome
干燥性角膜结膜炎	Keratoconjunctivitis sicca
干燥综合征	Sjogren's syndrome
肝代谢	Hepatic metabolism
肝胆管细胞癌	Carcinoma, hepatocholangiocellular
肝胆管细胞腺瘤	Adenoma, hepatocholangiocellular
肝胆系统	Hepatobiliary system
肝动脉	Hepatic artery
肝毒素	Hepatotoxin
肝毒物	Hepatotoxicant
肝毒性	Hepatotoxicity
肝毒性分类	Hepatotoxicity classification
肝功能检测（LFT）	Liver function test（LFT）
肝海绵状变性	Spongiosis hepatis
肝横膈膜结节	Hepatodiaphragmatic nodule
肝磷脂质沉积［症］	Hepatic phospholipidosis
肝螺杆菌	Helicobacter hepaticus
肝母细胞瘤	Hepatoblastoma
肝内胆管癌	Cholangiocarcinoma, intrahepatic

中　文	英　文
肝闰管;黑林管	Hering canal
肝闰管/黑林管(hERG)离子通道	Hering canal (hERG) ion channel
肝损伤	Hepatic injury
肝微粒体酶	Hepatic microsomal enzyme
肝细胞	Hepatocyte
肝细胞癌	Carcinoma, hepatocellular
肝细胞变性	Hepatocellular degeneration
肝细胞变质	Hepatocellular alteration
肝细胞肥大	Hepatocellular hypertrophy
肝细胞化生	Metaplasia, hepatocyte
肝细胞坏死	Hepatocellular necrosis
肝细胞空泡化;肝细胞空泡形成	Hepatocellular vacuolation
肝细胞内红细胞	Intrahepatocellular erythrocyte
肝细胞生长因子(HGF)	Hepatocyte growth factor (HGF)
肝细胞损伤	Hepatocellular injury
肝细胞腺瘤	Adenoma, hepatocellular
肝细胞样细胞	Hepatocyte-like cell
肝细胞液体蓄积	Hepatocellular fluid accumulation
肝细胞再生	Hepatocellular regeneration
肝细胞肿瘤	Hepatocellular tumor
肝星形细胞	Stellate cell: liver
肝炎	Hepatitis
肝样化生	Hepatoid metaplasia
肝硬化	Cirrhosis: liver
肝再生性增生	Regenerative hyperplasia: liver
肝[脏]	Liver
肝脏过氧化物酶体增殖	Peroxisome proliferation in liver
肝增大	Hepatic enlargement
感光细胞	Photoreceptor cell
感光细胞层	Photoreceptor layer
感觉神经上皮	Neurosensory epithelium
高度恶性混合型神经胶质瘤	Glioma, mixed, malignant, high grade
高度恶性少突神经胶质瘤;高度恶性少突胶质细胞瘤	Oligodendroglioma, malignant, high grade
高度恶性星形细胞瘤	Astrocytoma, malignant, high grade

G

中　文	英　文
高尔基复合体	Golgi complex
高分辨率激光多普勒灌注成像	High-resolution laser Doppler perfusion imaging
高泌乳素血症	Hyperprolactinaemia
高密度脂蛋白(HDL)	High-density lipoprotein（HDL）
高内皮细胞小静脉肥大	Hypertrophy，high endothelial venule
高内皮细胞小静脉（HEV）肥大/增生	Hypertrophy/hyperplasia，high endothelial venule（HEV）
高内皮细胞小静脉增多	High endothelial venule，increased
高铁二胺(HID)	High iron diamine（HID）
高铁红细胞	Siderocyte
高铁血红蛋白	Methemoglobin
高铁血红蛋白血症	Methemoglobinemia
高胃泌素血症	Hypergastrinemia
高血糖[症]	Hyperglycemia
高血压性肌性动脉	Hypertensive muscular artery
高压液相色谱法(HPLC)	High-pressure liquid chromatography（HPLC）
睾酮	Testosterone
睾丸	Testis；testes
睾丸动脉	Testicular artery
睾丸毒性	Testicular toxicity
睾丸恶性支持细胞瘤	Tumor, Sertoli cell, malignant：testis
睾丸坏死	Necrosis：testis
[睾丸]间质细胞	Leydig cell
[睾丸]间质细胞癌	Leydig cell carcinoma
睾丸间质细胞癌	Carcinoma, Leydig cell
[睾丸]间质细胞毒性	Leydig cell toxicity
[睾丸]间质细胞坏死	Necrosis, Leydig cell
[睾丸]间质细胞空泡化；[睾丸]间质细胞空泡形成	Vacuolation, Leydig cell
[睾丸]间质细胞体积减小/数量减少	Decreased size/number of Leydig cell
[睾丸]间质细胞萎缩	Leydig cell atrophy
[睾丸]间质细胞萎缩	Atrophy, Leydig cell
[睾丸]间质细胞腺瘤	Leydig cell adenoma；adenoma, Leydig cell

G

中　文	英　文
[睾丸]间质细胞增生	Hyperplasia, Leydig cell; interstitial cell; leydig cell hyperplasia
睾丸良性支持细胞瘤	Tumor, Sertoli cell, benign: testis
睾丸鞘膜	Testicular tunica vaginalis
睾丸生殖细胞	Germ cell, testis
睾丸网癌	Carcinoma, rete testis
睾丸网扩张	Dilation, rete testis
睾丸网腺瘤	Adenoma: rete testis
睾丸网增生	Hyperplasia, rete testis
睾丸炎	Orchitis
[睾丸]支持-间质细胞混合瘤	Sertoli - Leydig cell tumor, mixed
[睾丸]支持细胞样管状腺瘤	Adenoma, sertoliform tubular
戈舍瑞林	Goserelin
哥廷根小型猪	Göttingen minipig
格拉夫卵泡	Graafian follicle
格雷夫斯病;毒性弥漫性甲状腺肿	Graves disease
格林贝克神经节(GG)	Grueneberg ganglion (GG)
格林贝克神经节(GG)变性/坏死	Degeneration/necrosis, Grueneberg ganglion (GG)
格林贝克神经节(GG)上皮变性	Degeneration, epithelium, Grueneberg ganglion (GG)
格林贝克神经节(GG)上皮糜烂/溃疡	Erosion/ulcer, epithelium, Grueneberg ganglion (GG)
格林贝克神经节(GG)炎症	Inflammation: Grueneberg ganglion (GG)
格林贝克神经节(GG)炎症细胞浸润	Inflammatory cell infiltrate: Grueneberg ganglion (GG)
格子细胞	Gitter cell
镉损害	Cadmium damage
个体发育;个体发生	Ontogeny
个体化毒性	Personalized toxicity
个体化用药	Personalized medicine
给药;处理	Treatment
给药相关;处理相关	Treatment-related
更昔洛韦	Ganciclovir
梗死	Infarct; infarction
梗阻	Obstruction
梗阻性尿石症	Obstructive urolithiasis

中　　文	英　　文
梗阻性肾病	Obstructive nephropathy
工业毒理学动物数据注册数据库（RITA）	Registry of Industrial Toxicology Animal data（RITA）
工业化学品	Industrial chemical
功能观察组合试验（FOB）	Functional observational battery（FOB）
功能解剖学	Functional anatomy
功能性增生	Hyperplasia, functional
肱骨	Humerus
宫颈	Cervix
宫颈刺激	Cervical stimulation
宫颈基质肉瘤；宫颈间质肉瘤	Sarcoma, stromal: uterine cervix
宫颈鳞状上皮化生	Endocervical squamous metaplasia
宫颈腺病	Adenosis: cervix
宫颈/阴道角化棘皮瘤	Keratoacanthoma: uterine cervix/vagina
宫颈/阴道角化增多	Increased keratinization: uterine cervix/vagina
宫颈/阴道颗粒细胞聚集	Aggregate, granular cell, uterine cervix/vagina
宫颈/阴道糜烂/溃疡	Erosion/ulcer: uterine cervix/vagina
宫颈/阴道黏液化增多	Increased mucification: uterine cervix/vagina
宫颈/阴道上皮变性	Degeneration, epithelial, uterine cervix/vagina
宫颈/阴道上皮坏死	Necrosis, epithelial: uterine cervix/vagina
宫颈/阴道上皮空泡化；宫颈/阴道上皮空泡形成	Vacuolation, epithelial: uterine cervix/vagina
宫颈/阴道上皮萎缩	Atrophy, epithelial, uterine cervix/vagina
宫颈/阴道腺病	Adenosis: uterine cervix/vagina
宫颈/阴道/子宫恶性颗粒细胞瘤	Tumor, granular cell, malignant: uterine cervix/vagina/uterus
宫颈/阴道/子宫良性颗粒细胞瘤	Tumor, granular cell, benign: uterine cervix/vagina/uterus
宫颈/阴道/子宫/输卵管炎症细胞浸润	Infiltrate, inflammatory cell: uterine cervix/vagina/uterus/oviduct
宫颈/阴道/子宫炎症	Inflammation: uterine cervix/vagina/uterus
宫腔积脓	Pyometra
巩膜	Sclera
巩膜骨或软骨化生	Metaplasia, bone or cartilage, sclera
巩膜外层	Episclera
巩膜萎缩	Atrophy, sclera

G

中 文	英 文
巩膜炎症	Inflammation：sclera
巩膜炎症细胞浸润	Infiltrate, inflammatory cell：sclera
共定位	Colocalization
共聚焦显微镜	Confocal microscopy
共生现象	Emperipolesis
共质体	Symplast
谷氨酸	Glutamate
谷氨酸脱氢酶（GLDH）	Glutamate dehydrogenase（GLDH）
谷氨酰胺合成酶	Glutamine synthetase
γ-谷氨酰转肽酶（GGT）	Gamma glutamyl transpeptidase（GGT）
谷丙转氨酶（ALT）	Alanine aminotransferase（ALT）
谷草转氨酶（AST）	Aspartate aminotransferase（AST）
谷胱甘肽	Glutathione
π谷胱甘肽-s-转移酶（πGST）	Pi glutathione-s-transferase（πGST）
α谷胱甘肽-s-转移酶（αGST）	Alpha glutathione-s-transferase（αGST）
股骨头	Femoral head
股骨远端骨内骨质增生	Distal femur, endosteal hyperostosis
股骨远端生长	Distal femoral growth
股-胫关节	Femoro-tibial joint
股胫关节关节炎	Arthritis：femoro-tibial joint
骨	Bone
骨干	Diaphysis
骨骼肌	Skeletal muscle
骨骼肌变性	Degeneration, skeletal muscle
骨骼肌肥大	Hypertrophy：skeletal muscle
骨骼肌坏死	Necrosis, skeletal muscle
骨骼肌空泡化；骨骼肌空泡形成	Vacuolation：skeletal muscle
骨骼肌矿化	Mineralization, skeletal muscle
骨骼肌萎缩	Atrophy, skeletal muscle
骨骼肌炎症	Inflammation：skeletal muscle
骨骼肌炎症细胞浸润	Infiltrate, inflammatory cell：skeletal muscle
骨骼系统	Skeletal system
骨关节炎（OA）	Osteoarthritis（OA）
骨骺	Epiphysis

中　文	英　文
骨化	Ossification
骨化生	Metaplasia, osseous
骨化纤维瘤	Fibroma, ossifying
骨坏死	Osteonecrosis
骨痂	Callus
骨减少	Bone: decreased
骨矿物质含量(BMC)	Bone mineral content (BMC)
骨瘤	Osteoma
骨密度(BMD);骨矿物质密度(BMD)	Bone mineral density (BMD)
骨囊肿	Cyst: bone
骨佩吉特病	Paget's disease of bone
骨肉瘤	Osteosarcoma
骨软骨瘤	Osteochondroma
骨软骨肉瘤	Osteochondrosarcoma
骨软化;骨软化症	Osteomalacia
骨生长板	Growth plate, bone
骨髓	Bone marrow
骨髓毒性	Bone marrow toxicity
骨髓反应	Marrow response
骨髓间质增殖;骨髓间质增生	Myelostromal proliferation
骨髓瘤	Myeloma
骨髓涂片	Bone marrow smear
骨髓细胞数量减少	Cellularity, decreased, bone marrow
骨髓细胞数量增多	Cellularity, increased, bone marrow
骨髓纤维化	Myelofibrosis
骨髓纤维化样综合征	Myelofibrosis-like syndrome
骨髓炎	Osteomyelitis
骨髓硬化症	Myelosclerosis
骨髓增生	Hyperplasia, bone marrow
骨髓增生异常综合征(MDS)	Myelodysplastic syndrome (MDS)
骨外骨肉瘤	Osteosarcoma, extraskeletal
骨纤维瘤	Osteofibroma
骨小梁和/或皮质骨减少	Decreased bone, trabeculae and/or cortex
骨小梁和/或皮质骨增多	Increased bone, trabeculae and/or cortex

中 文	英 文
骨形态发生蛋白（BMP）；骨形成蛋白（BMP）	Bone morphogenetic protein（BMP）
骨硬化症；骨硬化病	Osteopetrosis；osteosclerosis
骨源性纤维肉瘤	Osteogenic fibrosarcoma
骨增多	Bone：increased
骨折	Fracture
骨质减少；骨量减少	Osteopenia
骨质疏松；骨质疏松症	Osteoporosis
骨质增生	Hyperostosis
骨赘	Osteophyte
固定	Fixation
固定技术	Fixation technique
固定剂	Fixative
固态致癌作用	Solid-state carcinogenesis
固有层	Lamina propria
胍那决尔	Guanadrel
寡核苷酸探针	Oligonucleotide probe
寡核苷酸引物	Oligonucleotide primer
关节	Joint
关节内注射	Intra-articular injection
关节软骨	Articular cartilage
关节下骨囊肿	Subarticular bone cyst
关节炎	Arthritis
关系	Relationship
冠状动脉	Coronary artery
冠状动脉炎	Coronary arteritis
管腔内精子减少	Reduced sperm，luminal
管腔内矿化	Mineralization，intraluminal
管腔内细胞碎片	Cell debris，luminal
管腔细胞	Luminal cell
管型	Cast
管型肾病	Cast nephropathy
管周肌样细胞	Peritubular myoid cell
管状复合体（TC）	Tubular complex（TC）

G

管状间质腺瘤	Adenoma, tubulostromal
管状间质增生	Tubulostromal hyperplasia
管状细胞腺瘤	Adenoma, tubular cell
灌流固定;灌注固定	Perfusion fixation
灌流;灌注	Perfusion
光安全性	Photosafety
光变态反应;光过敏	Photoallergy
光刺激	Photoirritation
光毒性	Phototoxicity
光学成像	Optical imaging
光学显微镜	Light microscopy
光子	Photon
国际癌症研究机构(IARC)	International Agency for Research on Cancer(IARC)
国际毒性病理学会(ISTP)	International Societies of Toxicologic Pathologist (ISTP)
国际协调	International harmonization
国际协调会议(ICH)	International Conference on Harmonization (ICH)
国家药品监督管理局(NMPA)	National Medical Products Administration (NMPA)
过碘酸－希夫染色(PAS)	Periodic acid-Schiff stain (PAS)
过度分泌	Hypersecretion
过度增生;过度增殖	Hyperproliferation
过氧化氢酶阳性颗粒	Catalase-positive granule
过氧化物酶体	Peroxisome
过氧化物酶体增殖;过氧化物酶体增生	Peroxisome proliferation
过氧化物酶体增殖物激活受体(PPAR)	Peroxisomal proliferator activated receptor (PPAR)

H

中　文	英　文
哈德腺（哈氏腺）	Harder's gland
哈德腺（哈氏腺）卟啉增加	Porphyrin, increased：Harder's gland
哈德腺（哈氏腺）/眶外泪腺/眶内泪腺变性	Degeneration：Harder's gland/extraorbital lacrimal gland/intraorbital lacrimal gland
哈德腺（哈氏腺）/眶外泪腺/眶内泪腺出血	Hemorrhage：Harder's gland/extraorbital lacrimal gland/intraorbital lacrimal gland
哈德腺（哈氏腺）/眶外泪腺/眶内泪腺单个细胞坏死	Necrosis, single cell：Harder gland/extraorbital lacrimal gland/intraorbital lacrimal gland
哈德腺（哈氏腺）/眶外泪腺/眶内泪腺凋亡	Apoptosis：Harder's gland/extraorbital lacrimal gland/intraorbital lacrimal gland
哈德腺（哈氏腺）/眶外泪腺/眶内泪腺肥大	Hypertrophy：Harder's gland/extraorbital lacrimal gland/intraorbital lacrimal gland
哈德腺（哈氏腺）/眶外泪腺/眶内泪腺扩张	Dilation, Harder's gland/extraorbital lacrimal gland/intraorbital lacrimal gland
哈德腺（哈氏腺）/眶外泪腺/眶内泪腺囊肿	Cyst：Harder's gland/extraorbital lacrimal gland/intraorbital lacrimal gland
哈德腺（哈氏腺）/眶外泪腺/眶内泪腺肉芽肿性炎症	Inflammation, granulomatous：Harder's gland/extraorbital lacrimal gland/intraorbital lacrimal gland
哈德腺（哈氏腺）/眶外泪腺/眶内泪腺炎症	Inflammation：Harder's gland/extraorbital lacrimal gland/intraorbital lacrimal gland
哈德腺（哈氏腺）/眶外泪腺/眶内泪腺炎症细胞浸润	Infiltrate, inflammatory cell：Harder's gland/extraorbital lacrimal gland/intraorbital lacrimal gland
哈德腺（哈氏腺）/眶外泪腺/眶内泪腺再生	Regeneration：Harder's gland/extraorbital lacrimal gland/intraorbital lacrimal gland
哈德腺（哈氏腺）/眶外泪腺萎缩	Atrophy：Harder's gland/extraorbital lacrimal gland
哈德腺（哈氏腺）腺癌	Adenocarcinoma：Harder's gland
哈德腺（哈氏腺）腺瘤	Adenoma：Harder's gland
哈德腺（哈氏腺）腺泡增生	Hyperplasia, acinar：Harder's gland
海蟾蜍毒素	Marinobufagenin
海曼肾炎	Heymann nephritis

中　文	英　文
海绵状	Cavernous
海绵状变性	Spongiosis
含色素巨噬细胞；噬色素巨噬细胞	Pigmented macrophage
含色素巨噬细胞增多；噬色素巨噬细胞增多	Pigmented macrophage, increased
含铁血黄素	Hemosiderin
含铁血黄素斑块	Hemosiderotic plaque
含铁血黄素沉着症	Hemosiderosis
含铜色素	Copper-containing pigment
汗腺	Sweat gland
汗腺癌	Carcinoma：sweat gland
汗腺腺瘤	Adenoma：sweat gland
汗腺炎	Hidradenitis
合胞体	Syncytia
DNA 合成	DNA synthesis
合成多糖	Synthetic polysaccharide
合成生长激素	Synthetic growth hormone
合同研究组织（CRO）	Contract research organization（CRO）
核磁共振（NMR）	Nuclear magnetic resonance（NMR）
核分裂象；分裂象	Mitotic figure
核分叶过多的巨核细胞	Hypersegmented megakaryocyte
核巨大	Karyomegaly
核碎裂	Karyorrhexis
核糖核酸探针	Riboprobe
核异型性	Nuclear atypia
核拥挤	Nuclear crowding
X 盒结合蛋白 1（XBP1）	X-Box binding protein 1（XBP1）
颌下腺	Submandibular salivary gland
颌下腺颗粒管分泌耗减；颌下腺颗粒管分泌减少	Secretory depletion, granular duct：submandibular gland
颌下腺颗粒管颗粒增多	Granules increased, granular duct：submandibular gland
赫林体	Herring body
赫赛汀	Herceptin
赫胥黎层	Huxley's layer
褐色色素	Brown pigment
黑色素合成	Melanin synthesis

H

中　文	英　文
黑色素瘤	Melanoma
黑色素细胞	Melanocyte
黑色素细胞毒性药物	Melanocytotoxic agent
黑色素细胞增生	Hyperplasia, melanocyte
亨勒层	Henle's layer
恒河猴	Macaca mulatta
横纹肌瘤	Rhabdomyoma
横纹肌瘤病;横纹肌瘤症	Rhabdomyomatosis
横纹肌肉瘤	Rhabdomyosarcoma
横纹肌纤维	Striated muscle fiber
红髓	Red pulp
红髓多形核细胞	Polymorphonuclear cell, red pulp
红髓浆细胞数量增多	Cellularity, increased, plasma cell, red pulp
红髓萎缩	Atrophy, red pulp
红髓细胞数量减少	Cellularity, decreased, red pulp
红系/髓系比	Erythroid/myeloid ratio
红系细胞	Erythroid cell
红系细胞成熟指数(EMI)	Erythroid maturation index (EMI)
红系细胞发育不良	Erythrodysplasia
红系细胞发育不全	Erythroid hypoplasia
红系细胞数量	Erythroid cellularity
红系细胞增生	Erythroid hyperplasia
红细胞	Erythrocyte
红细胞白血病	Leukemia, erythroid
红细胞发生	Erythropoiesis
红细胞分布宽度(RDW)	Red cell distribution width (RDW)
红细胞生成异常	Dyserythropoiesis
红细胞药物反应	Red blood cell drug response
红细胞增多	Red blood cell, increased
红细胞增多症	Polycythemia; erythrocytosis
红细胞总量	Red cell mass
红藻氨酸	Kainic acid
虹膜	Iris
虹膜/葡萄膜色素增多/减少	Pigment, increased/decreased, iris/uvea
虹膜/葡萄膜粘连	Adhesion, iris/uvea
喉	Larynx

中　文	英　文
喉/气管/支气管/细支气管鳞状上皮化生	Metaplasia, squamous cell: larynx/trachea/bronchi/bronchiole
喉软骨	Laryngeal cartilage
喉上皮改变	Epithelial alteration: larynx
喉炎	laryngitis
猴获得性免疫缺陷综合征(SAIDS)	Simian acquired immunodeficiency syndrome (SAIDS)
猴色素沉着	Pigmentation, monkey
骺板	Physis
骺板变薄	Decreased thickness, physis
骺板发育不良	Physeal dysplasia
骺板厚度减少	Physis thickness, decreased
骺板厚度增加	Physis thickness, increased
骺板增厚	Increased thickness, physis
后鳃体囊肿	Ultimobranchial cyst
后肾	Metanephros
后肢	Hind limb
呼吸上皮发生鳞状上皮化生	Squamous metaplasia of respiratory epithelium
呼吸上皮化生	Respiratory metaplasia
呼吸上皮鳞状上皮化生	Metaplasia, squamous, respiratory epithelium
呼吸上皮增生	Hyperplasia, respiratory epithelium
呼吸系统	Respiratory system
呼吸性细支气管	Respiratory bronchiole
护骨因子(OPG)	Osteoprotegerin (OPG)
花生四烯酸盐	Arachidonate
华法林	Warfarin
华佛小体	Warthin-Finkeldey body
滑面内质网(SER)	Smooth endoplasmic reticulum (SER)
滑膜	Synovium
滑膜的	Synovial
滑膜瘤	Synovioma
滑膜肉瘤	Sarcoma, synovial
滑膜细胞增生	Hyperplasia, synovial cell
滑膜增生	Synovial hyperplasia
滑石粉	Talcum powder
化合物性血管炎	Compound-induced vasculitis
化疗药物	Chemotherapeutics

化脓性炎症	Purulent inflammation
化生	Metaplasia
化生性导管病变(MDL)	Metaplastic ductal lesion（MDL）
化学品	Chemical
化学专业知识	Chemistry expertise
坏死	Necrosis
坏死性胆囊炎	Necrotic cholecystitis
坏死性纤维	Necrotic fiber
坏死性血管炎	Necrotic vasculitis
坏死性胰腺炎	Necrotizing pancreatitis
坏死/炎症	Necrosis/inflammation
坏死与空泡化;坏死与空泡形成	Necrosis and vacuolation
坏死与萎缩	Necrosis and atrophy
坏死与炎症	Necrosis and inflammation
环孢素;环孢菌素	Cyclosporin；cyclosporine
环孢素 A(CsA);环孢菌素 A(CsA)	Cyclosporine A（CsA）
环丙贝特	Ciprofibrate
环丙沙星	Ciprofloxacin
环层小体	Vater-Pacinian corpuscle
环境、药物和基因表达数据库(EDGE)	Environment, Drug, and Gene Expression Database（EDGE）
环境应激	Environmental stress
环磷酰胺	Cyclophosphamide
环形核	Nucleus circularis
环氧合酶(COX)	Cyclooxygenase(COX)
环氧合酶-2(COX-2)	Cyclooxygenase-2（COX-2）
黄斑变性	Macular degeneration
黄色瘤	Xanthoma
黄体	Corpora lutea
黄体化	Luteinization
黄体化卵泡	Luteinized follicle
黄体瘤	Luteoma
黄体期	Luteal phase
黄体溶解	Luteolysis
黄体生成素(LH)	Luteinizing hormone（LH）
黄体生成素释放激素(LHRH)	Luteinizing hormone releasing hormone（LHRH）

中 文	英 文
黄体数量减少	Corpora lutea, decreased number
黄体数量增多	Corpora lutea, increased number
黄樟醚	Safrole
磺胺类药物	Sulfonamides
磺胺嘧啶	Sulfadiazine
磺基转移酶	Sulfotransferase
灰黄霉素	Griseofulvin
恢复	Recovery
回肠炎	Ileitis
会厌	Epiglottis
混合细胞炎症	Inflammation, mixed cell
混合性淋巴瘤	Lymphoma, mixed
混合炎症细胞浸润	Mixed inflammatory cell infiltrate
活化部分凝血酶原时间（APTT）	Activated partial thromboplastin time（APTT）
活性氧类（ROS）	Reactive oxygen species（ROS）
"或战或逃"现象	Fight or flight phenomenon
获得性免疫缺陷综合征（AIDS）；艾滋病（AIDS）	Acquired immunodeficiency syndrome（AIDS）
霍奇金淋巴瘤	Hodgkin's lymphoma

H

J

中　文	英　文
机会性感染	Opportunistic infection
机械性破碎	Fragmentation, mechanical
机制	Mechanism
机制毒理基因组学	Mechanistic toxicogenomics
肌变性	Myodegeneration
肌病	Myopathy
肌钙蛋白	Troponin
肌酐	Creatinine
肌红蛋白尿	Myoglobinuria
肌间神经丛	Myenteric plexus
肌腱炎	Tendonitis
肌肉泵	Muscular pump
肌肉变性/坏死	Degeneration/necrosis, muscle
肌肉肥大	Muscle hypertrophy
肌肉骨骼系统	Musculoskeletal system
肌上皮	Myoepithelium
肌上皮瘤	Myoepithelioma
肌上皮样成纤维细胞	Myoepithelial fibroblast
肌酸磷酸激酶（CPK）	Creatine phosphokinase（CPK）
肌细胞肥大	Myocyte hypertrophy
肌纤维	Muscle fibre; myofiber
肌纤维变性	Myofiber degeneration
肌纤维空泡化;肌纤维空泡形成	Myofiber vacuolation
肌性动脉	Muscular artery
肌样细胞	Myoid cell
积聚;聚集	Aggregate
基本原则	Basic principle
基层;基板;基底层	Basal lamina
基底部;基部	Base

中 文	英 文
基底膜;基膜	Basement membrane
基底细胞	Basal cell
基底细胞癌	Carcinoma, basal cell
基底细胞层	Basal cell layer
基底细胞瘤	Basal cell tumor; basalioma
基底细胞增生	Hyperplasia, basal cell
基膜矿化;基底膜矿化	Mineralization, basement membrane
基因表达	Gene expression
基因表达谱	Gene expression profiling
基因工程小鼠(GEM)	Genetically engineered mouse (GEM)
基因描述	Gene description
P53 基因敲除小鼠	P53 knockout mouse
基因组学	Genomics
基质	Matrix
基质金属蛋白酶(MMP)	Matrix metalloproteinase (MMP)
畸胎瘤	Teratoma
畸形	Malformation
激动剂	Agonist
激光捕获显微切割(LCM)	Laser capture microdissection (LCM)
激光扫描细胞仪(LSC)	Laser scanning cytometry (LSC)
激活剂	Activator
激酶	Kinase
激素	Hormone
激素测定;激素检测	Hormone measurement
激素调节	Hormone regulation
激素及代谢变化	Hormonal and metabolic change
吉非罗齐	Gemfibrozil
吉非替尼	Gefitinib
吉姆萨染色	Giemsa stain
极低密度脂蛋白(VLDL)	Very low – density lipoprotein (VLDL)
急性发热性嗜中性细胞皮肤病	Sweet's syndrome; acute febrile neutrophilic dermatosis
急性粒细胞性白血病	Acute myelocytic leukemia
急性肾损伤(AKI)	Acute kidney injury (AKI)
急性炎症	Inflammation, acute
棘层肥厚	Acanthosis

J

棘细胞层	Spinous cell layer
集合管嗜酸性细胞增生	Hyperplasia，oncocytic，collecting duct
4-己基间苯二酚	4-Hexyl resorcinol
己烯雌酚	Diethylstilbestrol
脊膜	Spinal cord meninges
脊神经根	Spinal nerve root
脊髓	Spinal cord
脊髓积水	Hydromyelia
脊髓空洞症	Syringomyelia
脊索瘤	Chordoma
计算机断层扫描(CT)	Computed tomography（CT）
技术	Technique
季节性变化	Seasonal change
继发性甲状旁腺增生	Secondary parathyroid hyperplasia
继发性肿瘤	Secondary tumor
寄生虫	Parasite
加巴喷丁	Gabapentin
加替沙星	Gatifloxacin
痂皮；痂	Crust
家兔	Rabbit
颊黏膜糜烂	Buccal mucosal erosion
甲苯胺蓝	Toluidine blue；T-blue
1-甲基-4-苯基-1,2,3,6-四氢吡啶(MPTP)	1-Methyl-4-phenyl-1,2,3,6-tetrahydropyridine（MPTP）
甲基丙烯酸甲酯	Methyl methacrylate
甲基胆蒽	Methylcholanthrene
3-甲基胆蒽	3-Methylcholanthrene
甲基化组学	Methylomics
N-甲基-d-天冬氨酸(NMDA)	N-Methyl-d-aspartate（NMDA）
甲巯咪唑	Methimazole
甲硝唑	Metronidazole
甲氧氟烷	Methoxyflurane
甲氧沙林	Methoxsalen
甲氧西林	Methicillin
甲状旁腺	Parathyroid gland

J

中　文	英　文
甲状旁腺癌(PTC)	Parathyroid carcinoma(PTC)
甲状旁腺激素(PTH)	Parathyroid hormone (PTH)
甲状旁腺囊肿	Parathyroid cyst
甲状旁腺腺瘤	Parathyroid adenoma
甲状旁腺炎	Parathyroiditis
甲状旁腺增生	Parathyroid hyperplasia
甲状旁腺肿瘤	Parathyroid tumor
甲状舌管	Persistent thyroglossal duct
甲状舌管囊肿	Thyroglossal duct cyst
甲状腺	Thyroid gland
甲状腺癌	Thyroid carcinoma
甲状腺发育不良	Thyroid dysplasia
甲状腺过氧化物酶	Thyroid peroxidase
甲状腺激素	Thyroid hormone
甲状腺滤泡上皮	Thyroid follicular epithelium
甲状腺滤泡性癌	Thyroid follicular carcinoma
甲状腺滤泡增生	Thyroid follicular hyperplasia
甲状腺滤泡增殖;甲状腺滤泡增生	Thyroid follicular proliferation
甲状腺素	Thyroxine
甲状腺 C 细胞/滤泡旁细胞	Thyroid C cell/parafollicular cell
甲状腺转录因子-1	Thyroid transcription factor-1
贾第鞭毛虫	Giardia
假复层柱状上皮	Pseudostratified columnar epithelium
假腺样结构形成;假腺管形成	Pseudoglandular formation
假腺样囊肿	Pseudoglandular cyst
假性甲状旁腺功能亢进症	Pseudohyperparathyroidism
假性囊肿	Pseudocyst
假孕	Pseudopregnancy
假孕大鼠	Pseudopregnant rat
尖端扭转型室性心动过速(TdP)	Torsades de pointes (TdP)
间皮瘤	Mesothelioma
间皮细胞数量增多	Cellularity, increased, mesothelial cell
间皮细胞增多	Mesothelial cell, increased
间皮细胞增生	Hyperplasia, mesothelial cell
间皮细胞增生;间皮细胞增殖	Mesothelial cell proliferation

J

中文	英文
间皮增生	Hyperplasia, mesothelium
间叶细胞	Mesenchymal cell
间叶细胞增生;间叶细胞增殖	Mesenchymal proliferation
间叶增生性病变	Mesenchymal proliferative lesion
间叶增生性反应	Mesenchymal proliferative response
间叶肿瘤	Mesenchymal tumor
间质	Interstitium
间质改变	Interstitial change
间质骨化生	Metaplasia, osseous, interstitium
间质和管周纤维化	Interstitial and peritubular fibrosis
间质和小管淀粉样变	Amyloidosis, interstitium, tubule
间质矿化	Mineralization, interstitial
间质淋巴浆细胞浸润	Interstitial lymphoplasmacytic infiltration
间质淋巴细胞	Interstitial lymphocyte
间质慢性炎症	Inflammation, chronic: interstitial
间质肉瘤	Stromal sarcoma
间质细胞	Interstitial cell
间质细胞肉瘤	Stromal cell sarcoma
间质细胞数量增多	Cellularity, increased, stromal cell
间质细胞增多	Stromal cell, increased
间质细胞增生	Hyperplasia, stromal cell
间质细胞增殖;间质细胞增生	Stromal cell proliferation
间质纤维化	Interstitial fibrosis
间质纤维化/炎症	Interstitial fibrosis/inflammation
间质腺	interstitial gland
间质腺增生	Interstitial gland hyperplasia
间质性肺炎	Interstitial pneumonia
间质性肾炎	Interstitial nephritis
间质炎症	Interstitial inflammation
艰难梭菌	Clostridium difficile
监管方面	Regulatory aspect
监管审核过程	Regulatory review process
检眼镜检查	Ophthalmoscopy
减肥药	Anti-obesity drug
减少;耗减	Depletion

J

中 文	英 文
睑板腺	Meibomian gland
碱潮	Alkaline tide
碱性磷酸酶(ALP)	Alkaline phosphatase（ALP）
腱鞘	Tendon sheath
鉴别诊断	Differential diagnosis
浆细胞浸润	Plasmacytic infiltrate
浆细胞数量增多	Cellularity，increased，plasma cell
浆细胞性淋巴瘤	Plasma cell lymphoma；plasmacytic lymphoma
浆细胞增多	Plasma cell，increased
浆细胞增多［症］	Plasmacytosis
浆细胞增生	Hyperplasia，plasma cell
浆液性萎缩	Serous atrophy
浆液性腺泡单细胞变性和萎缩	Single cell degeneration and atrophy，serous acini
浆液性腺体化生;浆液性腺化生	Serous glandular metaplasia
降钙素	Calcitonin
降血脂药	Hypolipidemics
交错突树突状细胞数量增多	Cellularity，increased，interdigitating dendritic cell
交感神经节	Sympathetic ganglion
交感神经系统	Sympathetic nervous system
交界痣	Junctional nevus
胶体栓	Colloidal plug
胶原化	Collagenization
胶原纤维性肾小球肾病(CFGN)	Collagenofibrotic glomerulonephropathy（CFGN）
胶质瘢痕	Glial scar
胶质变质	Colloid alteration
胶质病	Gliopathy
胶质细胞反应	Glial reaction
胶质细胞改变	Glial cell change
胶质细胞;神经胶质细胞	Glial cell
胶质细胞增生(非特指)	Gliosis，not otherwise specified
胶质细胞肿瘤	Glial cell tumor
胶质细胞肿瘤性病变	Glial cell neoplastic lesion
胶质纤维酸性蛋白(GFAP)	Glial fibrillary acidic protein（GFAP）
角蛋白囊肿	Keratin cyst
角化	Keratinization

J

角化不全	Parakeratosis
角化过度	Hyperkeratinization
角化过度;角化过度病	Hyperkeratosis
角化棘皮瘤	Keratoacanthoma
角膜	Cornea
角膜德塞梅膜肥大;角膜后界层肥大	Hypertrophy, Descemet's membrane: cornea
角膜后界层	Descemet's membrane
角膜基质	Corneal stroma
角膜基质纤维化;角膜间质纤维化	Fibrosis, stroma, cornea
角膜角化	Keratinization, cornea
角膜/结膜包涵囊肿	Cyst, inclusion, cornea/conjunctiva
角膜/结膜鳞状细胞癌	Carcinoma, squamous cell, cornea/conjunctiva
角膜/结膜鳞状细胞乳头状瘤	Papilloma, squamous cell, cornea/conjunctiva
角膜/结膜鳞状细胞增生	Hyperplasia, squamous cell, cornea/conjunctiva
角膜/结膜糜烂/溃疡	Erosion/ulcer, cornea/conjunctiva
角膜/结膜内皮增生/肥大	Hyperplasia/hypertrophy, endothelium, cornea/conjunctiva
角膜/结膜上皮萎缩	Atrophy, epithelium, cornea/conjunctiva
角膜/结膜水肿	Edema, cornea/conjunctiva
角膜矿化	Mineralization, cornea
角膜矿物质沉积物	Corneal deposits, mineral
角膜溃疡	Corneal ulceration
角膜内皮变薄	Attenuation, endothelium: cornea
角膜上皮或内皮空泡化;角膜上皮或内皮空泡形成	Vacuolation, epithelium or endothelium: cornea
角膜手术切口	Corneal surgical incision
角膜纤维增生	Fibroplasia, cornea
角膜新生血管形	Neovascularization, cornea
角膜炎	Keratitis
角膜炎症	Corneal inflammation
角膜增生	Corneal hyperplasia
角膜脂肪沉积	Corneal lipidosis
角质层	Stratum corneum
角质化	Cornification
角质细胞生长因子(KGF)	Keratinocyte growth factor (KGF)

J

中　文	英　文
角质形成细胞	Keratinocyte
绞窄性/缺血性脂肪组织	Strangulated/ischemic adipose tissue
酵母菌	Yeast
接触性皮炎	Contact dermatitis
节段性病变	Segmental lesion
节前神经元	Preganglionic neuron
节细胞神经瘤	Ganglioneuroma
GnRH 拮抗剂	GnRH antagonist
结肠	Colon
结肠黑色素沉着病;结肠黑变病	Melanosis coli
结肠黏膜局灶性溃疡	Focal ulceration, colonic mucosa
结肠腺	Colonic gland
结肠腺癌	Colonic adenocarcinoma
结肠小袋虫	Balantidium coli
结肠小袋虫感染	Balantidium coli infection
结肠炎	Colitis
结肠增生	Colonic hyperplasia
结缔组织生长因子(CTGF)	Connective tissue growth factor (CTGF)
结缔组织肿瘤	Connective tissue neoplasm
结构完整性	Structural integrity
结节虫;食道口线虫	Nodular worm
结节性动脉周围炎	Periarteritis nodosa
结节性峡部输卵管炎	Salpingitis isthmica nodosa
结节状增生	Hyperplasia, nodular
结晶	Crystal
结晶尿	Crystalluria
结膜	Conjunctiva
结膜/角膜色素	Pigment, cornea/conjunctiva
结膜/角膜炎症	Inflammation: cornea/conjunctiva
结膜/角膜炎症细胞浸润	Infiltrate, inflammatory cell: conjunctiva/cornea
结膜相关淋巴组织(CALT)	Conjunctiva - associated lymphoid tissue (CALT)
结膜炎	Conjunctivitis
结膜炎症	Conjunctival inflammation
结石	Calculus (calculi)
结直肠肿瘤模型	Colorectal neoplasia model

J

中　文	英　文
睫状体	Ciliary body
睫状体/葡萄膜发育不全	Hypoplasia, ciliary body/uvea
解蔽	Demasking
解剖	Prosection；dissection
解剖部位	Anatomical region
解剖人员	Prosector
解剖学成像技术	Anatomical imaging technique
界限嵴	Limiting ridge
金诺芬	Auranofin
金属锡	Metallic tin
仅鼻吸入试验	Nose-only inhalation study
仅存睾丸支持细胞的生精小管	Sertoli cell-only tubule
近端和远端小管核巨大	Karyomegaly：proximal and distal tubule
近端和远端小管/集合管包涵体	Inclusion body, proximal and distal tubule/collecting duct
近端和远端小管、集合管变性	Degeneration, tubule, proximal and distal tubule, collecting duct
近端和远端小管/集合管单个细胞坏死	Necrosis, single cell, proximal and distal tubule/collecting duct
近端和远端小管、集合管肥大	Hypertrophy, tubule, proximal and distal tubule/collecting duct
近端和远端小管/集合管坏死	Necrosis, proximal and distal tubule/collecting duct
近端和远端小管/集合管空泡化;近端和远端小管/集合管空泡形成	Vacuolation, proximal and distal tubule/collecting duct
近端和远端小管/集合管扩张	Dilation, tubule：proximal and distal tubule/collecting duct
近端和远端小管/集合管色素蓄积	Accumulation, pigment, proximal and distal tubule/collecting duct
近端和远端小管嗜碱性颗粒	Basophilic granule, proximal and distal tubule
近端和远端小管/髓质小管逆行性肾病	Nephropathy, retrograde, proximal and distal tubule/medullary duct
近端和远端小管糖原蓄积	Accumulation, glycogen, proximal and distal tubules
近端和远端小管透明小滴蓄积	Accumulation, hyaline droplet, proximal and distal tubule
近端和远端小管萎缩	Atrophy, tubule, proximal and distal tubules
近端和远端小管再生	Regeneration, tubule：proximal and distal tubule

J

近端小管	Proximal tubule
近端小管-α-2μ-球蛋白肾病	Alpha－2μ－globulin nephropathy：proximal tubule
近端小管/远端小管/粗升支梗阻性肾病	Nephropathy，obstructive：proximal tubule/distal tubule/thick ascending limb
近端小管/远端小管/集合管结晶	Crystal：proximal tubule/distal tubule/collecting duct
近端小管/远端小管/髓绊升支粗段/髓质集合管管型	Cast：proximal tubule/distal tubule/loop of henle thick ascending limb/medullary collecting duct
近曲小管(PCT)	Proximal convoluted tubule(PCT)
近髓肾单位	Juxtamedullary nephron
浸蜡;浸润	Infiltration
浸泡	Immersion
浸泡固定	Immersion fixation
浸润	Infiltrate
经口给药	Oral administration；oral dose
晶体性肾病	Crystalline nephropathy；crystal nephropathy
晶状体	Lens
晶状体变性	Lenticular degeneration
晶状体囊肥大	Hypertrophy，lens capsule
晶状体囊破裂	Rupture，lens capsule
晶状体前或后脱位	Dislocation，lens，anterior or posterior
晶状体上皮肥大	Hypertrophy，lens epithelium
晶状体上皮坏死	Necrosis，lens epithelium
晶状体上皮或晶状体纤维空泡化；晶状体上皮或晶状体纤维空泡形成	Vacuolation，lens epithelium or lens fiber
晶状体上皮细胞	Lenticular epithelial cell
晶状体上皮纤维增生	Fibroplasia，lens epithelium
晶状体上皮增生	Hyperplasia，lens epithelium
晶状体纤维	Lenticular fibre
晶状体纤维变性	Degeneration，lens fiber
晶状体纤维肥大	Hypertrophy，lens fiber
晶状体纤维矿化	Mineralization，lens fiber
晶状体炎症	Inflammation，lens
精氨酸升压素(AVP)	Arginine vasopressin（AVP）
精囊	Seminal vesicle
精囊炎	Seminal vesiculitis

J

中 文	英 文
精液囊肿	Spermatocele
精原细胞	Spermatogonium; spermatogonia
精源性附睾炎	Spermatogenic epididymitis
精子参数	Sperm parameter
精子发生	Spermatogenesis
精子和细胞碎片	Sperm and cell debris
精子活力	Sperm motility
精子肉芽肿	Sperm granuloma; spermatic granuloma
精子生成低下;精子发生低下	Hypospermatogenesis
精子释放	Spermiation
精子释放延迟	Delayed spermiation
精子细胞	Spermatid
精子细胞滞留(精子释放延迟)	Retention, spermatid (delayed spermiation)
精子形态学	Sperm morphology
精子淤滞	Sperm stasis
肼苯哒嗪	Hydralazine
颈髓	Cervical cord
胫神经	Tibial nerve
静脉穿刺损伤	Venipuncture damage
静脉内造影剂	Intravenous contrast agent
静止期脱毛	Telogen effluvium
局部淋巴结	Regional lymph node
局部淋巴结试验(LLNA)	Local lymph node assay (LLNA)
局灶性	Focal
局灶性白髓增生	Focal white pulp hyperplasia
局灶性病变	Focal lesion
局灶性窦扩张	Focal sinusoidal dilation
局灶性发育不全;局灶性细胞生成低下	Focal hypoplasia
局灶性非典型增生;局灶性不典型增生	Focal atypical hyperplasia
局灶性肥大	Focal hypertrophy
局灶性含色素巨噬细胞;局灶性噬色素巨噬细胞	Focal pigmented macrophage
局灶性坏死	Focal necrosis

中　文	英　文
局灶性间质增生	Focal stromal hyperplasia
局灶性角膜溃疡	Focal corneal ulceration
局灶性节段性肾小球硬化症	Focal segmental glomerulosclerosis
局灶性晶状体上皮细胞肥大和增生	Focal lenticular epithelial hypertrophy and hyperplasia
局灶性淋巴细胞炎症	Focal lymphoid inflammation
局灶性鳞状上皮化生	Focal squamous metaplasia
局灶性皮质增生	Hyperplasia, cortical, focal
局灶性上皮糜烂	Focal epithelial erosion
局灶性 C 细胞增生;局灶性滤泡旁细胞增生	Focal C-cell hyperplasia
局灶性腺泡萎缩	Focal acinar atrophy
局灶性胸膜下纤维化	Focal subpleural fibrosis
局灶性炎症	Focal inflammation
局灶性增生	Focal hyperplasia
局灶性增生性病变	Focal hyperplastic lesion
局灶性脂肪坏死	Focal fat necrosis
局灶性脂肪瘤病	Focal lipomatosis
菊形团;玫瑰花环	Rosette
巨核细胞	Megakaryocyte
巨核细胞白血病	Leukemia, megakaryocytic
巨核细胞分界膜系统	Megakaryocytic demarcation membrane system
巨核细胞生成异常	Dysmegakaryopoiesis
巨核细胞增多[症]	Megakaryocytosis
巨核细胞增生	Megakaryocytic hyperplasia
巨食管症	Megaesophagus
巨噬细胞	Macrophage
巨噬细胞反应	Macrophage reaction
巨噬细胞肥大/增生	Hypertrophy/hyperplasia, macrophage
巨噬细胞聚集	Macrophage accumulation; macrophage aggregate
巨噬细胞聚集增多	Aggregate, increased, macrophage
巨噬细胞空泡化;巨噬细胞空泡形成	Vacuolation, macrophage
巨噬细胞色素	Pigment, macrophage
巨噬细胞色素沉着	Macrophage pigmentation
巨噬细胞数量增多	Cellularity, increased, macrophage

J

中　文	英　文
巨噬细胞增多	Macrophage，increased
巨细胞	Giant cell
巨细胞［症］	Cytomegaly
聚合酶链反应（PCR）；聚合酶链式反应（PCR）	Polymerase chain reaction（PCR）
聚集；蓄积	Accumulation
决策过程	Decision process

K

中　文	英　文
卡波西肉瘤	Kaposi's sarcoma
卡氮芥(BCNU);双氯乙亚硝脲(BCNU)	Bischloroethylnitrosourea（BCNU）
卡介苗(BCG)	Bacillus Calmette-Guérin（BCG）
卡马西平	Carbamazepine
卡莫司汀	Carmustine
卡氏肺孢菌;卡氏肺孢子虫	Pneumocystis carinii
卡托普利	Captopril
开发;发育	Development
抗癌药	Anticancer drug
抗病毒药	Antiviral agent
抗高血压药	Antihypertensive
抗过敏药	Antiallergy agent
抗甲状腺药	Antithyroid agent
抗惊厥药	Anticonvulsant
抗精神病药氯氮平	Antipsychotic clozapine
抗米勒管激素	Anti-Müllerian hormone
抗疟药	Antimalarial agent
抗球蛋白试验	Antiglobulin test
抗人抗体	Anti-human antibody
抗人球蛋白试验	Coombs' test
抗生素	Antibiotics
抗体	Antibody
抗体标记方法	Antibody labeling method
抗体应答	Antibody response
抗炎药	Anti-inflammatory agent
抗药抗体(ADA)	Anti-drug antibody（ADA）
抗原	Antigen
抗原呈递细胞;抗原提呈细胞	Antigen-presenting cell

中　文	英　文
抗原-抗体复合物沉积	Antigen-antibody complex deposition
抗原修复	Antigen retrieval
抗中性粒细胞胞质抗体(ANCA)	Antineutrophil cytoplasmic antibody（ANCA）
抗肿瘤药	Antineoplastic agent
考尔-爱克斯诺小体	Call-Exner body
柯萨奇病毒	Coxsackie virus
颗粒变性	Granular degeneration
颗粒管	Granular duct
颗粒管型	Cast, granular
颗粒淋巴细胞	Granular lymphocyte
颗粒细胞	Granule cell
颗粒细胞聚集	Aggregate, granular cell
颗粒细胞瘤	Granular cell tumor
颗粒细胞增生	Granular cell hyperplasia
颗粒增多	Granules, increased
可卡因	Cocaine
可可碱	Theobromine
可乐定	Clonidine
可逆性	Reversibility
可视化	Visualization
可诱发的变化	Inducible change
克拉拉细胞	Clara cell
克拉拉细胞分泌蛋白(CCSP)	Clara cell secretory protein（CCSP）
克拉维酸	Clavulanate
克隆形成试验	Clonogenic assay
克霉唑	Clotrimazole
空肠弯曲菌	Campylobacter jejuni
空肠炎	Jejunitis
空泡变性	Vacuolar degeneration
空泡化的细胞	Vacuolated cell
空泡化;空泡形成	Vacuolation
空泡化组织细胞	Vacuolated histiocyte
空泡肌病	Vacuolar myopathy
空泡;气泡	Bubble
空泡;液泡	Vacuole

中　文	英　文
口服吸收	Oral absorption
口腔	Oral cavity
口腔黏膜炎	Mucositis, oral mucosa
口腔炎	Stomatitis
口咽吸入	Oropharyngeal aspiration
库普弗细胞;枯否细胞	Kupffer cell
库普弗细胞深棕色色素	Dark brown pigment, Kupffer cell
库氏棒状杆菌	Corynebacterium kutscheri
库欣病	Cushing disease
矿化	Mineralization
矿化物沉积	Mineralized deposit
矿物质	Mineral
眶外泪腺/眶内泪腺核巨大	Karyomegaly: extraorbital lacrimal gland/intraorbital lacrimal gland
眶外泪腺/眶内泪腺腺癌	Adenocarcinoma: extraorbital lacrimal gland/intraorbital lacrimal gland
眶外泪腺/眶内泪腺腺瘤	Adenoma: extraorbital lacrimal gland/intraorbital lacrimal gland
眶外泪腺/眶内泪腺腺泡变异	Alteration, acinar: extraorbital lacrimal gland/intraorbital lacrimal gland
眶外泪腺/眶内泪腺腺泡增生	Hyperplasia, acinar: extraorbital lacrimal gland/intraorbital lacrimal gland
喹那普利	Quinapril
喹诺酮类	Quinolone
喹诺酮衍生物	Quinolone derivative
溃疡和炎症	Ulceration and inflammation
溃疡;溃疡形成	Ulcer; ulceration
扩张	Dilatation; dilation; ectasia
扩张的	Distended
扩张的胆管	Distended bile duct
扩张的血窦	Distended sinusoid
扩张;增大	Enlargement

K

L

中　文	英　文
拉帕替尼	Lapatinib
拉塞尔小体	Russell body
拉坦前列素	Latanoprost
拉特克囊	Rathke's pouch
拉特克囊残留	Rathke's pouch remnant
拉特克囊存留	Persistent Rathke's pouch
拉西地平	Lacidipine
来曲唑	Letrozole
莱姆病	Lyme disease
兰索拉唑	Lansoprazole
蓝氏贾第鞭毛虫	Giardia lamblia
朗格汉斯蛋白	Langerin
朗格汉斯细胞	Langerhans cell
劳克坚牢蓝染色	Luxol fast blue stain
老龄	Aged
老龄化	Aging
酪氨酸激酶（TK）	Tyrosine kinase （TK）
酪氨酸羟化酶（TH）	Tyrosine hydroxylase （TH）
雷米普利	Ramipril
雷尼酸锶	Strontium ranelate
雷诺小体	Renault body
雷帕霉素	Rapamycin
泪腺	Lacrimal gland
类癌	Carcinoid
类癌瘤	Carcinoid tumor
类骨质	Osteoid
类骨质增多	Osteoid, increased
类骨质增多症	Hyperosteoidosis
类固醇	Steroid

中　文	英　文
类固醇合成	Steroid synthesis
类固醇[激素]生成因子-1(SF-1)	Steroidogenic factor-1（SF-1）
类固醇生成	Steroid production
类胡萝卜素色素	Carotenoid pigment
类视黄醇 X 受体(RXR)	Retinoid X receptor（RXR）
类丝虫感染	Filaroides infection
β-类胰蛋白酶	Beta-tryptase
犁鼻器(VNO)	Vomeronasal organ（VNO）
犁鼻器(VNO)变性	Degeneration：vomeronasal organ（VNO）
犁鼻器(VNO)单个细胞坏死	Necrosis, single cell, vomeronasal organ（VNO）
犁鼻器(VNO)凋亡	Apoptosis：vomeronasal organ（VNO）
犁鼻器(VNO)坏死	Necrosis, vomeronasal organ（VNO）
犁鼻器(VNO)扩张/憩室	Dilation/diverticulum, vomeronasal organ（VNO）
犁鼻器(VNO)神经上皮癌	Carcinoma, neuroepithelial：vomeronasal organ（VNO）
犁鼻器(VNO)神经上皮再生	Regeneration of neuroepithelium：vomeronasal organ（VNO）
犁鼻器(VNO)水肿	Edema：vomeronasal organ（VNO）
犁鼻器(VNO)萎缩	Atrophy：vomeronasal organ（VNO）
犁鼻器(VNO)炎症	Inflammation：vomeronasal organ（VNO）
犁鼻器(VNO)炎症细胞浸润	Infiltrate, inflammatory cell：vomeronasal organ（VNO）
犁鼻器(VNO)再生	Regeneration：vomeronasal organ（VNO）
犁鼻器(VNO)增生	Hyperplasia, vomeronasal organ（VNO）
理化性质	Physical and chemical nature；physicochemical property
锂利尿剂	Lithium diuretics
历史对照信息	Historical control information
立方的;立方状的	Cuboidal
立方上皮化生	Cuboidal metaplasia
利尿	Diuresis
利诺吡啶	Linopirdine
利血平	Reserpine
粒细胞	Granulocyte
粒细胞白血病	Leukemia, granulocytic
粒细胞/单核细胞集落刺激因子(GM-CSF)	Granulocyte/monocyte colony stimulating factor（GM-CSF）
粒细胞核分叶过多	Hypersegmentation, granulocyte
粒细胞肉瘤	Sarcoma, granulocytic

L

中　文	英　文
粒细胞生成	Granulopoiesis
粒细胞生成异常	Dysgranulopoiesis
粒细胞数量	Granulocytic cellularity
链霉亲和素-生物素复合物标记	Streptavidin-biotin complex labeling
链霉亲和素-藻红蛋白	Streptavidin-phycoerythrin
链脲霉素（STZ）	Streptozotocin（STZ）
良性	Benign
良性被膜下肾上腺肿瘤	Adrenal tumor, subcapsular, benign
良性成釉细胞瘤	Ameloblastoma, benign
良性成釉细胞牙瘤	Odontoma, ameloblastic, benign
良性垂体细胞瘤	Pituicytoma, benign
良性肥大细胞瘤	Tumor, mast cell, benign
良性复合型嗜铬细胞瘤	Pheochromocytoma, complex, benign
良性副神经节瘤	Paraganglioma, benign
良性[睾丸]间质细胞瘤	Leydig cell tumor, benign
良性[睾丸]支持细胞瘤	Sertoli cell tumor, benign
良性黑色素瘤	Melanoma, benign; benign melanoma
良性化学感受器瘤	Chemodectoma, benign
良性混合瘤	Tumor, mixed, benign
良性混合型神经胶质瘤	Glioma, mixed, benign
良性混合性[睾丸]支持-间质细胞瘤	Tumor, mixed Sertoli-Leydig cell, benign
良性混合性性索间质肿瘤	Sex cord stromal tumor, mixed, benign
良性混合肿瘤	Mixed benign tumor
良性肌上皮瘤	Myoepithelioma, benign
良性基底鳞状细胞瘤	Basosquamous tumor, benign
良性基底细胞瘤	Basal cell tumor, benign; benign basal cell tumor
良性畸胎瘤	Teratoma, benign
良性脊索瘤	Chordoma, benign
良性间皮瘤	Mesothelioma, benign
良性间叶肿瘤	Mesenchymal tumor, benign
良性间质息肉	Benign stromal polyp
良性间质肿瘤	Stromal tumor, benign
良性浆细胞瘤	Plasma cell tumor, benign
良性结缔组织和软组织肿瘤	Connective and soft tissue neoplasm, benign

中 文	英 文
良性精原细胞瘤	Seminoma, benign
良性巨细胞瘤	Giant cell tumor, benign
良性颗粒细胞瘤	Tumor, granular cell, benign
良性颅咽管瘤	Craniopharyngioma, benign
良性卵巢性索-间质肿瘤	Ovarian sex cord-stromal tumor, benign
良性卵黄囊瘤	Yolk sac tumor, benign
良性卵泡膜细胞瘤	Thecoma, benign
良性毛囊瘤	Tumor, hair follicle, benign; trichofolliculoma, benign
良性米勒混合瘤	Müllerian tumor, mixed, benign
良性脑膜瘤	Meningioma, benign
良性平滑肌母细胞瘤	Leiomyoblastoma, benign
良性上皮-间质瘤	Tumor, epithelial-stromal, benign
良性神经内分泌细胞肿瘤	Tumor, neuroendocrine cell, benign
良性神经鞘瘤;良性施万细胞瘤	Schwannoma, benign
良性肾母细胞瘤	Nephroblastoma, benign
良性视神经胶质瘤/星形细胞瘤	Glioma/astrocytoma, benign, optic nerve
良性室管膜瘤	Ependymoma, benign
良性嗜铬细胞瘤	Pheochromocytoma, benign; oncocytoma, benign
良性松果体瘤	Pinealoma, benign
良性外分泌肿瘤	Benign exocrine tumor
良性外毛根鞘瘤	Tricholemmoma, benign
良性胃肠道间质肿瘤(GIST)	Gastrointestinal stromal tumor (GIST), benign
良性纤维组织细胞瘤	Histiocytoma, fibrous, benign
良性腺泡-胰岛细胞瘤	Acinar-islet cell tumor, benign
良性心脏神经鞘瘤	Cardiac schwannoma, benign
良性胸腺瘤	Thymoma, benign
良性血管外皮细胞瘤	Hemangiopericytoma, benign
良性牙瘤	Odontoma, benign
良性牙源性肿瘤	Tumor, odontogenic, benign
良性中胚叶肾瘤	Mesoblastic nephroma, benign
良性肿瘤	Neoplasm, benign
良性贮脂细胞瘤;良性伊藤细胞瘤	Ito cell tumor, benign
良性组织细胞瘤	Histiocytoma, benign
两亲性阳离子药物	Amphophilic cationic drug
两性异形	Sexual dimorphism

中　文	英　文
两性异形形态学	Dimorphic morphology
亮丙瑞林	Leuprolide
量子点	Quantum dot
临床病理学	Clinical pathology
临床化学参数	Clinical chemistry parameter
临床开发	Clinical development
临床试验告知书(CTN);临床试验通知(CTN)	Clinical trial notification（CTN）
淋巴管扩张[症]	Lymphangiectasis
淋巴管瘤	Lymphangioma
淋巴管肉瘤	Lymphangiosarcoma
淋巴浆细胞浸润	Lymphoplasmacytic cell infiltrate
淋巴浆细胞性淋巴瘤	Lymphoma, lymphoplasmacytic
淋巴浆细胞炎症	Inflammation, lymphoplasmacytic
淋巴结	Lymph node
淋巴结窦组织细胞增多[症]	Sinus histiocytosis, lymph node
淋巴瘤	Lymphoma
淋巴瘤组织	Lymphoma tissue
淋巴滤泡	Lymphoid follicle
淋巴滤泡结构	Lymphofollicular structure
淋巴母细胞白血病	Leukemia, lymphoblastic
淋巴母细胞性淋巴瘤	Lymphoma, lymphoblastic
淋巴肉瘤	Lymphosarcoma
淋巴细胞	Lymph corpuscle; lymphocyte
淋巴细胞白血病	Leukemia, lymphocytic
淋巴细胞凋亡	Lymphocyte apoptosis
淋巴细胞凋亡增多	Apoptosis, increased, lymphocyte
淋巴细胞耗减	Lymphoid depletion
淋巴细胞耗减模式	Lymphocyte depletion pattern
淋巴细胞坏死	Necrosis, lymphocyte
淋巴细胞或嗜酸性粒细胞炎症	Inflammation, lymphocytic or eosinophilic
淋巴细胞浸润	Lymphoid infiltrate; lymphocytic infiltration
淋巴细胞聚集	Lymphoid aggregate
淋巴细胞群	Lymphoid population
淋巴细胞数量减少	Cellularity, decreased, lymphocyte

中　文	英　文
淋巴细胞数量增多	Cellularity, increased, lymphocyte
淋巴细胞为主	Lymphocyte predominance
淋巴细胞性附睾炎	Lymphocytic epididymitis
淋巴细胞性睾丸炎	Lymphocytic orchitis
淋巴细胞性甲状腺炎	Lymphocytic thyroiditis
淋巴细胞性淋巴瘤	Lymphocytic lymphoma
淋巴细胞炎症	Inflammation, lymphocyte
淋巴细胞增多	Lymphocytes, increased
淋巴细胞增生	Hyperplasia, lymphocyte
淋巴细胞增生性反应	Lymphoproliferative response
淋巴造血系统肿瘤	Hematolymphoid neoplasm
淋巴肿瘤	Lymphoid tumor; lymphoid neoplasm
淋巴组织	Lymphoid tissue
淋巴组织萎缩	Atrophy, lymphoid
淋巴组织细胞炎症	Lymphohistiocytic inflammation
淋巴组织细胞增生	Lymphohistiocytic hyperplasia
淋巴组织增生	Hyperplasia, lymphoid
磷	Phosphorus
磷酸二酯酶	Phosphodiesterase
磷稳态	Phosphorous homeostasis
磷钨酸苏木精（PTAH）	Phosphotungstic acid hematoxylin（PTAH）
磷脂酰肌醇 3 –激酶	Phosphatidylinositol 3 – kinase
磷脂质沉积症（PLO）	Phospholipidosis（PLO）
磷脂质蓄积	Phospholipid accumulation
鳞屑	Squame
鳞–柱交界带（SCJ）；鳞–柱交界处（SCJ）	Squamo-columnar junction（SCJ）
鳞状上皮	Squamous epithelium
鳞状上皮［细胞］凋亡/坏死	Apoptosis/necrosis, squamous epithelium
鳞状上皮化生	Squamous metaplasia
鳞状上皮坏死	Necrosis, squamous epithelium
鳞状上皮空泡化；鳞状上皮空泡形成	Vacuolation, squamous epithelium
鳞状上皮囊肿	Cyst, squamous
鳞状上皮乳头状瘤	Squamous papilloma

L

鳞状上皮萎缩	Atrophy, squamous epithelium
鳞状上皮增生	Squamous hyperplasia
鳞状细胞	Squamous cell
鳞状细胞癌	Carcinoma, squamous cell
鳞状细胞乳头状瘤	Papilloma, squamous cell
鳞状细胞原位癌	Carcinoma, squamous cell, *in situ*
鳞状细胞增生	Hyperplasia, squamous cell
领域选择	Area selection
流式细胞术	Flow cytometry
流式细胞术分析	Flow cytometric analysis
硫代乙酰胺	Thioacetamide
硫鸟嘌呤	Thioguanine
硫脲嘧啶	Thiouracil
硫酸吗啡	Morphine sulfate
硫酸皮肤素	Dermatan sulfate
硫酸葡聚糖结肠炎	Dextran sulfate colitis
硫替丁	Tiotidine
瘤形成	Neoplasia
柳氮磺胺吡啶	Sulfasalazine
六氯苯	Hexachlorobenzene
六氯酚	Hexachlorophene
路易小体	Lewy body
滤光片	Filter
滤过	Filtration
滤角狭窄	Narrowed filtration angle
滤泡扩张;卵泡扩张	Follicle dilatation
滤泡上皮肥大	Follicular epithelial hypertrophy
滤泡细胞	Follicular cell
滤泡细胞癌	Carcinoma, follicular cell
滤泡细胞肥大	Hypertrophy, follicular cell
滤泡细胞腺瘤	Adenoma, follicular cell
滤泡细胞增生	Hyperplasia, follicular cell
滤泡腺瘤	Follicular adenoma
滤泡相关上皮杯状细胞增多	Follicle-associated epithelium, goblet cell, increased
滤泡相关上皮杯状细胞增生	Hyperplasia, goblet cell, follicle-associated epithelium

中　文	英　文
滤泡相关上皮变性	Degeneration, follicle-associated epithelium
滤泡相关上皮减少	Follicle-associated epithelium, decreased
滤泡相关上皮鳞状上皮化生	Metaplasia, squamous, follicle-associated epithelium
滤泡相关上皮增多	Follicle-associated epithelium, increased
滤泡相关上皮增生	Hyperplasia, follicle-associated epithelium
滤泡性/多形性淋巴瘤	Follicular/pleomorphic lymphoma
滤泡性淋巴瘤	Lymphoma, follicular
滤泡中心细胞性淋巴瘤	Follicular center cell lymphoma
绿色瘤	Chloroleukemia
氯胺酮	Ketamine
氯贝丁酯;安妥明	Clofibrate
氯痤疮	Chloracne
氯氮䓬;利眠宁	Chlordiazepoxide
氯氮平	Clozapine
氯碘羟喹	Clioquinol
氯化汞	Mercuric chloride
氯磺丙脲	Chlorpropamide
氯喹	Chloroquine
氯霉素	Chloramphenicol
卵巢	Ovary
卵巢淀粉样物质	Amyloid: ovary
卵巢多卵卵泡	Follicle, polyovular: ovary
卵巢恶性混合性性索间质肿瘤	Tumor, sex cord stromal, mixed, malignant: ovary
卵巢恶性卵泡膜细胞瘤	Thecoma, malignant: ovary
卵巢恶性支持细胞瘤	Tumor, Sertoli cell, malignant: ovary
卵巢管状间质癌	Carcinoma, tubulostromal: ovary
卵巢管状间质腺瘤	Adenoma, tubulostromal: ovary
卵巢管状间质增生	Hyperplasia, tubulostromal: ovary
卵巢黄素化卵泡	Follicle, luteinized: ovary
卵巢黄体变性	Degeneration, corpora lutea: ovary
卵巢黄体肥大	Hypertrophy, corpora lutea: ovary
卵巢黄体空泡化;卵巢黄体空泡形成	Vacuolation, corpora lutea: ovary
卵巢黄体囊肿	Cyst: luteal, ovary
卵巢黄体数量减少/缺失	Decreased number/absent corpora lutea: ovary

中　文	英　文
卵巢黄体数量增多	Increased number, corpora lutea: ovary
卵巢黄体萎缩	Atrophy: corpora lutea, ovary
卵巢混合性性索间质增生	Hyperplasia, sex cord stromal, mixed: ovary
卵巢间质细胞肥大	Hypertrophy, interstitial cell: ovary
卵巢间质细胞空泡化;卵巢间质细胞空泡形成	Vacuolation, interstitial cell: ovary
卵巢间质细胞增生	Hyperplasia, interstitial cell: ovary
卵巢颗粒细胞	Granulosa cell: ovary
[卵巢]颗粒细胞瘤	[Ovary] Granulosa cell tumor(特指卵巢的一种肿瘤)
卵巢颗粒细胞空泡化;卵巢颗粒细胞空泡形成	Vacuolation, granulosa cell: ovary
卵巢颗粒细胞增生	Hyperplasia, granulosa cell: ovary
卵巢矿化	Mineralization: ovary
卵巢良性黄体瘤	Luteoma, benign: ovary
卵巢良性混合性性索间质肿瘤	Tumor, sex cord stromal, mixed, benign: ovary
卵巢良性畸胎瘤	Teratoma, benign: ovary
卵巢良性卵泡膜细胞瘤	Thecoma, benign: ovary
卵巢良性支持细胞瘤	Tumor, Sertoli cell, benign: ovary
卵巢卵母细胞变性	Degeneration, oocyte: ovary
卵巢卵泡膜细胞空泡化;卵巢卵泡膜细胞空泡形成	Vacuolation, theca cell: ovary
卵巢卵泡膜细胞增生	Hyperplasia, theca cell: ovary
卵巢卵泡囊肿	Cyst, follicular: ovary
卵巢卵泡数量减少/缺失	Decreased number/absent follicle: ovary
卵巢门细胞	Hilar cell: ovary
卵巢囊囊肿	Cyst: bursal, ovary
卵巢囊腺癌	Cystadenocarcinoma: ovary
卵巢囊腺瘤	Cystadenoma: ovary
卵巢囊状/乳头状增生	Hyperplasia, cystic/papillary: ovary
卵巢年龄相关性萎缩	Age-related atrophy: ovary
卵巢旁囊肿	Cyst: paraovarian, ovary
卵巢切除术	Ovariectomy
卵巢塞托利细胞增生;卵巢支持细胞增生	Hyperplasia, Sertoli cell: ovary
卵巢色素	Pigment, ovary

L

中 文	英 文
卵巢上皮囊肿；卵巢上皮性囊肿	Cyst, epithelial：ovary
卵巢水肿	Edema：ovary
卵巢网囊肿	Cyst：rete ovarii, ovary
卵巢网腺瘤	Adenoma：rete ovarii
卵巢网增生	Hyperplasia, rete ovarii：ovary
卵巢萎缩	Atrophy：ovary
卵巢无性细胞瘤	Dysgerminoma：ovary
卵巢系膜平滑肌瘤	Leiomyoma, mesovarial：ovary
卵巢系膜平滑肌增生	Hyperplasia, smooth muscle, mesovarial：ovary
卵巢血管扩张	Angiectasis：ovary
卵巢炎症	Inflammation：ovary
卵巢炎症细胞浸润	Infiltrate, inflammatory cell：ovary
卵巢肿瘤	Ovarian tumor
卵巢周期	Ovarian cycle
卵巢/子宫/宫颈/阴道囊肿(非特指)	Cyst, NOS：ovary/uterus/uterine cervix/vagina
卵睾体	Ovotestis
卵母细胞/卵泡缺失/变性	Loss/degeneration, oocyte/follicle
卵泡	Ovarian follicle
卵泡闭锁	Follicular atresia
卵泡刺激素(FSH)	Follicle-stimulating hormone (FSH)
卵泡的；滤泡的	Follicular
卵泡计数	Follicle count
卵泡膜细胞	Theca cell
卵泡囊肿	Follicular cyst
卵泡期	Follicular phase
卵泡抑[制]素	Follistatin
卵圆细胞增生	Oval cell hyperplasia
卵子	Ovum
轮枝链霉菌	Streptomyces verticillus
螺杆菌	Helicobacter
洛伐他汀	Lovastatin
落射荧光显微镜	Epifluorescent microscope

L

M

中　文	英　文
麻醉	Anesthesia
麻醉性镇痛药	Narcotic analgesics
马兜铃酸	Aristolochic acid
马立马司他	Marimastat
马洛里小体	Mallory body
马塞若鼻中隔器(SOM)	Septal organ of Masera (SOM)
马塞若鼻中隔器(SOM)变性	Degeneration：septal organ of Masera (SOM)
马塞若鼻中隔器(SOM)凋亡	Apoptosis：septal organ of Masera (SOM)
马塞若鼻中隔器(SOM)鳞状上皮化生	Metaplasia，squamous cell，septal organ of Masera (SOM)
马塞若鼻中隔器(SOM)萎缩	Atrophy：septal organ of Masera (SOM)
马杉肾炎	Masugi nephritis
马休猩红蓝(MSB)	Martius scarlet blue (MSB)
迈格-林华染色	May-Grunwald stain
麦角胺	Ergotamine
脉络丛癌	Carcinoma，choroid plexus
脉络丛空泡化;脉络丛空泡形成	Choroid plexus vacuolation
脉络丛乳头状瘤	Papilloma，choroid plexus
脉络丛肿瘤	Choroid plexus tumor
脉络膜	Choroid
慢性化脓性炎症	Chronic suppurative inflammation
慢性活动性炎症	Inflammation，chronic active
慢性肌病	Chronic myopathy
慢性甲状腺炎	Chronic thyroiditis
慢性间质性肾炎	Chronic interstitial nephritis
慢性进行性肾病(CPN)	Chronic progressive nephropathy (CPN)
慢性肾脏病(CRD)	Chronic renal disease (CRD)
慢性胃炎	Chronic gastritis
慢性炎症	Inflammation，chronic

中　文	英　文
慢性胰腺炎	Pancreatitis, chronic; chronic pancreatitis
盲肠肥大	Caecal/cecal hypertrophy
盲肠腺瘤	Caecal/cecal adenoma
盲肠增大	Cecal enlargement
盲端输出小管	Blind-ending efferent duct
猫螺杆菌	Helicobacter felis
毛发上皮瘤	Trichoepithelioma
毛发栓子	Hair embolus
毛母质癌	Pilomatrix carcinoma
毛母质瘤	Pilomatrixoma
毛囊	Hair follicle
毛囊萎缩	Hair follicle atrophy
毛囊炎	Folliculitis
毛细胞	Hair cell
梅克尔细胞	Merkel cell
梅克尔细胞-神经元复合体	Merkel cell-neuron complex
梅内特里耶病;巨大肥厚性胃炎	Ménétrier's disease
酶联免疫吸附试验(ELISA)	Enzyme-linked immunosorbent assay (ELISA)
酶原颗粒	Zymogen granule
酶原脱颗粒灶	Zymogen degranulation focus
美国处方药申报者付费法案(PDUFA)	Prescription Drug User Fee Act (PDUFA)
美国纯净食品及药品法案	Pure Food and Drugs Act
美国德莱尼条款	Delaney Clause
美国毒性病理学会(STP)	Society of Toxicologic Pathology (STP)
美国国家癌症研究所(NCI)	National Cancer Institute (NCI)
美国国家毒理学项目中心(NTP)	National Toxicology Program (NTP)
美国国家毒理学研究中心(NCTR)	National Center for Toxicological Research (NCTR)
美国国立卫生研究院(NIH)	National Institutes of Health (NIH)
美国健康与环境科学研究所(HESI)	Health and Environmental Science Institute (HESI)
美国生物制品审评与研究中心(CBER)	Center for Biologics Evaluation and Research (CBER)
美国食品安全与应用营养中心(CFSAN)	Center for Food Safety and Applied Nutrition (CFSAN)
美国食品和药品法	US Food and Drug Law
美国食品、药品和化妆品法案	Food, Drug, and Cosmetic Act

M

中　文	英　文
美国食品药品监督管理局(FDA)	Food and Drug Administration (FDA)
美国兽药中心(CVM)	Center for Veterinary Medicine (CVM)
美国 Kefauver-Harris 修正案	Kefauver-Harris amendment
美国烟草制品中心(CTP)	Center for Tobacco Products (CTP)
美国药品审评与研究中心(CDER)	Center for Drug Evaluation and Research (CDER)
美国医疗器械和放射健康中心(CDRH)	Center for Devices and Radiological Health (CDRH)
美沙洛尔	Medroxalol
美舒麦角	Mesulergine
门管区周围	Periportal
门管区周围坏死	Periportal necrosis
门管区周围脂肪空泡化;门管区周围脂肪空泡形成	Periportal fat vacuolation
门静脉	Portal vein
弥漫性	Diffuse
弥漫性肥大	Diffuse hypertrophy
弥漫性肺泡损伤(DAD)	Diffuse alveolar damage (DAD)
弥漫性坏死	Diffuse necrosis
弥漫性结节状	Diffuse nodular
弥漫性滤泡扩张	Dilatation, follicular, diffuse
弥漫性滤泡萎缩	Diffuse follicular atrophy
弥漫性囊性内膜增生	Diffuse cystic endometrial hyperplasia
弥漫性黏膜增生	Hyperplasia, diffuse, mucosa
弥漫性皮质坏死	Diffuse cortical necrosis
弥漫性皮质增生	Hyperplasia, cortical, diffuse
弥漫性球状带肥大	Diffuse hypertrophy, zona glomerulosa
弥漫性束状带肥大	Diffuse hypertrophy, zona fasciculata
弥漫性腺泡萎缩	Diffuse acinar atrophy
弥漫性小管萎缩	Diffuse tubular atrophy
弥漫性嗅上皮萎缩	Diffuse olfactory epithelial atrophy
弥漫性增生	Diffuse hyperplasia
猕猴	Macaque
糜烂	Erosion
糜烂和坏死	Erosion and necrosis
糜烂/溃疡	Erosion/ulcer

M

中　文	英　文
米非司酮	Mifepristone
米勒细胞	Müller cell
米诺地尔	Minoxidil
米诺环素	Minocycline
米索前列醇	Misprostol
米坦西诺	Mitemcinal
米托蒽醌	Mitoxantrone
泌尿道肿瘤	Urinary tract neoplasm
泌尿生殖道	Urogenital tract
泌尿系统	Urinary system
泌酸黏膜;胃底黏膜	Oxyntic mucosa; fundic mucosa
泌酸腺	Oxyntic gland
棉属	Gossypium
免疫标记	Immunolabeling
免疫表型分析	Immunophenotyping
免疫刺激/抑制	Immune stimulation/suppression
免疫调节	Immunomodulation
免疫调节机制	Immunoregulatory mechanism
免疫调节剂	Immunomodulator
免疫毒理学	Immunotoxicology
免疫毒性	Immunotoxicity
免疫反应性	Immunoreactivity
免疫分型	Immunotyping
免疫复合物	Immune complex
免疫功能	Immune function
免疫介导的皮肤毒性	Immune-mediated skin toxicity
免疫介导的血小板减少[症]	Immune-mediated thrombocytopenia
免疫介导反应	Immune-mediated response
免疫母细胞性淋巴瘤	Lymphoma, immunoblastic
免疫染色	Immunostain
免疫系统的功能	Immune system's function
免疫性皮肤毒性	Immunologic dermatotoxicity
免疫性皮肤反应	Immunologic skin reaction
免疫抑制	Immunosuppression
免疫抑制性大环内酯[类]	Immunosuppressive macrolide

中　文	英　文
免疫荧光	Immunofluorescence
免疫原的	Immunogenic
免疫原性	Immunogenicity
免疫组织化学(IHC)	Immunohistochemistry（IHC）
免疫组织化学标志物	Immunohistochemical marker
免疫组织化学分析	Immunohistochemical analysis
免疫组织化学染色	Immunohistochemical stain
描述	Description
明胶样转化	Gelatinous transformation
明细胞腺瘤;亮细胞腺瘤	Adenoma, light cell
膜攻击复合物(MAC)	Membrane attack complex(MAC)
膜增生性肾小球肾炎	Membranoproliferative glomerulonephritis
末端乳芽(TEB)	Terminal end bud（TEB）
末端脱氧核苷酸转移酶介导的 dUTP 缺口末端标记法(TUNEL)	Terminal deoxynucleotidyl transferase-mediated dUTP nick end labeling（TUNEL）
莫尔加尼小球体	Morgagnian globule
莫唑胺	Muzolimine
墨西哥无毛犬	Mexican hairless dog
母体药物	Parent drug
木糖醇	Xylitol

M

N

中　文	英　文
那法瑞林	Nafarelin
纳米毒性	Nanotoxicity
钠/钾比	Na/K ratio
奈韦拉平	Nevirapine
萘啶酸;萘啶酮酸	Nalidixic acid
囊泡;气泡	Vesicle
囊腺癌	Cystadenocarcinoma
囊腺瘤	Cystadenoma
囊性变性;囊性变	Degeneration，cystic
囊性出血性变性	Cystic haemorrhagic degeneration
囊性导管	Cystic duct
囊性黄体	Cystic corpora lutea
囊性角化上皮瘤	Epithelioma，cystic keratinizing
囊性扩张	Cystic dilation
囊性滤泡增生	Cystic follicular hyperplasia
囊性卵泡	Cystic follicle
囊性黏液性增生	Cystic mucinous hyperplasia
囊性深在性胃炎	Gastritis cystica profunda
囊性萎缩	Cystic atrophy
囊性小管	Cystic tubule
囊性增生	Cystic hyperplasia
囊肿	Cyst
囊肿形成	Cyst formation
蛲虫	Enterobius vermicularis
脑	Brain
脑干	Brain stem
脑积水	Hydrocephalus
脑[脊]膜	Meninge
脑脊髓炎	Encephalomyelitis

中 文	英 文
脑脊液(CSF)	Cerebrospinal fluid（CSF）
脑膜瘤	Meningioma
脑膜血管瘤病	Meningioangiomatosis
脑室扩张;心室扩张	Ventricular dilatation
脑室;心室	Ventricle
内层视网膜萎缩	Inner retinal atrophy
内耳	Inner ear
内耳出血	Hemorrhage：ear，inner
内耳耳石缺失,结构破坏或崩解	Otolith loss，disorganization or disruption：ear，inner
内耳螺旋神经节细胞数量减少	Decreased cellularity，spiral ganglion，ear，inner
内耳螺旋缘/螺旋韧带/血管纹细胞数量减少	Decreased cellularity，spiral limbus/spiral ligament/stria vascularis，ear，inner
内耳毛细胞和/或上皮变性	Degeneration，hair cell and/or epithelium：ear，inner
内耳毛细胞坏死	Necrosis，hair cell：ear，inner
内耳毛细胞数量减少	Decreased number，hair cell：ear，inner
内耳毛细胞/支持细胞空泡化;内耳毛细胞/支持细胞空泡形成	Vacuolation，hair cell/supporting cell：ear，inner
内耳前庭-耳蜗神经轴突变性	Degeneration，axonal，vestibulo-cochlear nerve，ear，inner
内耳前庭器坏死	Necrosis，vestibular organ：ear，inner
内耳软骨坏死	Necrosis，cartilage：ear，inner
内耳神经元坏死	Necrosis，neuronal：ear，inner
内耳水肿	Edema，ear，inner
内耳纤维化	Fibrosis：ear，inner
内耳新骨形成	New bone formation，ear，inner
内耳血管纹空泡化;内耳血管纹空泡形成	Vacuolation，stria vascularis：ear，inner
内耳炎症	Inflammation：ear，inner
内啡肽	Endorphin
内分泌系统	Endocrine system
内分泌腺	Endocrine gland
内核层(INL)	Inner nuclear layer（INL）
内核层(INL)萎缩	Atrophy，inner nuclear layer（INL）
内膜斑块	Intimal plaque
内膜变性	Intimal degeneration
内膜增厚	Intimal thickening

N

中　文	英　文
内膜增生	Intimal hyperplasia
内胚芽	Endodermal sprout
内皮肥大	Hypertrophy，endothelial
内皮素-1(ET-1)	Endothelin-1（ET-1）
内皮素受体拮抗剂(ETRA)	Endothelin receptor antagonist（ETRA）
内皮微静脉	Endothelial venule
内皮细胞	Endothelial cell
内皮细胞反应	Endothelial cell response
内脏检查	Internal examination
内质网(ER)	Endoplasmic reticulum（ER）
尼群地平	Nitrendipine
尼氏体	Nissl body
尼氏体溶解	Chromatolysis
拟甲状腺素药	Thyromimetics
拟交感神经药	Sympathomimetic agent
逆行性肾病	Retrograde nephropathy
年龄相关性病变	Age-related lesion
年龄相关性退化	Involution，age-related
年龄相关性萎缩	Age-related atrophy
黏蛋白;黏液蛋白	Mucin
黏附;粘连	Adhesion
黏膜	Mucosa；mucous membrane
黏膜[细胞]凋亡/坏死	Apoptosis/necrosis，mucosa
黏膜肥大	Mucosal hypertrophy
黏膜坏死	Necrosis，mucosa
黏膜局灶性增生	Hyperplasia，focal，mucosa
黏膜空泡化;黏膜空泡形成	Vacuolation，mucosa
黏膜溃疡	Ulceration，mucosal
黏膜下腺体扩张	Ectasia，submucosal gland
黏膜腺体	Mucosal gland
黏膜相关淋巴组织(MALT)	Mucosa-associated lymphoid tissue（MALT）
黏膜炎	Mucositis
黏膜增生	Hyperplasia，mucosa
黏液变性	Mucinous degeneration
黏液化	Mucification

N

中 文	英 文
黏液化增加	Mucification, increased
黏液矿化	Mucus mineralization
黏液瘤	Myxoma
黏液囊肿	Mucocele
黏液肉瘤	Myxosarcoma
黏液细胞	Mucous cell
黏液细胞肥大	Hypertrophy, mucous cell
黏液细胞化生	Metaplasia, mucous cell
黏液细胞;黏液变细胞	Mucocyte
黏液细胞增生	Hyperplasia, mucous cell
黏液细胞增生/化生	Hyperplasia/metaplasia, mucous cell
黏液腺癌	Mucinous adenocarcinoma
黏液性腺癌	Adenocarcinoma：mucinous
黏液性腺瘤	Adenoma, mucinous
尿白蛋白	Urinary albumin
尿胆素原	Urobilinogen
尿道梗阻	Obstruction：urethra
尿道球腺	Bulbourethral gland
尿道炎症细胞浸润	Infiltrate, inflammatory cell：urethra
尿毒症胃病	Uremic gastropathy
尿路上皮	Urothelium
尿路上皮癌	Carcinoma, urothelial
尿路上皮包涵物;尿路上皮包含物	Inclusion, urothelium
尿路上皮空泡化;尿路上皮空泡形成	Vacuolation, urothelium
尿路上皮乳头状瘤	Urothelial papilloma
尿路上皮增生	Urothelial hyperplasia
尿皮质酮	Urine corticosterone
尿生化检测	Urine chemistry test
尿生物标志物	Urine biomarker
尿石症	Urolithiasis
尿素氮	Urea nitrogen
尿酸盐结晶	Urate crystal
尿液采集	Urine collection
尿液分析	Urinalysis

N

中　文	英　文
尿液检测	Urine test
啮齿动物	Rodent
啮齿类柠檬酸杆菌	Citrobacter rodentium
啮齿类致癌试验	Rodent carcinogenicity bioassay
凝固;凝结	Coagulation
凝固腺	Coagulating gland
凝固性坏死	Coagulative necrosis
凝胶电泳质谱	Gel electrophoresis mass spectroscopy
凝结物;结石	Concretion
凝血酶原时间(PT)	Prothrombin time（PT）
［凝血］因子ⅩⅢ	Factor ⅩⅢ
浓度	Concentration
浓度-时间曲线下面积	Area under concentration-time curve
脓疱	Pustule
脓性肉芽肿性炎症	Inflammation，pyogranulomatous
脓胸	Pyothorax；empyema
脓肿	Abscess
脓肿形成	Abscessation

N

O

中 文	英 文
欧洲药品法	European Drug Law
欧洲药品管理局（EMA）	European Medicines Agency（EMA）
呕吐	Emesis
偶氮丝氨酸	Azaserine
偶发性所见	Incidental finding
偶线期精母细胞（ZS）	Zygotene spermatocyte（ZS）

O

P

中　文	英　文
帕金森病	Parkinson's disease
帕内特细胞化生;潘氏细胞化生	Metaplasia, Paneth cell
帕内特细胞减少;潘氏细胞减少	Paneth cell reduction
帕内特细胞;潘氏细胞	Paneth cell
排卵前卵泡	Preovulatory follicle
派氏结(PP)	Peyer's patch (PP)
潘氏细胞肥大;帕内特细胞肥大	Hypertrophy, Paneth cell
潘氏细胞减少;帕内特细胞减少	Reduction, Paneth cell
泡沫细胞	Foam cell
泡沫样巨噬细胞	Foamy macrophage
泡沫样巨噬细胞聚集	Foamy macrophage aggregate
泡心细胞	Centroacinar cell
胚胎残留	Embryonic remnant
胚胎－胎仔毒理学	Embryo-fetal toxicology
胚胎－胎仔发育	Embryo-fetal development
胚胎性癌	Carcinoma, embryonal
胚胎学	Embryology
胚胎原基性肿瘤	Embryonic primordial neoplasia
培高利特,硫丙麦角林	Pergolide
佩尔格-休特综合征	Pelger-Huet syndrome
喷他脒;戊烷脒	Pentamidine
皮肤	Skin
皮肤创伤模型	Skin wound model
皮肤刺激试验	Skin irritation test
皮肤动力学建模	Dermatokinetic modeling
皮肤毒性	Dermatotoxicity; cutaneous toxicity
皮肤反射率	Skin reflectance
皮肤反应	Skin reaction
皮肤光泽	Skin lightness

中文	英文
皮肤过敏反应	Skin anaphylaxis
皮肤和颊黏膜乳头状瘤	Papilloma, skin and buccal mucosa
皮肤和皮下注射	Dermal and subcutaneous injection
皮肤结缔组织	Dermal connective tissue
皮肤免疫反应	Cutaneous immune reaction
皮肤色素沉着	Skin pigmentation
皮肤相关毒性	Skin-related toxicity
皮肤炎症	Dermal inflammation
皮肤致敏试验	Skin sensitization assay
皮克病	Pick's disease
皮内痣	Intradermal nevus
皮髓质比降低	Corticomedullary ratio, decreased
皮髓质比升高	Corticomedullary ratio, increased
皮髓质分界不清	Loss of corticomedullary distinction
皮/髓质分界不清	Indistinct cortex/medulla demarcation
皮髓质矿化	Corticomedullary mineralization
皮下注射	Subcutaneous injection
皮下组织	Subcutis; hypodermis
皮炎	Dermatitis
皮样囊肿	Dermoid cyst
皮疹	Skin rash
皮脂腺	Sebaceous gland
皮脂腺鳞状细胞癌	Sebaceous squamous carcinoma
皮脂腺萎缩	Sebaceous gland atrophy
皮脂腺细胞	Sebaceous cell
皮脂腺细胞癌	Carcinoma, sebaceous cell
皮脂腺细胞腺瘤	Adenoma, sebaceous cell
皮脂腺细胞增生	Sebaceous cell hyperplasia
皮脂腺腺癌	Adenocarcinoma: sebaceous
皮脂腺腺瘤	Sebaceous adenoma
皮质	Cortex
皮质癌	Carcinoma, cortical
皮质的	Cortical
皮质短襻肾单位	Cortical short-looped nephron
皮质肥大	Cortical hypertrophy

P

中　文	英　文
皮质梗死	Infarct, cortex
皮质骨	Cortical bone
皮质和/或髓质发育不全	Hypoplasia, cortex and/or medulla
皮质和/或髓质未发生	Agenesis, cortex and/or medulla
皮质和髓质间质纤维化	Fibrosis, interstitial, cortex, medulla
皮质和髓质间质性肾炎	Interstitial nephritis: interstitium of cortex and medulla
皮质和髓质间质炎症细胞浸润	Infiltrate, inflammatory cell: interstitium, cortex and medulla
皮质和髓质间质脂肪积聚	Adipose aggregate: cortical and medullary interstitium
皮质局灶性肥大	Hypertrophy, cortical, focal
皮质局灶性空泡化减少;皮质局灶性空泡形成减少	Vacuolation, cortical, decreased, focal
皮质局灶性空泡化增多;皮质局灶性空泡形成增多	Vacuolation, cortical, increased, focal
皮质类固醇	Corticosteroid
皮质弥漫性肥大	Hypertrophy, cortical, diffuse
皮质弥漫性空泡化减少;皮质弥漫性空泡形成减少	Vacuolation, cortical, decreased, diffuse
皮质弥漫性空泡化增多;皮质弥漫性空泡形成增多	Vacuolation, cortical, increased, diffuse
皮质囊肿	Cyst, cortex/cortical
皮质球旁细胞增生	Hyperplasia, juxtaglomerular: cortex
皮质肾小管空泡化;皮质肾小管空泡形成	Cortical tubule, vacuolation
皮质/髓质出血	Hemorrhage: cortex/medulla
皮质/髓质发育不良	Dysplasia, cortex/medulla
皮质/髓质间质水肿	Edema, interstitial, cortex/medulla
皮质/髓质微脓肿	Microabscess, cortex/medulla
皮质酮	Corticosterone
皮质萎缩	Atrophy, cortical
皮质腺瘤	Adenoma, cortical
脾	Spleen
嘌呤霉素	Puromycin
贫血	Anemia
品系	Strain
平滑肌肥大	Smooth muscle hypertrophy

中　文	英　文
平滑肌瘤	Leiomyoma
平滑肌肉瘤	Leiomyosarcoma
平滑肌细胞(SMC)	Smooth muscle cell（SMC）
平滑肌增生	Hyperplasia，smooth muscle
平滑肌肿瘤	Smooth muscle neoplasm
平均动脉压(MAP)	Mean arterial pressure（MAP）
平均光效应(MPE)	Mean photo effect（MPE）
平均红细胞容积(MCV)	Mean cell/corpuscular volume（MCV）
平均红细胞血红蛋白浓度(MCHC)	Mean cell/corpuscular hemoglobin concentration（MCHC）
平均血小板容积(MPV)	Mean platelet volume（MPV）
平均滞留时间(MRT)	Mean residence time（MRT）
平行人工膜渗透性试验(PAMPA)	Parallel artificial membrane permeation assay（PAMPA）
评分值;分级值	Grading value
评价	Assessment
屏障机制	Barrier mechanism
破骨细胞	Osteoclast
破骨细胞增多	Osteoclasts，increased
破坏;破碎	Disruption
破裂	Crack
葡萄膜	Uvea；uneal tract
葡萄膜黑色素瘤	Melanoma，uvea
葡萄膜黑色素细胞增生	Hyperplasia，melanocyte：uvea
葡萄膜虹膜萎缩	Atrophy，iris，uvea
葡萄膜睫状体萎缩	Atrophy：ciliary body，uvea
葡萄膜脉络膜新生血管形	Neovascularization，uvea，choroid
葡萄膜平滑肌瘤	Leiomyoma：uvea
葡萄膜上皮胞质空泡化;葡萄膜上皮胞质空泡形成	Vacuolation，cytoplasmic，epithelial：uvea
葡萄膜瞳孔膜存留	Persistent pupillary membrane，uvea
葡萄膜炎症	Inflammation：uvea
葡萄膜炎症细胞浸润	Infiltrate，inflammatory cell：uvea
葡萄膜眼内神经鞘瘤;葡萄膜眼内施万细胞瘤	Schwannoma，intraocular：uvea
葡萄膜淤血	Congestion，uvea

P

中　文	英　文
葡萄糖醛酸化	Glucuronidation
葡萄糖醛酸转移酶	Glucuronosyltransferase；glucuronyltransferase
浦肯野细胞	Purkinje cell
浦肯野细胞层	Purkinje cell layer
浦肯野纤维	Purkinje fiber
普拉洛尔	Practolol
普鲁卡因胺	Procainamide
普鲁士蓝	Prussian blue
普鲁士蓝染色	Perls stain
普齐地洛	Prizidilol
普瑞巴林	Pregabalin
普通宽场荧光显微镜	Conventional wide-field fluorescence microscopy

P

Q

中　文	英　文
期	Stage
期特异性变性	Stage-specific degeneration
齐多夫定	Zidovudine
脐尿管动脉	Urachal artery
脐血管	Umbilical blood vessel
气道	Airway
气道壁	Airway wall
气管	Trachea
气管杈	Tracheal bifurcation
气管矿化	Trachea mineralization
气管内滴注	Intratracheal instillation
气管腺	Tracheal gland
气管炎	Tracheitis
气体交换	Gas exchange
砌砖样排列	Brick-and-mortar arrangement
起泡	Blebbing
器官	Organ
器官发育	Organ development
憩室	Diverticulum
前房/房水蛋白性液体	Proteineous fluid：anterior chamber/aqueous humor
前房/房水炎症	Inflammation：anterior chamber/aqueous humor
前列环素	Prostacyclin
前列腺	Prostate
前列腺癌肉瘤	Carcinosarcoma：prostate
前列腺恶性颗粒细胞瘤	Tumor, granular cell, malignant：prostate
前列腺恶性神经内分泌肿瘤	Tumor, neuroendocrine, malignant：prostate
前列腺局灶性非典型增生;前列腺局灶性不典型增生	Focal atypical prostatic hyperplasia
前列腺良性颗粒细胞瘤	Tumor, granular cell, benign：prostate

中 文	英 文
前列腺上皮肥大	Prostatic epithelial hypertrophy
前列腺素	Prostaglandin
前列腺炎	Prostatitis
前列腺原基	Prostatic rudiment
前期牙本质;原牙质	Predentin
前肾	Pronephros
前庭功能障碍	Vestibular disorder
前庭系统	Vestibular system
前庭周围	Vestibular periphery
前胃	Forestomach
前胃增生	Forestomach hyperplasia
嵌塞	Impaction
腔内结晶	Luminal crystal
羟苯甘氨酸	Oxfenicine
21-羟基化[作用]	21 - Hydroxylation
20α-羟孕酮(20α-OHP)	20α - Hydroxyprogesterone（20α - OHP）
敲除	Knock-out
桥本病	Hashimotos' disease
桥本甲状腺炎	Hashimoto thyroiditis
切割分离法	Cutting isolation method
切片	Sectioning
切片术	Microtomy
侵蚀面增加	Eroded surface, increased
侵袭	Invasion
亲和素-生物素复合物	Avidin-biotin complex
青春期	Puberty; adolescence
青春期前	Prepubertal
青光眼	Glaucoma
D-青霉胺	D - penicillamine
轻泻药	Laxatives
清除抗体	Clearing antibody
清除率(CL);清除(CL)	Clearance（CL）
庆大霉素	Gentamicin; gentamycin
秋水仙碱;秋水仙素	Colchicine
球虫病	Coccidiosis

Q

球蛋白	Globulin
α-2μ-球蛋白肾病	α-2μ-Globulin nephropathy
球结膜	Bulbar conjunctiva
球旁细胞增生	Juxtaglomerular hyperplasia
球形红细胞增多[症]	Spherocytosis
球形嗜酸性细胞	Spheroidal eosinophilic cell
球状带	Zona glomerulosa
球状带肥大/增生	Hypertrophy/hyperplasia, glomerulosa
球状带局灶性肥大	Zona glomerulosa focal hypertrophy
球状体	Spheroid
球状体形成	Spheroid formation
6-巯基嘌呤	6-Mercaptopurine
巯乙胺;半胱胺	Cysteamine
曲格列酮	Troglitazone
曲帕拉醇	Triparanol
曲妥珠单抗	Trastuzumab
曲线小体	Curvilinear body
取材;修块	Trimming
取样	Sampling
去甲肾上腺素	Norepinephrine
去势细胞	Castration cell
全带弥漫性肥大	Panzonal diffuse hypertrophy
全基因表达	Global gene expression
全身清除率	Total body clearance
全身性皮肤毒性	Systemic dermatotoxicity
全视网膜萎缩	Global retinal atrophy
全小叶型	Panlobular
全血细胞减少	Pancytopenia
全自动血液分析仪	Automated hematology analyzer
醛固酮	Aldosterone
醛固酮合成酶	Aldosterone synthetase
醛类固定剂	Aldehyde fixative
犬皮肤组织细胞瘤(CCH)	Canine cutaneous histiocytoma (CCH)
炔雌醇	Ethinylestradiol
炔雌醚	Quinestrol

Q

中　文	英　文
缺失	Loss
缺锌饲料	Zinc-deficient diet
缺血	Ischemia
缺血性坏死	Ischemic necrosis
缺血性脂肪组织	Ischemic adipose tissue
缺血预适应	Ischemic preconditioning
缺氧;低氧	Hypoxia

Q

R

中　文	英　文
Fontana – Masson 染色	Fontana-Masson stain
染色	Stain
Fluoro-Jade(FJ)染色	Fluoro-Jade（FJ）staining
染色体畸变试验	Clastogenicity assay
热图	Heat map
热休克蛋白 27（HSP27）；热激蛋白 27（HSP27）	Heat shock protein 27（HSP27）
人代谢物	Human metabolite
人工假象	Artifact
人工假象空泡形成；人工假象空泡化	Artifactual vacuolation
人朗格汉斯细胞	Human Langerhans cell
人胰岛淀粉多肽（HIP）	Human islet amyloid polypeptide（HIP）
人用药品委员会（CHMP）	Committee for Human Medicinal Products（CHMP）
妊娠毒血症	Pregnancy toxemia
日本毒性病理学会（JSTP）	Japanese Society of Toxicologic Pathology（JSTP）
日本药品法	Japanese Drug Law
日本药品与医疗器械管理局（PMDA）	Pharmaceutical and Medical Devices Agency（PMDA）
狨猴	Marmoset
狨猴消瘦综合征（WMS）	Wasting marmoset syndrome（WMS）
绒毛短小	Villous stunting
绒毛肥大	Villous hypertrophy
绒毛膜癌	Choriocarcinoma
绒毛萎缩	Villous atrophy
绒毛样间皮突起	Villous mesothelial projection
溶解	Dissolution
溶解度	Solubility
溶酶体板层小体（LLB）	Lysosomal lamellar body（LLB）
溶酶体活性	Lysosomal activity

中　文	英　文
溶酶体贮积症	Lysosomal storage disease
溶血	Hemolysis
溶血性贫血	Hemolytic anemia
溶组织内阿米巴	Entamoeba histolytica
肉孢子虫囊肿	Sarcocystis cyst
肉豆蔻酸异丙酯(IPM)	Isopropyl myristate（IPM）
肉瘤	Sarcoma
肉芽肿	Granuloma
肉芽肿性炎症	Inflammation, granulomatous
肉芽组织	Granulation tissue
肉柱	Trabeculae carneae
蠕形螨感染	Demodex mite infestation
乳酸铁	Iron lactate
乳酸脱氢酶(LDH)	Lactate dehydrogenase（LDH）
乳头坏死	Papillary necrosis
乳头肌	Papillary muscle
乳头;乳突	Papilla
乳头状瘤	Papilloma
乳头状瘤病	Papillomatosis
乳头状囊腺癌	Cystadenocarcinoma, papillary
乳头状囊腺瘤	Cystadenoma, papillary
乳头状突起	Papillary projection
乳头状腺癌	Adenocarcinoma, papillary
乳头状腺瘤	Adenoma, papillary
乳头状增生	Papillary hyperplasia
乳腺	Mammary gland
乳腺癌	Breast cancer
乳腺癌肉瘤	Carcinosarcoma：mammary gland
乳腺良性混合瘤	Tumor, mixed, benign：mammary gland
乳腺纤维腺瘤	Fibroadenoma：mammary gland
乳腺纤维腺瘤内肉瘤	Sarcoma arising in fibroadenoma：mammary gland
乳腺纤维腺瘤内腺癌	Adenocarcinoma arising in fibroadenoma，mammary gland
乳腺腺癌	Adenocarcinoma：mammary gland
乳腺腺肌上皮瘤	Adenomyoepithelioma：mammary gland
乳腺腺鳞癌	Carcinoma, adenosquamous, mammary gland

R

中　文	英　文
乳腺腺瘤	Adenoma：mammary gland
软骨	Cartilage
软骨变性	Cartilage degeneration
软骨化生	Cartilaginous metaplasia
软骨坏死	Cartilage necrosis
软骨瘤	Chondroma
软骨黏液变性	Chondromucinous degeneration
软骨肉瘤	Chondrosarcoma
软骨细胞增生	Hyperplasia，chondrocyte
软骨样增生	Chondroid hyperplasia
软脑膜肉瘤	Sarcoma，leptomeningeal
软组织淀粉样物质	Amyloid，soft tissue
软组织化生	Metaplasia：soft tissue
软组织坏死	Necrosis，soft tissue
软组织矿化	Mineralization，soft tissue
软组织纤维化	Fibrosis，soft tissue
软组织纤维增生	Fibroplasia，soft tissue
软组织炎症	Inflammation：soft tissue
瑞氏吉姆萨染色	Wright-Giemsa stain

R

S

中　文	英　文
腮裂囊肿	Branchial cyst
腮腺嗜碱性肥大细胞灶；腮腺嗜碱性肥大灶	Focus，hypertrophic，basophilic：parotid gland
噻苯达唑	Thiabendazole
噻吡二胺（MP）	Methapyrilene（MP）
噻嗪类利尿剂	Thiazide diuretics
噻唑烷二酮类	Thiazolidinedione
鳃的；鳃状的	Branchial
三碘甲状腺原氨酸	Triiodothyronine
三级淋巴结构（TLS）	Tertiary lymphoid structure（TLS）
三级卵泡	Tertiary follicle
三氯乙烯（TCE）	Trichloroethylene（TCE）
三色染色	Trichrome stain
三相肾母细胞瘤	Triphasic nephroblastoma
三叶因子 3（TFF3）	Trefoil factor 3（TFF3）
色素	Pigment
色素沉积	Pigment deposition
色素沉着	Pigmentation
色素沉着过度	Hyperpigmentation
色素减退	Hypopigmentation
色素聚集	Pigment accumulation
色素性结晶	Pigmented crystal
色原	Chromogen
沙利度胺；反应停	Thalidomide
沙门菌感染	Salmonella infection
筛状改变	Cribriform change
山梨醇脱氢酶（SDH）	Sorbitol dehydrogenase（SDH）
疝出	Herniation
上皮	Epithelium

S

中 文	英 文
上皮包涵囊肿	Epithelial inclusion cyst
上皮变性	Degeneration, epithelial
上皮层	Epithelial layer
上皮单个细胞坏死	Single cell necrosis, epithelial
上皮肥大	Hypertrophy, epithelial
上皮改变	Epithelial alteration
上皮-间充质转化（EMT）；上皮-间质转化（EMT）	Epithelial-mesenchymal transition（EMT）
上皮空泡化；上皮空泡形成	Vacuolation, epithelium; epithelial vacuolation
上皮瘤	Epithelioma
上皮钠通道（ENaC）	Epithelial sodium channel（ENaC）
上皮囊性空泡化；上皮囊性空泡形成	Epithelial cystic vacuolation
上皮囊肿；上皮性囊肿	Cyst, epithelial
上皮内腔形成；上皮内形成腔	Epithelial lumina formation
上皮萎缩	Epithelial atrophy
上皮细胞空泡化；上皮细胞空泡形成	Epithelial cell vacuolation
上皮细胞数量增多	Cellularity, increased, epithelial cell
上皮细胞增生	Epithelial cell hyperplasia
上皮下动静脉吻合	Subepithelial arteriovenous anastomosis
上皮下炎症	Subepithelial inflammation
上皮再生	Epithelial regeneration
上皮增生	Hyperplasia, epithelial
上切齿和下切齿；上门齿和下门齿	Upper and lower incisors
上市后	Post-marketing
少突胶质细胞	Oligodendrocyte
少突神经胶质瘤；少突胶质细胞瘤	Oligodendroglioma
舌	Tongue
舌下采血	Sublingual blood sampling
X射线吸收	X-ray absorption
摄食量	Food consumption
神经递质	Neurotransmitter
神经毒性	Neurotoxicity
神经毒性病变	Neurotoxic lesion

中　文	英　文
神经管	Neural tube
神经活性药物	Neuroactive drug
神经肌母细胞瘤	Neuromyoblastoma
神经节神经母细胞瘤	Ganglioneuroblastoma
神经节细胞	Ganglion cell
神经节细胞胶质瘤	Ganglioglioma
神经解剖学	Neuroanatomy
神经母细胞	Neuroblast
神经母细胞瘤	Neuroblastoma
神经内分泌	Neuroendocrine
神经内分泌分化	Neuroendocrine differentiation
神经内分泌细胞	Neuroendocrine cell
神经内分泌细胞增生	Hyperplasia, neuroendocrine cell
神经内分泌肿瘤	Neuroendocrine tumor
神经上皮癌	Carcinoma, neuroepithelial
神经上皮小体(NEB)	Neuroepithelial body (NEB)
神经上皮/主嗅上皮癌(MOE)	Carcinoma, neuroepithelial/main olfactory epithelium (MOE)
神经系统	Nervous system
神经细胞黏附分子(NCAM)	Neural cell adhesion molecule (NCAM)
神经细胞缺失	Neuronal cell loss
神经细胞突起	Neuronal cell process
神经纤维变性	Nerve fiber degeneration
神经纤维瘤	Neurofibroma
[神经纤维]束;[消化、泌尿]道	Tract
神经元	Neuron
神经元包涵物	Neuronal inclusion
神经元变性	Neuronal degeneration
神经元病;神经元神经病	Neuronopathy
神经元坏死	Neuronal necrosis
神经元空泡化;神经元空泡形成	Vacuolation, neuronal
神经元缺失	Neuronal loss
神经元色素	Neuronal pigment
神经元特异性烯醇化酶(NSE)	Neuron specific enolase (NSE)
神经元细胞缺失;神经元细胞脱失	Cell loss, neuronal

S

中 文	英 文
神经元异位	Heterotopia, neuronal
神经元肿瘤性病变	Neuronal neoplastic lesion
神经阻滞剂;抗精神病药	Neuroleptic agent
肾癌	Carcinoma: kidney
肾病变	Kidney lesion
肾病综合征	Nephrotic syndrome
肾单位	Nephron
肾毒素	Nephrotoxin
肾毒性	Renal toxicity; nephrotoxicity
肾改变	Renal change
肾功能	Kidney function
肾间叶细胞瘤(RMT);肾间质瘤(RMT)	Renal mesenchymal tumor (RMT)
肾结石	Nephrolithiasis
肾淋巴结囊性萎缩	Cystic atrophy: renal lymph node
肾母细胞瘤	Nephroblastoma
肾母细胞瘤病	Nephroblastomatosis
肾皮质	Renal cortex
肾肉瘤	Renal sarcoma
肾乳头坏死(RPN)	Renal papillary necrosis(RPN)
肾乳头坏死	Necrosis, papillary
肾上腺	Adrenal gland
肾上腺 X 带	X-zone, adrenal
肾上腺肝融合(AHF)	Adreno-hepatic fusion (AHF)
肾上腺蜡样色素	Ceroid pigment, adrenal
肾上腺皮质	Adrenal cortex
肾上腺皮质癌	Carcinoma, adrenocortical
肾上腺皮质螺内酯小体	Spironolactone body, adrenal cortex
肾上腺皮质髓样小体	Myeloid body, adrenal cortex
肾上腺皮质腺瘤	Adenoma, adrenocortical
肾上腺素	Epinephrine
β-肾上腺素能兴奋剂	β- Adrenergic stimulant
肾上腺髓质	Adrenal medulla
肾上腺棕色变性	Brown degeneration, adrenal
肾嗜酸细胞瘤	Oncocytoma, kidney

中　文	英　文
肾损伤	Renal injury
肾损伤分子1(KIM-1)	Kidney injury molecule-1(KIM-1)
肾透明小滴	Hyaline droplet:kidney
肾细胞癌	Carcinoma, renal cell
肾细胞腺瘤	Adenoma, renal cell
肾腺瘤	Adenoma:kidney
肾小管	Renal tubule
肾小管癌	Carcinoma, renal, tubular
肾小管变性;生精小管变性	Tubular degeneration
肾小管发育不全;生精小管发育不全	Tubular hypoplasia
肾小管肥大	Tubular hypertrophy
肾小管矿化	Mineralization, renal tubule
肾小管扩张;生精小管扩张	Tubular dilatation; tubular dilation
肾小管囊性增生;囊性增生性肾小管	Cystic hyperplastic renal tubule
肾小管上皮细胞	Tubular epithelial cell
肾小管嗜碱性变	Tubular basophilia
肾小管萎缩;生精小管萎缩	Tubular atrophy
肾小管腺瘤	Renal tubular adenoma
肾小管再生	Tubular regeneration
肾小管增生	Renal tubule hyperplasia; hyperplasia, tubule
肾小管肿瘤	Renal tubule neoplasm
肾小球	Glomerulus
肾小球鲍曼腔扩张	Dilation, Bowman's space, glomeruli
肾小球变化	Glomerular change
肾小球病	Glomerulopathy
肾小球淀粉样变	Amyloidosis, glomerular
肾小球矿化	Glomerular mineralization
肾小球滤过率(GFR)	Glomerular filtration rate(GFR)
肾小球旁器;球旁器	Juxtaglomerular apparatus
肾小球肾病	Glomerulonephropathy
肾小球肾炎	Glomerulonephritis
肾小球损伤	Glomerular injury
肾小球萎缩	Atrophy, glomerular

S

中　文	英　文
肾小球系膜溶解	Mesangiolysis: glomerulus
肾小球系膜增生	Hyperplasia, mesangial, glomerulus
肾小球血管簇	Glomerular tuft
肾小球硬化	Glomerulosclerosis
肾小球脂质蓄积	Glomerular lipid accumulation
肾小球足细胞	Glomerular podocyte
肾性骨营养不良	Renal osteodystrophy
肾血流量（RBF）	Renal blood flow (RBF)
肾盂	Renal pelvis
肾盂积水	Hydronephrosis
肾盂扩张	Pelvic dilation; pyelectasis; dilation, renal pelvis
肾盂尿路上皮	Pelvic urothelium
肾盂旁间质髓外造血	Extramedullary hematopoiesis, interstitium adjacent to pelvis
肾盂肾炎	Pyelonephritis
肾盂炎	Pyelitis
肾盂炎症和增生	Pelvic inflammation and hyperplasia
肾盂移行上皮	Pelvic transitional epithelium
肾源性残留	Nephrogenic rest
肾［脏］	Kidney
胂凡钠明	Salvarsan
渗出性肾小球肾炎	Exudative glomerulonephritis
渗透系数	Permeability coefficient
生长板闭合	Growth plate closed
生长板变薄	Decreased thickness, growth plate
生长板变化	Growth plate change
生长板发育不良	Growth plate dysplasia
生长板未闭合	Growth plate open
生长和发育	Growth and development
生长激素（GH）	Growth hormone (GH); somatotropin
生长激素释放激素（GHRH）	Growth hormone-releasing hormone (GHRH)
生长激素细胞	Somatotroph
生长激素注射剂	Growth hormone injection
生长期脱落	Anagen defluxion
生长紊乱	Growth disturbance
生长抑素	Somatostatin

中　文	英　文
生长因子	Growth factor
生长因子抑制剂	Growth factor inhibitor
生发细胞	Germinative cell
生发中心	Germinal center
生发中心细胞数量	Cellularity in germinal centre
生发中心细胞数量与生发中心突显	Cellularity and prominence, germinal centre
生精上皮	Seminiferous epithelium
生精小管	Seminiferous tubule
生精小管变性	Seminiferous tubular degeneration
生精小管/肾小管空泡化;生精小管/肾小管空泡形成	Tubular vacuolation
生精周期	Spermatogenic cycle
生理性白细胞增多	Physiological leukocytosis
生理学	Physiology
生理盐水溶媒	Saline vehicle
生物标志物	Biomarker
生物材料	Biomaterial
生物发光成像	Bioluminescence imaging
生物集	Bioset
生物技术药物	Biopharmaceutical drug
生物制品管制法	Biologics Control Act
生物制药的	Biopharmaceutical
生物治疗药物	Biotherapeutics
生物转化	Biotransformation
生育力	Fertility
生殖道	Reproductive tract
生殖毒理学	Reproductive toxicology
生殖器官	Reproductive organ
生殖系统	Reproductive system
生殖细胞	Germ cell
生殖细胞变性	Germ cell degeneration
生殖细胞变性/凋亡/单细胞坏死	Degeneration/apoptosis/single cell necrosis：germ cell
生殖细胞剥落	Exfoliation, germ cell
生殖细胞减少;生殖细胞耗减	Depletion, germ cell
生殖细胞肿瘤	Germ cell tumor

S

中 文	英 文
声带突	Vocal process
[尸体]剖检	Necropsy
失血	Blood loss
施万细胞	Schwann cell
施万细胞瘤;神经鞘瘤	Schwannoma
施万细胞增生	Schwann cell hyperplasia
施万细胞肿瘤	Schwann cell neoplasm
施魏格·赛德耳鞘	Schweiggel-Seidel sheath
十二烷基硫酸钠(SLS)	Sodium lauryl sulfate (SLS)
十二指肠	Duodenum
十二指肠腺变性/坏死	Degeneration/necrosis: Brunner's gland
十二指肠腺萎缩	Atrophy: Brunner's gland
十二指肠炎	Duodenitis
石蜡	Paraffin
时机	Timing
实验动物	Laboratory animal
实验设计;试验设计	Experimental design
实验性变态反应性脑脊髓炎(EAE)	Experimental allergic encephalomyelitis(EAE)
实质	Parenchyma
实质细胞	Parenchymal cell
食道	Oesophagus; esophagus
食道口线虫	Oesophagostomum
食管	Esophagus
食管扩张	Dilatation, esophagus
食管憩室	Diverticulum: esophagus
食蟹猴	Macaca fascicularis; cynomolgus monkey
史-约综合征(SJS);重症多形性红斑(SJS)	Stevens-Johnson syndrome (SJS)
Irwin 试验	Irwin test
试验;检测	Testing
试验设计	Study design
试纸检测	Reagent strip test
视黄醇结合蛋白(RBP)	Retinol-binding protein (RBP)
视黄酸	Retinoic acid
视盘	Optic disk

S

中　文	英　文
视盘水肿	Papilloedema
视神经	Optic nerve
视神经恶性脑膜瘤	Meningioma, malignant：optic nerve
视神经恶性神经鞘瘤;视神经恶性施万细胞瘤	Schwannoma, malignant：optic nerve
视神经胶质细胞数量增多	Increased number, glial cell, optic nerve
视神经空泡化;视神经空泡形成	Vacuolation：optic nerve
视神经良性脑膜瘤	Meningioma, benign：optic nerve
视神经良性神经鞘瘤;视神经良性施万细胞瘤	Schwannoma, benign：optic nerve
视神经脱髓鞘	Demyelination, optic nerve
视神经萎缩	Atrophy, optic nerve
视神经炎	Optic neuritis
视神经炎细胞浸润	Infiltrate, inflammatory cell：optic nerve
视神经炎症	Inflammation：optic nerve
视神经轴突变性	Degeneration, axonal, optic nerve
视束	Optic tract
视网膜	Retina
视网膜胞质空泡化;视网膜胞质空泡形成	Vacuolation, cytoplasmic：retina
视网膜变性	Retinal degeneration
视网膜出血	Hemorrhage：retina
视网膜单个细胞坏死	Necrosis, single cell, retina
视网膜感光细胞核移位	Displacement, photoreceptor nucleus, retina
视网膜或视网膜前纤维增生	Fibroplasia, retinal or epiretinal
视网膜胶质细胞数量增多	Increased number, glial cell, retina
视网膜菊形团;视网膜玫瑰花环	Retinal rosette
视网膜矿化	Mineralization, retina
视网膜母细胞瘤	Retinoblastoma
视网膜前小动脉环	Arteriolar loop：pre-retinal
视网膜色素上皮(RPE)	Retinal pigment epithelium(RPE)
视网膜色素上皮包涵物;视网膜色素上皮胞质内蓄积	Inclusions; intracytoplasmic accumulation：retinal pigment epithelium (RPE)
视网膜色素上皮(RPE)肥大	Hypertrophy, retinal pigment epithelium (RPE)
视网膜色素上皮(RPE)坏死	Necrosis, retinal pigment epithelium (RPE)

S

中　文	英　文
视网膜色素上皮(RPE)极性消失	Polarity, loss, retinal pigment epithelium (RPE)
视网膜色素上皮(RPE)色素减少	Pigmentation, decreased, retinal pigment epithelium (RPE)
视网膜色素上皮(RPE)色素增多	Pigmentation, increased, retinal pigment epithelium (RPE)
视网膜色素上皮(RPE)萎缩	Atrophy, retinal pigment epithelium (RPE)
视网膜色素上皮(RPE)增生	Hyperplasia, retinal pigment epithelium(RPE)
视网膜色素增多	Pigment, increased, retina
视网膜髓磷脂增多	Myelin, increased, retina
视网膜脱离	Detachment, retina
视网膜萎缩	Retinal atrophy
视网膜细胞外空泡化;视网膜细胞外空泡形成	Vacuolation, extracellular: retina
视网膜下出血	Subretinal haemorrhage
视网膜下视网膜色素上皮(RPE)细胞外基质中沉积	Deposit, extracellular matrix, subretina, retinal pigment epithelium (RPE)
视网膜下视网膜色素上皮(RPE)纤维增生	Fibroplasia, subretinal, retinal pigment epithelium (RPE)
视网膜新生血管形	Neovascularization, retina
视网膜炎症	Inflammation: retina
视网膜炎症细胞浸润	Infiltrate, inflammatory cell: retina
视网膜营养不良	Retinal dystrophy
视网膜皱襞	Retinal fold
适应性改变	Adaptive change
适应性效应	Adaptive effect
室管膜瘤	Ependymoma
室管膜细胞	Ependymal cell
室管膜下瘤	Subependymoma
室周器(CVO)	Circumventricular organ (CVO)
嗜肺巴氏杆菌	Pasteurella pneumotropica
嗜铬的	Chromaffin
嗜铬细胞	Chromaffin cell
嗜铬细胞瘤	Pheochromocytoma
嗜碱性	Basophilia
嗜碱性肥大灶	Basophilic hypertrophic focus
嗜碱性颗粒	Basophilic granule
嗜碱性空泡	Basophilic vacuole

中 文	英 文
嗜碱性空泡化;嗜碱性空泡形成	Basophilic vacuolation
嗜碱性粒细胞	Basophil
嗜碱性染色改变	Basophilic tinctorial change
嗜碱性小管	Basophilic tubule
嗜碱性灶	Focus, basophilic
嗜酸细胞	Oncocytic cell
嗜酸细胞瘤	Oncocytoma
嗜酸细胞增生	Oncocytic hyperplasia
嗜酸性	Acidophil
嗜酸性包涵体	Eosinophilic inclusion body
嗜酸性包涵物	Eosinophilic inclusion
嗜酸性结晶	Eosinophilic crystal
嗜酸性结晶性肺炎	Eosinophilic crystalline pneumonia
嗜酸性颗粒	Eosinophilic granule
嗜酸性颗粒性;嗜酸性颗粒状	Eosinophilic granularity
嗜酸性粒细胞	Eosinophil
嗜酸性粒细胞炎症	Inflammation, eosinophil
嗜酸性粒细胞增多	Eosinophilia
嗜酸性细胞	Eosinophilic cell
嗜酸性细胞癌	Carcinoma, acidophil
嗜酸性小滴	Eosinophilic droplet
嗜酸性小球体	Eosinophilic globule
嗜酸性小体	Eosinophilic body
嗜酸性灶	Eosinophilic focus
嗜银细胞	Argyrophil cell
嗜中性和嗜酸性炎症细胞浸润	Neutrophilic and eosinophilic inflammatory cell infiltration
噬神经细胞现象	Neuronophagia
收缩	Contraction
首次临床试验(FIH);首次人体试验(FIH)	First-in-human (FIH)
受体	Receptor
bHLH 受体	bHLH receptor
兽医学;兽药	Veterinary medicine
兽用药品委员会(CVMP)	Committee for Veterinary Medicinal Products (CVMP)
瘦素	Leptin

S

中　文	英　文
舒尼替尼	Sunitinib
舒张	Relaxation
输出小管	Efferent duct
输精管	Vas deferens
输卵管	Oviduct
输卵管上皮细胞增生	Hyperplasia, epithelial cell：oviduct
输卵管萎缩	Atrophy：oviduct
输卵管炎症	Inflammation：oviduct
输尿管/膀胱/尿道鳞状细胞癌	Carcinoma, squamous cell：ureter/urinary bladder/urethra
输尿管/膀胱/尿道鳞状细胞乳头状瘤	Papilloma, squamous cell：ureter/urinary bladder/urethra
输尿管/膀胱/尿道/肾盂鳞状上皮化生	Metaplasia, squamous cell：ureter/urinary bladder/urethra/renal pelvis
输尿管/膀胱/尿道/肾盂尿路上皮增生	Hyperplasia, urothelium：ureter/urinary bladder/urethra/renal pelvis
输尿管/膀胱/尿道/肾盂移行细胞癌	Carcinoma, transitional cell：ureter/urinary bladder/urethra/renal pelvis
输尿管/膀胱/尿道腺癌	Adenocarcinoma：ureter/urinary bladder/urethra
输尿管/膀胱/尿道腺性化生	Metaplasia, glandular：ureter/urinary bladder/urethra
输尿管/膀胱/尿道移行细胞乳头状瘤	Papilloma, transitional cell：ureter/urinary bladder/urethra
输尿管积水	Hydroureter
输尿管扩张	Dilation：ureter
输尿管/尿道/肾盂炎症细胞浸润	Infiltrate, inflammatory cell：ureter/urethra/renal pelvis
输尿管未发育	Aplasia：ureteral
鼠梗阻性尿路病	Murine obstructive uropathy
鼠贾第鞭毛虫	Giardia muris
鼠类柠檬酸杆菌	Citrobacter murliniae
鼠六鞭毛虫	Spironucleus muris
鼠伤寒沙门菌	Salmonella typhimurium
束状带	Zona fasciculata
树突状网状细胞	Dendritic reticular cell
树脂切片	Resin section
竖毛肌	Arrector pilli muscle
数据库	Database

S

中　文	英　文
数字化	Digitization
数字图像数据;数字影像数据	Digital image data
数字显微镜	Digital microscopy
栓塞	Embolism
栓子	Embolus；emboli
双侧萎缩	Bilateral atrophy
双核神经元	Binucleate neuron
双膦酸盐类	Bisphosphonates
双能 X 射线吸收法(DEXA)	Dual energy X-ray absorptiometry（DEXA）
双氢睾酮(DHT)	Dihydrotestosterone（DHT）
双嗜性-空泡样腺瘤	Amphophilic-vacuolar adenoma
双系血细胞减少	Bi-cytopenia
水解	Hydrolysis
水解酶	Hydrolase
水通道蛋白	Aquaporin
水样变性	Degeneration，hydropic
水肿	Edema
顺铂	Cisplatin
瞬膜	Nictitating membrane
斯伐他汀	Simvastatin
死后变化	Postmortem change
死前	Ante mortem
死前假象	Ante mortem artifact
死亡受体	Death receptor
四环素	Tetracycline
2,3,7,8－四氯代二苯并二噁英（TCDD）	2,3,7,8－Tetrachlorodibenzodioxin（TCDD）
四氯化碳	Carbon tetrachloride
四氧嘧啶	Alloxan
松果体母细胞瘤	Pinealoblastoma
松果体细胞瘤	Pinealocytoma
苏拉明	Suramin
苏木精	Hematoxylin
苏木精与伊红(HE)	Hematoxylin and eosin（HE）
苏木精与伊红(HE)染色	Haematoxylin and eosin（HE）staining

S

中　文	英　文
塑料切片	Plastic section
酸性正铁血红素	Acid haematin
酸阻断剂;酸阻滞剂	Acid blocker
随意摄食;自由摄食	Ad libitum diet
髓过氧化物酶(MPO)	Myeloperoxidase（MPO）
髓磷脂;髓鞘	Myelin
髓磷脂小球体	Myelin spheroid
髓磷脂自噬	Myelinophage
髓母细胞瘤	Medulloblastoma
髓袢	Loop of Henle
髓鞘空泡	Myelin bubble
髓鞘内水肿	Intramyelinic edema
髓鞘样结构	Myelin figure
髓鞘质病;髓鞘[性]神经病	Myelinopathy
髓索	Medullary cord
髓外的	Extramedullary
髓外红系造血	Extramedullary erythroid haemopoiesis
髓外造血	Hematopoiesis, extramedullary
髓外造血增多	Extramedullary hematopoiesis, increased
髓系白血病	Leukemia, myeloid
髓系细胞成熟指数(MMI)	Myeloid maturation index（MMI）
髓系细胞/红系细胞比	M/E ratio
髓系细胞生成	Myelopoiesis
髓系增生	Myeloid hyperplasia
髓细胞性白血病	Myelogenous leukemia
髓样反应	Myeloid response
髓样化生	Myeloid metaplasia
髓样肉瘤	Sarcoma, myeloid
髓脂肪瘤	Myelolipoma
髓质	Medulla
髓质集合管/皮髓质交界处/近端或远端小管/肾盂矿化	Mineralization, medullary collecting duct/corticomedullary junction/proximal or distal tubule/renal pelvis
髓质间质和集合管肾盂肾炎	Pyelonephritis：medulla interstitium and collecting duct
髓质局灶性增生	Hyperplasia, medullary, focal
髓质弥漫性增生	Hyperplasia, medullary, diffuse

中　文	英　文
髓质囊肿	Cyst：medulla
髓质内纤维化	Intramedullary fibrosis
髓质上皮细胞增多	Epithelial cell，increased，medulla
髓质增生	Medullary hyperplasia
损伤	Injury；damage
梭形细胞癌	Carcinoma，spindle cell
梭形细胞增生	Spindle cell hyperplasia
缩小膜壳绦虫	Hymenolepis diminuta
所见	Finding
索拉非尼	Sorafenib

S

T

中　文	英　文
他克莫司（FK506）	Tacrolimus（FK506）
他莫昔芬	Tamoxifen
他汀类药物	Statins
塔夫茨大学药物开发研究中心（TCSDD）	Tufts Center for the Study of Drug Development（TCSDD）
胎儿型肾小球	Fetal glomerulus
太阳模拟器	Solar simulator
泰泽病	Tyzzer's disease
探针杂交标记	Probe hybridization labeling
碳末沉着病	Anthracosis
碳水化合物	Carbohydrate
碳酸镧	Lanthanum carbonate
糖蛋白	Glycoprotein
P 糖蛋白转运蛋白	P－glycoprotein transporter
糖尿病	Diabete；diabete mellitus
Zucker 糖尿病肥胖（ZDF）	Zucker diabetic fatty（ZDF）
糖尿病模型	Diabetic model
糖尿病性肾病	Diabetic nephropathy
糖皮质激素类	Glucocorticoids
糖皮质激素效应	Glucocorticoid effect
糖原	Glycogen
糖原湖	Glycogen lake
糖原损耗	Glycogen loss
糖原蓄积	Glycogen accumulation
糖原贮积病（GSD）	Glycogen storage disease（GSD）
特发性多动脉炎	Idiopathic polyarteritis
特发性骨髓纤维化（IMF）	Idiopathic myelofibrosis（IMF）
特发性滤泡萎缩	Idiopathic follicular atrophy
特发性犬多动脉炎	Idiopathic canine polyarteritis

中　文	英　文
特发性无巨核细胞减少性血小板减少[症]	Idiopathic amegakaryocytopenic thrombocytopenia
特立帕肽	Teriparatide
特异质性中性粒细胞减少[症]	Idiosyncratic neutropenia
特异质药物反应(IDR)	Idiosyncratic drug reaction（IDR）
特应性皮炎	Atopic dermatitis
特征	Characteristic
特征描述	Characterization
体内	*In vivo*
体视学	Stereology
体视学技术	Stereologic technique
体外	*In vitro*
替代分子	Surrogate molecule
铁色素沉着	Iron pigmentation
听觉系统	Auditory system
听力损失;听力减退	Hearing loss
听性脑干反应(ABR)	Auditory brainstem response（ABR）
通路分析	Pathway analysis
通用技术文件(CTD)	Common Technical Document（CTD）
同工酶	Isoenzyme
铜毒性	Copper toxicity
铜中毒	Copper poisoning
酮康唑	Ketoconazole
酮体	Ketone
头孢菌素	Cephalosporin
头孢曲松	Ceftriaxone
透壁性纤维化	Transmural fibrosis
透明	Clearing
透明管型	Cast, hyaline
透明和颗粒状	Hyaline and granular
透明膜形成	Hyaline membrane formation
透明物质	Hyaline material
透明细胞	Clear cell
透明细胞腺癌	Adenocarcinoma, clear cell
透明细胞腺瘤	Adenoma, clear cell

T

中　文	英　文
透明细胞灶	Clear cell focus
透明小滴	Hyaline droplet
透明小滴浸润	Hyaline droplet infiltration
透明小体	Hyaline body
透明性肾小球病	Glomerulopathy, hyaline
透明样物质沉积	Hyaline deposit
透射电子显微镜(TEM)	Transmission electron microscopy (TEM)
突触小泡蛋白	Synaptophysin
突触足蛋白	Synaptopodin
涂片检查	Smear examination
兔栓尾线虫	Passalurus ambiguus
退行性变化	Degenerative change
退行性关节病(DJD)	Degenerative joint disease (DJD)
蜕膜斑块;蜕膜斑	Decidual plaque
蜕膜反应	Decidual reaction
蜕膜化	Decidualization
蜕膜瘤	Deciduoma
蜕膜样反应	Decidual-like reaction
吞噬含铁物质巨噬细胞	Iron-containing material, macrophage
吞噬红细胞作用;红细胞吞噬现象	Erythrophagocytosis
吞噬;吞噬作用	Phagocytosis
豚鼠	Guinea pig
豚鼠耳蜗	Guinea pig cochlea
托瑞米芬	Toremifene
脱垂;脱出	Prolapse
脱颗粒	Degranulation
脱毛	Alopecia
脱氢表雄酮	Dehydroepiandrosterone
脱色剂	Depigmenting agent
脱水	Dehydration
脱髓鞘	Demyelination
椭圆囊	Utricle
唾液	Saliva
唾液腺	Salivary gland

T

W

中　文	英　文
外部因素	External factor
外层视网膜萎缩	Outer retinal atrophy
外耳	External ear
外耳道皮脂腺扩张;任氏腺扩张	Dilation：Zymbal's gland
外耳道碎片	Debris, external ear canal
外耳道腺	Zymbal's gland
外耳道腺鳞状细胞乳头状瘤	Papilloma, squamous cell：Zymbal's gland
外耳道腺细胞腺瘤	Adenoma, sebaceous cell：Zymbal's gland
外耳道腺腺癌	Carcinoma：Zymbal's gland
外耳道腺腺瘤	Adenoma：Zymbal's gland
外耳道腺腺泡萎缩	Acinar atrophy：Zymbal's gland
外耳道腺增生	Hyperplasia：Zymbal's gland
外耳道炎症	Inflammation：external ear canal
外耳鼓膜穿孔	Perforation, tympanic membrane：ear, external
外耳鼓膜囊肿	Cyst, tympanic membrane, ear, external
外耳软骨炎症	Inflammation：auricular cartilage, ear, external
外分泌上皮	Exocrine epithelium
外分泌腺	Eccrine gland
外分泌腺癌	Carcinoma：eccrine gland
外分泌腺瘤	Exocrine adenoma
外观检查	External examination
外核层(ONL)	Outer nuclear layer（ONL）
外伤性损伤	Traumatic injury
外套层	Mantle zone
外用;局部应用	Topical application
外源性化合物	Xenobiotic compound
外源性物质;受试物	Xenobiotics
弯曲菌	Campylobacter
弯曲菌感染	Campylobacter infection

W

完整性	Integrity
晚幼红细胞	Metarubricyte
网上皮	Rete epithelium
网硬蛋白折叠和复制	Reticulin collapse and duplication
网状带	Zona reticularis
网状带空泡化;网状带空泡形成	Zona reticularis vacuolation
网状纤维	Reticulin fiber
微 RNA	MicroRNA
微结石症;微结石病	Microlithiasis
微囊性导管	Microcystic duct
微脓肿	Microabscess
微脓肿形成	Microabscessation
微气泡	Microbubble
β_1 微球蛋白	Beta 1 microglobulin
β_2 微球蛋白	Beta 2 microglobulin
α_2 微球蛋白染色	Alpha 2 microglobulin staining
微生物群	Microbiota
微型猪	Micropig
微血管病性溶血	Microangiopathic hemolysis
围排卵期	Periovulatory phase
围青春期	Peripuberty
围死亡期改变;死亡过程中改变	Perimortem change
维生素 A	Vitamin A
维生素 D_3	Vitamin D_3
维生素 K	Vitamin K
维生素 E 和硒缺乏病	Vitamin E and selenium deficiency
维生素 D 缺乏饲料	Vitamin D − deficient diet
卫星胶质细胞	Satellite glial cell
卫星现象	Satellitosis
未成熟	Immaturity
未成熟的	Immature
未成熟卵巢	Immature ovary
未成熟子宫	Immature uterus
未发生;发生不全	Agenesis
未分化癌	Carcinoma, undifferentiated

W

中　　文	英　　文
未分化肉瘤	Sarcoma, undifferentiated
未观察到效应剂量(NOEL)	No-observed-effect level (NOEL)
未观察到有害效应剂量(NOAEL)	No-observable-adverse-effect level (NOAEL)
未观察到转录组效应剂量(NOTEL)	No-observable-transcriptomic-effect level (NOTEL)
未结合药物	Unbound drug
未特定分类(NOS);非特指(NOS)	Not otherwise specified (NOS)
未特定分类肉瘤;非特指肉瘤	Sarcoma, NOS (not otherwise specified)
未折叠蛋白反应(UPR)	Unfolded protein response (UPR)
味蕾	Taste bud
胃	Stomach
胃肠(GI)	Gastrointestinal (GI)
胃肠道	Gastrointestinal tract
胃肠道间质肿瘤(GIST)	Gastrointestinal stromal tumor (GIST)
胃肠黏液分泌	Gastrointestinal mucus production
胃肠系统	Gastrointestinal system
胃蛋白酶原	Pepsinogen
胃底恶性神经内分泌肿瘤	Fundic malignant neuroendocrine tumor
胃窦平滑肌肉瘤	Antral leiomyosarcoma
胃窦腺瘤	Antral adenoma
胃梗死	Gastric infarction
胃类癌	Gastric carcinoid
胃鳞状细胞癌	Gastric squamous cell carcinoma
胃内容物	Stomach material
胃黏膜	Gastric mucosa
胃黏膜萎缩	Gastric mucosal atrophy
胃黏液	Gastric mucus
胃食管反流病(GERD)	Gastroesophageal reflux disease (GERD)
胃酸	Gastric acid
胃酸缺乏症;胃酸缺乏	Achlorhydria
胃特异性上皮	Stomach-specific epithelium
胃腺	Gastric gland
胃腺癌	Gastric adenocarcinoma
胃小凹上皮增生;隐窝增生	Foveolar hyperplasia
胃炎	Gastritis
胃异位	Gastric heterotopia

W

中　文	英　文
萎缩	Atrophy
猬因子通路抑制剂	Hedgehog pathway inhibitor
猬因子信号传递	Hedgehog signaling
文身色素	Tattoo pigment
稳态	Homeostasis
稳态控制系统	Homeostatic control system
无创性（体内）成像	Non-invasive (*in vivo*) imaging
无功能性肿瘤	Non-functional tumor
无机磷	Inorganic phosphorus
无毛	Hairlessness
无毛大鼠模型	Hairless rat model
无毛豚鼠	Hairless guinea pig
无排卵周期	Anovulatory cycle
无绒毛状	Avillous
无上皮区域增多	Epithelium-free areas, increased
无肾小球	Aglomerular
无髓神经纤维	Unmyelinated nerve fiber
无性细胞瘤	Dysgerminoma
戊巴比妥钠	Sodium pentobarbital
雾化剂型	Nebulized formulation

W

X

中　文	英　文
西咪替丁	Cimetidine
西诺沙星	Cinoxacin
吸入暴露系统	Inhalation exposure system
吸入毒理学	Inhalation toxicology
吸入空气污染物	Airborne pollutants, inhalation
吸收	Absorption
吸收、分布、代谢、排泄、毒性(ADMET)	Absorption, distribution, metabolism, excretion, toxicity (ADMET)
吸水链霉菌	Streptomyces hygroscopicus
息肉	Polyp
稀疏	Rarefaction
系膜溶解	Mesangiolysis
系膜细胞	Mesangial cell
系膜细胞增生	Mesangial cell hyperplasia
系膜增生性肾小球病	Glomerulopathy, mesangioproliferative
系膜贮存	Mesangial storage
系统清除率	Systemic clearance
系统树;系统发育树	Dendrogram
系统性疾病	Systemic disease
β 细胞	Beta cell
C 细胞癌;滤泡旁细胞癌	Carcinoma, C cell; C cell carcinoma
细胞保护作用	Cytoprotection
细胞倍性	Cell ploidy
细胞变异灶	Focus of cellular alteration
细胞成像技术	Cellular imaging technique
细胞的	Cellular
细胞毒性抗癌药	Cytotoxic anticancer agent
细胞毒性抗癌药	Anticancer cytotoxic drug
细胞改变	Cellular alteration

X

中　文	英　文
细胞核	Nucleus
细胞核包涵物	Nuclear inclusion
细胞核变质	Nuclear alteration
细胞核内包涵物	Intranuclear inclusion
细胞核内结晶沉积	Intranuclear crystalline deposit
细胞核内嗜酸性包涵物	Intranuclear eosinophilic inclusion
细胞核砖块状包涵物	Nuclear brick inclusion
细胞化学方法	Cytochemical method
细胞化学技术	Cytochemical technique
细胞及核巨大	Karyocytomegaly
细胞角蛋白	Cytokeratin
T 细胞淋巴瘤	T cell lymphoma
C 细胞;滤泡旁细胞	C cell
细胞旁吸收	Paracellular absorption
C 细胞区;滤泡旁细胞区	C cell area
细胞缺失	Loss of cell
细胞色素 P450(CYP)	Cytochrome P450（CYP）
细胞色素 P450(CYP)酶	Cytochrome P450（CYP）enzyme
细胞适应	Cellular adaptation
细胞数量	Cellularity
细胞数量减少	Cellularity, decreased, hypocellularity
细胞数量增多	Cellularity, increased, hypercellularity
细胞碎片	Cell debris
细胞特异性变性	Cell specific degeneration
细胞外	Extracellular
细胞外基质(ECM)	Extracellular matrix（ECM）
C 细胞腺瘤;滤泡旁细胞腺瘤	C cell adenoma; adenoma, C cell
细胞形态学	Cell morphology
细胞学表现	Cytological appearance
细胞学检查	Cytological examination
细胞学评价	Cytological evaluation
细胞学特征	Cytological feature
细胞学样本	Cytologic sample
T 细胞依赖性抗体应答(TDAR)	T cell dependent antibody response（TDAR）
细胞异型性	Cellular atypia

细胞因子	Cytokine
C 细胞增生;滤泡旁细胞增生	Hyperplasia，C cell
细胞质	Cytoplasm
细胞质变质	Cytoplasmic alteration
细胞质凝集	Cytoplasmic clumping
细胞质嗜酸性增强	Cytoplasmic hypereosinophilia
细胞质稀薄;细胞质稀疏	Cytoplasmic rarefaction
C 细胞肿瘤;滤泡旁细胞肿瘤	C cell tumor
细胞种类增多	Cell type，increased
细胞组成	Cellular composition
细菌	Bacteria
细菌感染	Bacterial infection
细支气管	Bronchiole
细支气管-肺泡癌	Carcinoma，bronchiolo-alveolar
细支气管肺泡急性炎症	Inflammation，acute：bronchioloalveolar
细支气管肺泡慢性炎症	Inflammation，chronic：bronchioloalveolar
细支气管-肺泡腺瘤	Bronchiolo-alveolar adenoma
细支气管肺泡腺瘤	Adenoma，bronchioloalveolar
细支气管-肺泡增生	Hyperplasia，bronchiolo-alveolar
细支气管化	Bronchiolization
细支气管黏液	Bronchiole mucus
细支气管微结石病	Bronchiolar microlithiasis
细支气管微结石形成	Bronchiolar microlith formation
下尿路	Lower urinary tract
下丘脑-垂体-甲状腺轴	Hypothalamic-pituitary-thyroid axis
下丘脑-垂体-卵巢轴	Hypothalamo-hypophyseal-ovarian axis
下丘脑-垂体-肾上腺(HPA)	Hypothalamic-pituitary-adrenal（HPA）
下丘脑-垂体-肾上腺轴	Hypothalamic-pituitary-adrenal axis
下丘脑-垂体-性腺(HPG)	Hypothalamic-pituitary-gonadal（HPG）
下丘脑-垂体-性腺轴	Hypothalamic-pituitary-gonadal axis
先导[化合]物优化	Lead optimization
先天性病变	Congenital lesion
先天性甲状腺囊肿	Congenital thyroid cyst
先天性囊肿	Congenital cyst
先天性青光眼	Congenital glaucoma

X

中　文	英　文
先天性肾盂扩张	Congenital renal pelvic dilation
纤毛立方上皮化生	Ciliated cuboidal metaplasia
纤毛缺失;纤毛脱失	Cilia loss
纤毛上皮	Ciliated epithelium
纤毛原虫	Ciliate protozoa
纤维蛋白微血栓	Fibrin microthrombus
纤维蛋白性肺炎	Fibrinous pneumonia
纤维蛋白血栓	Fibrin thrombus
纤维蛋白原	Fibrinogen
纤维发育不全	Fibrous hypoplasia
纤维骨病变(FOL)	Fibro-osseous lesion (FOL)
纤维骨营养不良(FOD)	Fibrous osteodystrophy (FOD)
纤维骨增生;纤维骨增殖	Fibro-osseous proliferation
纤维化	Fibrosis
纤维化性肺泡炎	Fibrosing alveolitis
纤维瘤	Fibroma
纤维黏液瘤	Fibromyxoma
纤维肉瘤	Fibrosarcoma
纤维乳头状瘤	Fibropapilloma
纤维腺癌	Fibroadenocarcinoma
纤维腺瘤	Fibroadenoma
纤维腺瘤内腺癌	Adenocarcinoma arising in fibroadenoma
纤维性骨炎	Osteitis fibrosa
纤维血管间质	Fibrovascular stroma
纤维血管轴	Fibrovascular core
纤维增生	Fibroplasia
纤维脂肪瘤	Fibrolipoma
纤维组织细胞反应	Fibrohistiocytic response
纤维组织细胞瘤	Fibrous histiocytoma
酰基辅酶 A:胆固醇酰基转移酶 (ACAT)	Acyl-coenzyme A：cholesterol acyltransferase (ACAT)
涎石病	Sialolithiasis
涎腺炎	Sialadenitis
嫌色细胞	Chromophobe
显色原位杂交(CISH)	Chromogenic *in situ* hybridization (CISH)

X

中　文	英　文
显微放射自显影术	Microautoradiography
显微结构	Microscopic structure
显微解剖学	Microscopic anatomy
显微镜检查;镜检	Microscopic examination
显微镜评价	Microscopic evaluation
线虫	Nematode
线粒体	Mitochondrion
线性皮质疤痕	Linear cortical scar
陷窝蛋白	Caveolin
腺癌	Adenocarcinoma
腺病	Adenosis
腺垂体	Adenohypophysis
腺垂体细胞	Adenohypophyseal cell
腺苷酸环化酶(AC)	Adenylyl cyclase（AC）
腺肌瘤	Adenomyoma
腺肌上皮瘤	Adenomyoepithelioma
腺棘皮瘤	Adenoacanthoma
腺鳞癌	Carcinoma, adenosquamous
腺瘤	Adenoma
腺瘤样结肠息肉病(APC)	Adenomatous polyposis coli（APC）
腺瘤样增生	Adenomatous hyperplasia
腺黏膜	Glandular mucosa
腺泡肥大	Acinar hypertrophy
腺泡坏死	Acinar necrosis
腺泡空泡化;腺泡空泡形成	Acinar vacuolation
腺泡扩张和增生	Acinar dilation and hyperplasia
腺泡上皮	Acinar epithelium
腺泡嗜碱性灶	Acinar basophilic foci
腺泡萎缩	Acinar atrophy
腺泡细胞	Acinar cell
腺泡细胞癌	Carcinoma, acinar cell
腺泡细胞肥大	Hypertrophy, acinar cell
腺泡细胞分泌耗减;腺泡细胞分泌减少	Secretory depletion, acinar cell
腺泡细胞化生	Metaplasia, acinar cell

中 文	英 文
腺泡细胞空泡化;腺泡细胞空泡形成	Vacuolation, acinar cell
腺泡细胞萎缩	Atrophy, acinar cell
腺泡细胞腺癌	Adenocarcinoma, acinar cell
腺泡细胞腺瘤	Adenoma, acinar cell
腺泡细胞增生	Hyperplasia, acinar cell
腺泡细胞自噬泡	Autophagic vacuole, acinar cell
腺泡-胰岛细胞癌	Carcinoma, acinar-islet cell
腺泡-胰岛细胞腺瘤	Adenoma, acinar-islet cell
腺泡增生	Acinar hyperplasia
腺嘌呤	Adenine
腺腔黏液细胞	Mucous cell, acinar lumen
腺上皮增生;腺上皮增殖	Glandular epithelial proliferation
腺体扩张	Dilatation, gland
腺体囊肿	Cyst：glandular
腺体疝	Glandular herniation
腺胃	Glandular stomach
腺纤维瘤	Adenofibroma
腺脂瘤	Adenolipoma
CPN 相关的肾小球硬化[症]	CPN-associated glomerulosclerosis
相关性	Relevance
香豌豆	Lathyrus odoratus
向心性肥大	Concentric hypertrophy
消化器官	Digestive organ
消化系统	Alimentary system
小肠	Small intestine
小肠结肠炎耶尔森菌	Yersinia enterocolitica
小齿	Denticle
小导管/皮脂腺上皮单个细胞坏死	Single cell necrosis, ductular/sebaceous epithelium
小导管/腺泡上皮单个细胞坏死	Single cell necrosis, ductular/alveolar epithelium
小动脉肥大;小动脉肥厚	Arteriolar hypertrophy
小分子药物	Small molecule drug
小管空泡化;小管空泡形成	
小管扩张	Dilation, tubular
小管内液体	Intratubular fluid

中　文	英　文
小管内液体和空泡化;小管内液体和空泡形成	Intratubular fluid and vacuolation
小管萎缩	Atrophy, tubular
小胶质细胞	Microglial cell; microglia
小胶质细胞结节	Microglial nodule
小胶质细胞增生	Microgliosis
小梁网增生;小梁网增殖	Proliferation, trabecular meshwork
小淋巴细胞性淋巴瘤	Lymphoma, small lymphocytic
小脑	Cerebellum
小脑白质	Cerebellar white matter
小脑颗粒层	Cerebellar granular layer
小泡性脂肪变性	Microvesicular steatosis
小球白细胞	Globule leucocyte
小肉芽肿	Microgranuloma
小神经胶质细胞残留	Cell rest of Hortega
B6C3F1 小鼠	B6C3F1 mouse
C57BL/6 小鼠	C57BL/6 mouse
CD－1 小鼠	CD－1 mouse
小鼠	Mouse
小鼠柯萨奇 B 病毒	Coxsackie B virus in mouse
小鼠乳腺肿瘤病毒(MMTV)	Mouse mammary tumor virus (MMTV)
Hassall 小体;哈索尔小体;胸腺小体	Hassall's corpuscle
Heinz 小体;海因茨小体	Heinz body
小型猪	Minipig
小叶出血	Hemorrhage: lobule
小叶淀粉样物质	Amyloid, lobule
小叶扭转	Lobe torsion
小叶色素	Pigment, lobule
小叶萎缩	Atrophy, lobule
小叶纤维化	Fibrosis, lobule
小叶腺泡单位(LAU)	Lobuloalveolar unit (LAU)
小叶腺泡和/或导管上皮细胞肥大/增生	Hypertrophy/hyperplasia, alveolar and/or ductal epithelial cell, lobule
小叶腺泡增生	Hyperplasia, lobuloalveolar
小叶血管扩张	Angiectasis, lobule

X

中　文	英　文
心肌细胞坏死	Necrosis, cardiomyocyte
心肌细胞坏死/炎症细胞浸润	Necrosis/inflammatory cell infiltration, cardiomyocyte
心肌细胞色素	Pigment, cardiomyocyte
心肌纤维化	Fibrosis, myocardium
心肌炎	Myocarditis
心肌炎症细胞浸润	Inflammatory cell infiltration; myocardium
心肌脂肪变性	Myocardial steatosis
心内膜间叶细胞增生	Endocardium, mesenchymal proliferation
心内膜神经鞘瘤；心内膜施万细胞瘤	Schwannoma, endocardial
心内膜施万细胞瘤；心内膜神经鞘瘤	Endocardial Schwannoma
心内膜下出血	Subendocardial hemorrhage
心内膜下盗血假说	Subendocardial steal hypothesis
心内膜下施万细胞增生	Hyperplasia, Schwann cell, subendocardium
心内膜下心肌坏死及空泡化；心内膜下心肌坏死及空泡变	Subendocardial myocardial necrosis and vacuolation
心内膜炎症	Endocardial inflammation
心室心肌	Ventricular myocardium
心衰细胞；心力衰竭细胞	Heart failure cell
心外膜	Epicardium
心外膜或心包间皮瘤	Mesothelioma, epicardium or pericardium
心外膜或心包间皮增生	Hyperplasia, mesothelial, epicardium or pericardium
心血管毒性	Cardiovascular toxicity
心血管系统	Cardiovascular system
心血管效应	Cardiovascular effect
心血栓形成	Thrombosis; heart
心脏	Heart
心脏瓣膜	Heart valve
心脏保护性作用	Cardioprotective effect
心脏毒性	Cardiotoxicity
心脏毒性缺血	Cardiotoxic ischemia
心脏肥大	Cardiac hypertrophy
心脏肥大；心脏增大	Cardiomegaly
心脏活性药物	Cardioactive agent

X

中　文	英　文
心脏缺血性耐受	Cardiac ischemic tolerance
心脏生理机制	Cardiac physiological mechanism
心脏损伤	Cardiac injury
心脏增大	Cardiac enlargement
心脏脂肪酸结合蛋白(H－FABP)	Heart fatty acid-binding protein（H－FABP）
心脏重构	Cardiac remodeling
心脏重量(HW)	Heart weight（HW）
锌	Zinc
锌螯合剂	Zinc chelator
新分子实体(NME)	New molecular entity（NME）
新化学实体	New chemical entity
新生儿;初生仔畜	Neonate
新生血管形成	Neovascularization
新型抗肿瘤药	Novel antineoplastic agent
新药临床试验(IND)	Investigational new drug（IND）
新月体性肾小球肾炎	Crescentic glomerulonephritis
Wnt 信号通路	Wnt signaling pathway
兴奋性毒性	Excitotoxicity
星形胶质细胞	Astrocyte
星形胶质细胞增生;星形胶质细胞增多[症]	Astrocytosis
星形胶质细胞肿胀/空泡化	Astrocyte swelling/vacuolation
星形细胞瘤	Astrocytoma
星状细胞反应	Stellate cell response
星状细胞瘤	Stellate cell tumor
形态学成像技术	Morphological imaging technique
形态学改变	Morphological change
形态学特征	Morphological feature
形态学效应;形态学作用	Morphological effect
Ⅰ型肺泡细胞	Type Ⅰ pneumocyte；type Ⅰ alveolar cell
Ⅱ型肺泡细胞	Type Ⅱ pneumocyte；type Ⅱ alveolar cell
Ⅳ型磷酸二酯酶抑制剂	Type Ⅳ phosphodiesterase inhibitor
A 型网状细胞肉瘤	Reticulum cell sarcoma type A
Ⅱ型细胞增生	Type Ⅱ cell hyperplasia

X

X

X

中　文	英　文
血管套	Perivascular cuffing
血管外溶血	Extravascular hemolysis
血管系统	Vascular system
血管纤维瘤	Angiofibroma
血管性假血友病因子(vWF)	Von Willebrand factor（vWF）
血管/血管周围坏死/炎症	Necrosis/inflammation，vascular/perivascular
血管/血管周围炎症	Inflammation：vascular/perivascular
血管炎	Vasculitis
血管炎和内膜增生；血管炎和内膜增殖	Vasculitis and intimal proliferation
血管炎症	Inflammation：vessel
血管增多/扩张	Increased/dilated，blood vessel
血管脂肪瘤	Angiolipoma
血管周围黑色素	Perivascular melanin
血管周围淋巴细胞浸润	Perivascular lymphocytic infiltration
血管周围嗜酸性粒细胞浸润	Eosinophilic perivascular infiltration
血管周围纤维化	Fibrosis：perivascular
血管周围炎	Perivasculitis
血管周围炎症	Perivascular inflammation
血管周围炎症细胞浸润	Inflammatory cell infiltrate：perivascular
血管阻塞和再通	Vascular occlusion and recanalisation
血红蛋白(Hb)	Hemoglobin（Hb）
血红蛋白尿	Hemoglobinuria
血浆	Plasma
血浆暴露	Plasma exposure
血浆蛋白	Plasma protein
血浆肌酸激酶	Plasma creatine kinase
血浆浓度	Plasma concentration
血浆浓度－时间曲线；药－时曲线	Plasma concentration-time curve
血浆渗透压	Plasma osmolality
血泪症	Chromodacryorrhea
血流	Blood flow
血囊肿	Hematocyst
血－脑脊液屏障	Blood-CSF barrier

X

血－脑屏障(BBB)	Blood-brain barrier（BBB）
血尿	Hematuria
血尿素氮(BUN)	Blood urea nitrogen（BUN）
血清	Serum
血清病	Serum sickness
血清蛋白	Serum protein
血清淀粉样物质 A(SAA)	Serum amyloid A（SAA）
血清钙;血钙	Serum calcium
血清肌酐(sCR)	Serum creatinine（sCR）
血清钾;血钾	Serum potassium
血清氯;血氯	Serum chloride
血清钠;血钠	Serum sodium
血清尿素氮;血尿素氮	Serum urea nitrogen
血清浓度	Serum concentration
血清葡萄糖;血糖	Serum glucose
血清生化检测	Serum chemistry test
血清素;5-羟色胺	Serotonin
血清脂质;血脂	Serum lipid
血容量不足;血容量减少	Hypovolemia
血－上皮屏障	Blood-epithelial barrier
血－神经屏障(BNB)	Blood-nerve barrier（BNB）
血－生精小管屏障	Blood-seminiferous tubule barrier
血栓	Thrombus；thrombi
血栓形成	Thrombosis
血细胞比容;红细胞比容	Hematocrit
血小板	Platelet
血小板计数	Platelet count
血小板减少	Thrombocytopenia
血小板衍生生长因子(PDGF);血小板源性生长因子(PDGF)	Platelet-derived growth factor（PDGF）
血小板药物反应	Platelet drug response
血小板增多	Thrombocytosis
血－眼屏障	Blood-eye barrier；blood-ocular barrier
血液	Blood

X

中　文	英　文
血液寄生	Hemoparasitism
血液学参数	Hematology parameter
血液转运;血运	Haematogenous transport
血源性肿瘤	Hematogenous neoplasm
循环法;轮转法	Round robin method
循环免疫复合物（CIC）	Circulating immune complex（CIC）

X

Y

中　文	英　文
牙本质	Dentin
牙本质基质变质	Dentin matrix alteration
牙本质减少	Dentin, decreased
牙本质龛	Dentin niche
牙齿	Tooth
牙发育不良;牙发育异常	Dental dysplasia
牙垢	Tartar
牙骨质化/骨化性纤维瘤	Cementifying/ossifying fibroma
牙骨质瘤	Cementoma
牙菌斑	Dental plaque
牙瘤	Odontoma
牙囊肿	Dental cyst
牙髓;齿髓	Pulp, dental
牙髓结石	Pulp concretion
牙髓石;髓石	Pulp stone
牙龈增生	Gingival hyperplasia
牙釉质	Enamel
牙源性纤维瘤	Fibroma, odontogenic
牙周袋	Periodontal pocket
牙周牙龈炎	Periodontal gingivitis
牙周炎	Periodontitis
亚急性炎症	Inflammation, subacute
亚细胞	Subcellular
N-亚硝基甲基苄胺	N-Nitrosomethylbenzylamine
N-亚硝基吗啉	N-Nitrosomorpholine
N-亚硝基双(2-氧丙基)胺	N-Nitrosobis (2-oxypropyl) amine
咽	Pharynx
胭脂红 MX	Ponceau MX
严重凋亡	Severe apoptosis

中 文	英 文
严重毒性剂量(STD)	Severely toxic dose（STD）
炎症	Inflammation
炎症反应	Inflammatory reaction
炎症和溃疡	Inflammation and ulceration
炎症和糜烂	Inflammation and erosion
炎症和纤维化	Inflammation and fibrosis
炎症和增生;炎症和增殖	Inflammation and proliferation
炎症细胞	Inflammatory cell
炎症细胞浸润	Infiltrate，inflammatory cell
炎症性变化	Inflammatory change
炎症性病变	Inflammatory lesion
炎症性肠病(IBD)	Inflammatory bowel disease（IBD）
炎症因子	Inflammatory factor
研究用药物档案(IMPD)	Investigative medicinal product dossier（IMPD）
盐皮质激素	Mineralocorticoid
盐酸美舒普林	Mesuprine hydrochloride
掩蔽	Masking
眼	Eye
眼部给药	Ocular drug administration
眼单个细胞坏死	Necrosis，single cell：eye
眼毒理学	Ophthalmic toxicology；ophthotoxicdogy
眼睑	Eyelid
眼睑睑板腺肉芽肿性炎症	Inflammation，granulomatous：meibomian gland，eyelid
眼睑睑板腺萎缩	Atrophy，Meibomian gland，eyelid
眼睑睑板腺炎症	Inflammation：meibomian gland，eyelid
眼睑睑板腺炎症细胞浸润	Infiltrate，inflammatory cell：meibomian gland，eyelid
眼睑炎症	Inflammation：eyelid
眼睑炎症细胞浸润	Infiltrate，inflammatory cell，eyelid
眼角膜/结膜皮样囊肿	Dermoid cyst：cornea/conjunctiva
眼内压	Intraocular pressure
眼内炎症	Intraocular inflammation
眼球筋膜	Tenon's capsule
眼外肌	Extraocular muscle
眼外组织	Extraocular tissue
眼萎缩	Atrophy：eye

Y

中 文	英 文
眼纤维化	Fibrosis：eye
眼纤维增生	Fibroplasia：eye
眼新生血管形	Neovascularization：eye
眼炎症	Inflammation：eye
眼炎症细胞浸润	Infiltrate，inflammatory cell：eye
眼有丝分裂数量增多	Mitosis，increased number：eye
阳离子两亲性药物(CAD)	Cationic amphiphilic drug（CAD）
洋地黄毒苷	Digitoxin
氧化剂	Oxidant；oxidatant
氧化偶氮甲烷	Azoxymethane
氧化鲨烯环化酶抑制剂	Oxidosqualene cyclase inhibitor
Toll 样受体(TLR)	Toll-like receptor（TLR）
遥测;遥测技术	Telemetry
药代动力学(PK);药动学(PK)	Pharmacokinetics（PK）
药理效应	Pharmacological effect
药理性抑制	Pharmacologic inhibition
药理学	Pharmacology
药品审评中心(CDE)	Center for Drug Evaluation（CDE）
药品生产质量管理规范(GMP)	Good Manufacturing Practice（GMP）
药物	Drug
药物安全性预测联盟致癌性工作组	Carcinogenicity working group of predictive safety testing consortium
药物代谢和药代动力学(DMPK)	Drug metabolism and pharmacokinetics（DMPK）
药物代谢物;药物代谢产物	Drug metabolite
药物非临床研究质量管理规范(GLP)	Good Laboratory Practice（GLP）
药物分布	Drug distribution
药物基质	Drug matrix
药物间相互作用	Drug-drug interaction
药物结晶	Drug crystal
药物开发	Drug development
药物;受试物	Agent
药物性肝损伤(DILI)	Drug-induced liver injury（DILI）
药物性肾损伤(DIKI)	Drug-induced kidney injury（DIKI）
药物性血管损伤(DIVI)	Drug-induced vascular injury（DIVI）
药物性血管炎(DIV)	Drug-induced vasculitis（DIV）

Y

中　文	英　文
药物;药品	Pharmaceutical agent; pharmacenticals
药物引起皮脂腺改变	Sebaceous gland drug-induced change
药效动力学(PD);药效学(PD)	Pharmacodynamics (PD)
耶尔森菌病	Yersiniosis
耶尔森菌感染	Yersinia infection
野百合碱	Monocrotaline
液化性坏死	Liquefactive necrosis
液泡膜蛋白1(VMP1)	Vacuole membrane protein 1 (VMP1)
一阶矩曲线下面积(AUMC)	Area under first moment curve (AUMC)
伊红	Eosin
伊拉地平	Isradipine
伊马替尼	Imatinib
伊曲康唑	Itraconazole
医学数字成像和通信(DICOM)	Digital Imaging and Communications in Medicine (DICOM)
医源性	Iatrogenic
pH 依赖性	pH-dependent
依米丁;吐根碱	Emetine
依那普利	Enalapril
胰蛋白酶	Trypsin
胰蛋白酶原	Trypsinogen
胰蛋白酶原激活肽(TAP)	Trypsinogen-activation peptide (TAP)
胰岛	Pancreatic islet
胰岛出血	Hemorrhage: islet
胰岛淀粉多肽(IAPP)	Islet amyloid polypeptide (IAPP)
胰岛淀粉样物质	Amyloid: islet
胰岛;朗格汉斯岛	Islet of Langerhans
胰岛母细胞增生症	Nesidioblastosis
胰岛母细胞增生症样病变	Nesidioblastosis-like lesion
胰岛色素	Pigment, islet
胰岛素	Insulin
胰岛素受体底物 1 (IRS - 1)	Insulin receptor substrate - 1 (IRS - 1)
胰岛素样生长因子(IGF)	Insulin-like growth factor (IGF)
胰岛素样因子-3(INSL - 3)	Insulin-like factor - 3 (INSL - 3)
胰岛细胞	Islet cell
胰岛细胞癌	Carcinoma, islet cell

Y

中　文	英　文
胰岛细胞凋亡	Apoptosis, islet cell
胰岛细胞肥大	Hypertrophy, islet cell
胰岛细胞空泡化;胰岛细胞空泡形成	Vacuolation, islet cell
胰岛细胞脱颗粒	Degranulation, islet cell
胰岛细胞萎缩	Atrophy, islet cell
胰岛细胞腺瘤	Adenoma, islet cell
胰岛细胞增生	Hyperplasia, islet cell
胰岛纤维化	Fibrosis: islet
胰岛血管扩张	Angiectasis: islet
胰岛炎	Insulitis
胰岛周围腺泡细胞肥大、嗜酸性	Eosinophilic, hypertrophic peri-islet acinar cell
胰岛周围晕	Peri-insular halo
胰岛周围晕减少	Halos, peri-insular, decreased
胰岛周围晕增多	Halos, peri-insular, increased
胰高血糖素	Glucagon
胰高血糖素样肽-1(GLP-1)	Glucagon-like peptide-1 (GLP-1)
胰腺	Pancreas
胰腺坏死	Pancreatic necrosis
胰腺外分泌部	Exocrine pancreas
胰腺腺泡单位	Pancreatic acinar unit
胰腺腺泡细胞癌	Pancreatic acinar carcinoma
胰腺腺泡细胞腺瘤	Pancreatic acinar adenoma
胰腺炎	Pancreatitis
移行上皮增生;变移上皮增生	Hyperplasia, transitional epithelium
移行细胞乳头状瘤	Papilloma, transitional cell
移植后	Post-transplantation
移植物抗宿主病	Graft-versus-host disease
遗传毒理学	Genetic toxicology
遗传毒物	Genotoxin
遗传毒性	Genotoxicity
遗传毒性毒理基因组学	Genotoxic toxicogenomics
遗传毒性和非遗传毒性化合物	Genotoxic and nongenotoxic compound
遗传毒性试验	Genotoxicity test
遗传毒性致癌物	Genotoxic carcinogen

中　文	英　文
遗传性牛眼［症］	Inherited buphthalmia
乙胺丁醇	Ethambutol
乙胺嘧啶	Pyrimethamine
乙醇	Alcohol
乙醇固定	Alcohol fixation
乙二胺四乙酸（EDTA）	Ethylenediaminetetraacetic acid（EDTA）
乙二醇单甲醚（EGME）	Ethylene glycol monomethyl ether（EGME）
N-乙基-N-羟乙基亚硝胺	N-Ethyl-N-hydroxyethyl nitrosamine
乙酸苄酯	Benzyl acetate
乙烯菌核利	Vinclozolin
2-乙酰氨基芴（2-AAF）	2-Acetylaminofluorene（2-AAF）
3-乙酰吡啶	3-Acetylpyridine
乙酰胆碱	Acetylcholine
N-乙酰-β-D-葡萄糖苷酶（NAG）	N-Acetyl-beta-D-glucosaminidase（NAG）
乙酰唑胺	Acetazolamide
异丙肾上腺素	Isoprenaline
异常核分裂	Bizarre mitosis
异常颅咽结构	Aberrant craniopharyngeal structure
异常隐窝灶；异常隐窝病灶（ACF）	Aberrant crypt foci（ACF）
异氟烷	Isoflurane
异硫氰酸荧光素（FITC）	Fluorescein isothiocyanate（FITC）
异位肠组织	Ectopic tissue：intestinal
异位肝脏	Ectopic liver
异位甲状旁腺	Ectopic parathyroid gland
异位甲状旁腺组织	Ectopic tissue：parathyroid
异位甲状腺组织	Ectopic tissue：thyroid
异位颗粒细胞	Ectopic granule cell
异位卵巢组织	Ectopic tissue：ovary
异位皮脂腺组织	Ectopic tissue：sebaceous gland
异位脾组织	Ectopic tissue：spleen
异位肾上腺	Ectopic adrenal gland
异位肾上腺皮质组织	Ectopic tissue，adrenocortical
异位肾组织	Ectopic tissue：renal
异位胸腺组织	Ectopic tissue：thymus
异位胰腺组织	Ectopic tissue：pancreatic

Y

中　文	英　文
异位组织	Ectopic tissue
异物	Foreign body；foreign material
异物反应	Foreign body reaction
异物巨细胞聚集性肠病	Accumulation enteropathy, foreign-body giant cell
异物肉芽肿	Foreign body granuloma
异物性肺炎	Foreign body pneumonia
异物炎症	Inflammation, foreign body
异形红细胞症	Poikilocytosis
异型性	Atypia
异烟肼	Isoniazid
抑制	Inhibition
抑制剂	Inhibitor
抑制素 B	Inhibin B
抑制细胞生长抗癌药	Cytostatic anticancer agent
易染体巨噬细胞增多	Tingible body macrophage, increased
疫苗法案	Vaccine Act
意外污染	Accidental contamination
因子	Factor
阴道	Vagina
阴道闭锁	Imperforate vagina
阴道黏膜	Vaginal mucosa
阴道前列腺原基	Prostatic rudiment：vagina
阴道上皮增生	Hyperplasia, epithelial：vagina
阴道拭子	Vaginal swab
阴道息肉	Vaginal polyp；polyp：vaginal
阴道细胞学	Vaginal cytology
阴蒂腺	Clitoral gland
阴茎病变	Penile lesion
吲哚美辛;消炎痛	Indomethacin
饮食不足;饲料不足	Diet deficiency
饮食;饲料	Diet
隐睾	Cryptorchidism
隐匿管状线虫	Syphacia obvelata
茚地那韦	Indinavir；crixivan
应激	Stress

Y

中　文	英　文
应激作用	Stress effect
荧光标记	Fluorescence labeling
荧光成像	Fluorescence imaging
荧光蛋白	Fluorescent protein
荧光激活细胞分选法（FACS）	Fluorescence-activated cell sorting（FACS）
荧光染料标记；荧光色素标记	Fluorochrome labeling
荧光染料；荧光色素	Fluorochrome
荧光显微镜	Fluorescence microscopy
荧光原位杂交（FISH）	Fluorescent *in situ* hybridization（FISH）
营养不良性矿化	Dystrophic mineralization
营养缺乏	Nutritional deficiency
营养性和抑制性机制	Trophic and inhibitory mechanisms
营养性血供	Nutritional blood supply
营养血管	Vasa vasorum
营养状态	Nutritional status
影响；作用	Effect
硬腭	hard palate
幽门窦	Pyloric antrum
幽门螺杆菌	Helicobacter pylori
尤卡坦小型猪	Yucatan minipig
油红 O	Oil red O
疣赘性病变；赘生性病变	Vegetative lesion
游离药物	Free drug
有机磷酸盐	Organophosphate
有丝分裂	Mitosis
右旋糖酐硫酸钠（DSS）	Dextran sulfate sodium（DSS）
右旋糖酐；葡聚糖	Dextran
幼龄动物免疫毒性试验	Juvenile immunotoxicity study
幼年肾小球；幼稚肾小球	Juvenile glomerulus
诱发的病变	Induced lesion
淤胆性/阻塞性黄疸；淤胆性/梗阻性黄疸	Cholestatic/obstructive jaundice
淤血	Congestion
预测毒理基因组学	Predictive toxicogenomics
原始数据	Raw data

Y

中　文	英　文
原位癌	Carcinoma, *in situ*
原位杂交(ISH)	*In situ* hybridization (ISH)
原纤维	Fibril
远侧部腺瘤	Adenoma, pars distalis
远程病理学	Telepathology
远端和近端小管/集合管小管嗜碱性	Basophilia, tubule, proximal and distal tubule/collecting duct
远端和近端小管慢性进行性肾病 (CPN)	Chronic progressive nephropathy (CPN), proximal and distal tubule
远曲小管	Distal convoluted tubule
远曲小管空泡化;远曲小管空泡形成	Distal convoluted tubule, vacuolation
月经期	Menstrual phase
月经周期	Menstrual cycle
孕激素处理;给予孕激素	Progestogen treatment
孕激素和雌激素化合物	Progestational and oestrogenic compound
孕烷 X 受体(PXR)	Pregnane X receptor (PXR)
孕烯醇酮- 16a -甲腈(PCN)	Pregnenolone - 16a - carbonitrile (PCN)

Y

Z

中　文	英　文
杂交	Hybridization
载脂蛋白	Apolipoprotein
再生	Regeneration
再生的	Regenerative
再生障碍性贫血	Aplastic anemia
再吸收	Resorption
脏器重量	Organ weight
早期卵泡期	Early follicular phase
造血	Hematopoiesis; hemopoiesis
造血反应性	Hematopoietic reactivity
造血淋巴网状系统	Hemolymphoreticular system
造血系统	Hematopoietic system
造血细胞	Hematopoietic cell
造血细胞发育不良	Hemopoietic cell dysplasia
造血细胞减少	Hematopoietic cell, decreased
造血细胞增多	Hematopoietic cell, increased
造血组织	Hematopoietic tissue
造血[作用]异常	Dyshematopoiesis
噪声过刺激;噪声过度刺激	Noise overstimulation
增生伴细胞异型性	Hyperplasia with cellular atypia
增生伴异型性	Hyperplasia with atypia
增生和瘤形成	Hyperplasia and neoplasia
增生/化生	Hyperplasia/metaplasia
增生性病变	Proliferative lesion
增生性和肿瘤性病变	hyperplastic and neoplastic lesion
增生性腺泡结节(HAN)	Hyperplastic alveolar nodule (HAN)
增殖细胞核抗原(PCNA)	Proliferating cell nuclear antigen (PCNA)
增殖;增生	Proliferation
扎鲁司特	Zafirlukast

Z

中　文	英　文
粘连	Synechia
张力性脂质沉积	Tension lipidosis
照膜	Tapetum lucidum
针迹病变	Needle tract lesion
诊断神经病理学	Diagnostic neuropathology
真菌	Fungus
真菌污染	Fungal contamination
真菌性食管炎	Mycotic oesophagitis
真皮	Dermis
真皮水肿;皮肤水肿	Edema, dermal
真皮萎缩	Atrophy, dermal
真性红细胞增多症	Polycythemia vera
正电子发射断层成像(PET)	Positron emission tomography（PET）
正性肌力药物	Positive inotropic agent
支持细胞(SC)	Sertoli cell（SC）
支持细胞空泡化;支持细胞空泡变性	Sertoli cell vacuolation
支持细胞样小管增生	Sertoliform tubular hyperplasia
支气管	Bronchus
支气管癌	Carcinoma, bronchial
支气管肺泡灌洗(BAL)	Bronchoalveolar lavage（BAL）
支气管肺炎	Bronchopneumonia
支气管扩张	Bronchiectasis
支气管上皮矿化	Mineralization, bronchiolar epithelium
支气管腺瘤	Adenoma, bronchial
支气管相关淋巴组织(BALT)	Bronchial‐associated lymphoid tissue（BALT）
支气管炎	Bronchitis
肢端肥大症	Acromegaly
脂蛋白沉积症	Lipoproteinosis
脂肪变	Fatty change
脂肪变性	Steatosis; fatty degeneration
脂肪沉积	Lipidosis
脂肪滴;脂滴	Fat droplet
脂肪垫矿化	Mineralization, fat pad
脂肪垫水肿	Edema，fat pad

Z

中 文	英 文
脂肪坏死	Fat necrosis
脂肪积聚	Adipose aggregate
脂肪浆液性萎缩	Serous atrophy of fat
脂肪空泡化;脂肪空泡形成	Fatty vacuolation
脂肪瘤	Lipoma
脂肪瘤病	Lipomatosis
脂肪瘤性错构瘤	Hamartoma, lipomatous
脂肪瘤样转化	Lipomatous transformation
脂肪肉瘤	Liposarcoma
脂肪酸结合蛋白(FABP)	Fatty acid-binding protein (FABP)
脂肪细胞	Lipocyte；adipocyte
脂肪细胞减少	Adipocyte, decreased
脂肪细胞浸润	Adipocyte infiltration
脂肪细胞聚集	Accumulation, adipocyte
脂肪细胞数量减少	Cellularity, decreased, adipocyte
脂肪细胞数量增多	Cellularity, increased, adipocyte
脂肪细胞萎缩	Atrophy, adipocyte
脂肪细胞增多	Adipocyte, increased
脂肪细胞增生	Hyperplasia, adipocyte
脂肪组织	Adipose tissue
脂肪组织坏死	Necrosis, adipose tissue
脂肪组织萎缩	Atrophy, adipose tissue
脂肪组织炎	Steatitis
脂肪组织炎症	Inflammation：adipose tissue
脂肪组织炎症细胞浸润	Infiltrate, inflammatory cell：adipose tissue
脂肪组织增生	Hyperplasia, adipose tissue
脂肪组织脂肪肉芽肿性炎症	Inflammation, lipogranulomatous：adipose tissue
脂褐素	Lipofuscin
脂褐素沉积	Lipofuscin deposition
脂褐素沉积症	Lipofuscinosis
脂褐素色素	lipofuscin pigment
脂褐素蓄集	Lipofuscin accumulation
脂纹	Fatty streak
脂源性色素沉着	Lipogenic pigmentation
脂质	Lipid

Z

中　文	英　文
脂质沉积	Lipid deposition
脂质肉芽肿	Lipid granuloma
脂质运载蛋白	Lipocalin
直肠炎	Proctitis
直肌	Rectus muscle
直接作用药物	Direct acting agent
植入性生物材料	Implanted biomaterial
指甲；趾甲	Nail
指南	Guideline
指突状树突状细胞增多	Interdigitating dendritic cell, increased
指突状树突状细胞增生/肥大	Hyperplasia/hypertrophy, interdigitating dendritic cell
志贺菌感染	Shigella infection
质地；一致性	Consistency
质谱	Mass spectrometry
质子泵抑制剂(PPI)	Proton pump inhibitor (PPI)
治疗学；治疗药	Therapeutics
治疗药物	Therapeutic agent
致癌试验；致癌性研究	Carcinogenicity study
致癌物	Carcinogen
致癌性	Carcinogenicity
致癌作用	Carcinogenesis
致肝癌物	Hepatocarcinogen
致甲状腺肿大化合物	Goitrogenic compound
致甲状腺肿大物质	Goitrogen
致敏作用	Sensitization
致突变试验	Mutagenicity test
窒息	Asphyxiation
痣	Nevus
中毒性视神经病	Toxic optic neuropathy
中耳	Middle ear
中耳出血	Hemorrhage: ear, middle
中耳胆脂瘤	Cholesteatoma: middle ear
中耳高立方至柱状上皮化生	Metaplasia, tall cuboidal to columnar: ear, middle
中耳骨坏死	Necrosis, bone: ear, middle
中耳骨萎缩	Atrophy: bone, middle ear

Z

中 文	英 文
中耳鼓膜坏死	Necrosis, tympanic membrane: ear, middle
中耳卡他性炎症	Inflammation, catarrhal: middle ear
中耳矿化	Mineralization: ear, middle
中耳溃疡	Ulcer: ear, middle
中耳鳞状上皮化生	Metaplasia, squamous cell: ear, middle
中耳囊肿	Cyst: ear, middle
中耳肉芽肿性炎症	Inflammation, granulomatous: ear, middle
中耳水肿	Edema: ear, middle
中耳纤维化	Fibrosis: ear, middle
中耳新骨形成	New bone formation, ear, middle
中耳炎症	Inflammation: middle ear
中耳炎症细胞浸润	Infiltrate, inflammatory cell: ear, middle
中和抗体	Neutralizing antibody
中间部腺瘤	Adenoma, pars intermedia
中间带坏死	Midzonal necrosis
中间型脾	Intermediate spleen
中膜肥厚;中膜肥大	Medial hypertrophy
中膜[血管]	Tunica media
中膜[血管]坏死	Tunica media necrosis
中肾管残留	Mesonephric duct remnant
中肾(沃尔夫)管	Mesonephric (Wolffian) duct
中肾小管	Mesonephric tubule
中枢神经系统(CNS)	Central nervous system (CNS)
中枢神经系统肿瘤	Central nervous system tumor
中性缓冲福尔马林	Neutral buffered formalin
中性粒细胞	Neutrophil
中性粒细胞减少[症]	Neutropenia
中性粒细胞明胶酶相关脂质运载蛋白(NGAL)	Neutrophil gelatinase-associated lipocalin (NGAL)
中性粒细胞炎症	Inflammation, neutrophil
中性脂滴	Neutral lipid droplet
中央管	Central canal
终末程序	Terminal procedure
终末导管小叶单位(TDLU)	Terminal ductal lobular unit (TDLU)
终末细支气管	Terminal bronchiole

Z

中　文	英　文
终末细支气管/肺泡鳞状上皮化生	Metaplasia, squamous cell, terminal bronchiole/alveoli
肿瘤	Tumor; neoplasm
肿瘤发生	Tumor development
肿瘤坏死因子-α(TNF-α)	Tumor necrosis factor-alpha (TNF-α)
肿瘤类骨质	Tumor osteoid
肿瘤细胞	Neoplastic cell
肿瘤性改变	Neoplastic change
肿瘤性皮肤改变	Neoplastic skin change
肿瘤性与非肿瘤性改变	Neoplastic and nonneoplastic change
肿瘤学	Oncology
肿胀	Swelling
种属	Species
种属差异	Species difference
种属特异性免疫毒性	Species-specific immunotoxicity
种属选择	Species selection
重复给药毒理学	Repeat-dose toxicology
重构;重塑	Remodeling
重金属	Heavy metal
重量	Weight
重吸收	Reabsorption
周期蛋白依赖性激酶抑制剂	Cyclin-dependent kinase inhibitor
周围神经	Peripheral nerve
周围神经病	Peripheral neuropathy
周围型胆管癌	Peripheral cholangiocarcinoma
轴突	Axon
轴突变性	Degeneration, axonal
轴突病	Axonopathy
轴突病变	Axonal lesion
轴突萎缩	Atrophy, axonal
轴突营养不良	Dystrophy, axonal
轴突肿胀	Swollen axon
主成分分析(PCA)	Principal component analysis (PCA)
主动脉	Aorta
主动脉瓣血栓形成	Aortic valve thrombosis
主动脉动脉瘤	Aneurysm: aorta

Z

中　文	英　文
主动脉瘤	Aortic aneurysm
主细胞变性	Chief cell degeneration
主细胞增生	Chief cell hyperplasia
主细胞肿瘤	Chief cell neoplasm
主嗅上皮(MOE)变性	Degeneration, main olfactory epithelium（MOE）
主嗅上皮(MOE)出血	Hemorrhage：main olfactory epithelium（MOE）
主嗅上皮(MOE)单个细胞坏死	Necrosis, single cell necrosis, main olfactory epithelium（MOE）
主嗅上皮(MOE)凋亡	Apoptosis, main olfactory epithelium（MOE）
主嗅上皮(MOE)呼吸上皮化生	Metaplasia, respiratory, main olfactory epithelium（MOE）
主嗅上皮（MOE)鳞状上皮化生	Metaplasia, squamous cell, main olfactory epithelium（MOE）
主嗅上皮(MOE)糜烂/溃疡	Erosion/ulcer, main olfactory epithelium（MOE）
主嗅上皮(MOE)嗜酸性小球体	Eosinophilic globule, main olfactory epithelium（MOE）
主嗅上皮(MOE)水肿	Edema, main olfactory epithelium（MOE）
主嗅上皮(MOE)萎缩	Atrophy, main olfactory epithelium（MOE）
主嗅上皮(MOE)血栓	Thrombus, main olfactory epithelium（MOE）
主嗅上皮(MOE)炎症	Inflammation：main olfactory epithelium（MOE）
主嗅上皮(MOE)炎症细胞浸润	Infiltrate, inflammatory cell：main olfactory epithelium（MOE）
主嗅上皮(MOE)再生	Regeneration, main olfactory epithelium（MOE）
主嗅上皮(MOE)增生	Hyperplasia, main olfactory epithelium（MOE）
贮存性肠病	Storage enteropathy
贮脂细胞瘤；伊藤细胞瘤	Ito cell tumor
贮脂细胞；伊藤细胞	Ito cell
柱细胞	Pillar cell
筑波链霉菌	Streptomyces tsukubaensis
转化生长因子-α(TGF-α)	Transforming growth factor-α（TGF-α）
转换的数据	Transformed data
转基因小鼠	Transgenic mouse
rasH2 转基因小鼠	Transgenic rasH2 mouse
转录组；转录物组	Transcriptome
转移	Metastasis
转移性	Metastatic
转移性肿瘤	Metastatic neoplam

Z

中　文	英　文
子宫	Uterus
子宫淀粉样物质	Amyloid：uterus
子宫发育不全	Hypoplasia, uterus
子宫/宫颈恶性米勒混合瘤	Tumor, mixed Müllerian, malignant：uterus/uterine cervix
子宫/宫颈间质肥大	Hypertrophy, stroma：uterine/cervix
子宫/宫颈间质增生	Hyperplasia, stroma：uterine/cervix
子宫/宫颈良性米勒混合瘤	Tumor, mixed Müllerian, benign：uterus/uterine cervix
子宫/宫颈/卵巢卵黄囊癌	Carcinoma, yolk sac：uterus/uterine cervix/ovary
子宫/宫颈/卵巢胚胎性癌	Carcinoma, embryonal：uterus/uterine cervix/ovary
子宫/宫颈/卵巢绒毛膜癌	Choriocarcinoma：uterus/uterine cervix/ovary
子宫/宫颈内膜间质息肉；子宫/宫颈内膜基质息肉	Polyp, endometrial stromal：uterus/uterine cervix
子宫/宫颈腺鳞癌	Carcinoma, adenosquamous, uterus/uterine cervix
子宫/宫颈腺样息肉	Polyp, glandular：uterus/uterine cervix
子宫/宫颈/阴道恶性神经鞘瘤；子宫/宫颈/阴道恶性施万细胞瘤	Schwannoma, malignant：uterus/uterine cervix/vagina
子宫/宫颈/阴道颗粒细胞增生	Hyperplasia, granular cell：uterus/uterine cervix/vagina
子宫/宫颈/阴道良性神经鞘瘤；子宫/宫颈/阴道良性施万细胞瘤	Schwannoma, benign：uterus/uterine cervix/vagina
子宫/宫颈/阴道鳞状细胞癌	Carcinoma, squamous cell, uterus/uterine cervix/vagina
子宫/宫颈/阴道鳞状细胞乳头状瘤	Papilloma, squamous cell：uterus/uterine cervix/vagina
子宫/宫颈/阴道平滑肌瘤	Leiomyoma：uterus/uterine cervix/vagina
子宫/宫颈/阴道平滑肌肉瘤	Leiomyosarcoma：uterus/uterine cervix/vagina
子宫/宫颈/阴道脱垂	Prolapse：uterus/uterine cervix/vagina
子宫/宫颈/阴道萎缩	Atrophy：uterus/uterine cervix/vagina
子宫坏死	Necrosis：uterus
子宫肌层肥大	Hypertrophy, myometrial：uterus
子宫肌层炎症	Inflammation：myometrium, uterus
子宫肌层增生	Hyperplasia, myometrial：uterus
子宫积液	Mucometra
子宫节段性未发育	Aplasia：segmental, uterus
子宫局灶性蜕膜化	Decidualization, focal uterus
子宫局灶性腺体增生	Hyperplasia, glandular, focal：uterus
子宫鳞状上皮化生	Metaplasia, squamous cell：uterus
子宫/卵巢恶性畸胎瘤	Teratoma, malignant：uterus/ovary

中 文	英 文
子宫/卵巢良性畸胎瘤	Teratoma, benign：uterus/ovary
子宫内膜	Endometrium
子宫内膜癌	Carcinoma, endometrial
子宫内膜出血	Endometrial haemorrhage
子宫内膜/宫颈腺癌	Adenocarcinoma, endometrial uterus/uterine cervix
子宫内膜间质肉瘤;子宫内膜基质肉瘤	Sarcoma, endometrial stromal：uterus
子宫内膜间质增生	Hyperplasia, endometrial stromal：uterus
子宫内膜息肉	Endometrial polyp
子宫内膜腺癌	Adenocarcinoma, endometrial
子宫内膜腺瘤	Adenoma, endometrial
子宫内膜腺体	Endometrial gland
子宫内膜炎症	Inflammation：endometrium, uterus
子宫内膜异位症	Endometriosis
子宫内膜增生	Endometrial hyperplasia
子宫腔	Uterine lumen
子宫腔扩张	Dilation, luminal, uterus
子宫色素	Pigment, uterus
子宫上皮细胞空泡化;子宫上皮细胞空泡形成	Vacuolation, epithelial cell：uterus
子宫蜕膜反应	Decidual reaction：uterus
子宫萎缩	Uterine atrophy
子宫纤维化	Fibrosis：uterus
子宫腺肌病	Uterine adenomyosis
子宫腺体囊性扩张	Dilation, glandular, cystic, uterus
子宫血管扩张	Angiectasis：uterus
子宫血管瘤样增生	Hyperplasia, angiomatous：uterus
子宫炎症	Inflammation：uterus
子宫中肾管残留	Mesonephric duct remnant：uterus
子宫肿瘤	Uterine tumor
紫癜[病]	Peliosis；purpura
紫癜样肝炎	Peliosis hepatitis
紫杉醇	Taxol
紫外线(UV)	Ultraviolet（UV）
紫外线辐射	UV radiation

Z

中文	英文
自动化图像分析	Automated image analysis
自发性高血压大鼠(SHR)	Spontaneously hypertensive rat (SHR)
自发性关节炎	Spontaneous arthritis
自发性心血管损伤	Spontaneous cardiovascular injury
自发性肿瘤	Spontaneous tumor
自发性自身免疫疾病	Spontaneous autoimmune disease
自发荧光	Autofluorescence
自然杀伤(NK)细胞	Natural killer (NK) cell
自溶	Autolysis
自溶人工假象	Autolysis artifact
自噬	Autophagy
自噬泡	Autophagic vacuole
自主神经系统	Autonomic nervous system
棕色颗粒色素	Brown granular pigment
棕色挪威大鼠	Brown Norway rat
足垫溃疡	Footpad ulceration
组氨酸脱羧酶(HDC)	Histidine decarboxylase (HDC)
组成型雄烷受体(CAR)	Constitutive androstane receptor (CAR)
组织病理学	Histopathology
组织病理学检查	Histopathological examination
组织处理	Processing
组织对照	Tissue control
组织分布	Tissue distribution
组织固定	Tissue fixation
组织化学染色	Histochemical stain
组织技术质量评价	Histotechnique quality assessment
组织交叉反应(TCR)	Tissue cross reactivity (TCR)
组织扭曲人工假象	Tissue distortion artifact
组织污染	Tissue contamination
组织细胞瘤	Histiocytoma
组织细胞肉瘤	Sarcoma, histiocytic
组织细胞性淋巴瘤	Lymphoma, histiocytic
组织细胞增生症	Histiocytosis
组织细胞肿瘤	Histiocytic neoplasm
组织形态计量学	Histomorphometry

Z

中　文	英　文
组织学	Histology
组织学特征	Histologic feature
最大耐受剂量（MTD）	Maximum tolerated dose（MTD）
最大推荐起始剂量（MRSD）	Maximum recommended starting dose（MRSD）
最低预期生物效应剂量	Minimum anticipated biological effect level
最高非严重毒性剂量（HNSTD）	Highest nonseverely toxic dose（HNSTD）
佐美酸	Zomepirac
作用方式	Mode of action
坐骨神经	Sciatic nerve

Z

缩写词表

A

缩写词	英 文	中 文
2‑AAF	2‑Acetylaminofluorene	2‑乙酰氨基芴
AB	Alcian blue	阿尔新蓝
ABR	Auditory brainstem response	听性脑干反应
AC	Adenylyl cyclase	腺苷酸环化酶
ACAT	Acyl-coenzyme A:cholesterol acyltransferase	酰基辅酶 A:胆固醇酰基转移酶
ACE	Angiotensin-converting enzyme	血管紧张素转换酶
ACF	Aberrant crypt foci	异常隐窝灶
ACTH	Adrenocorticotropic hormone	促肾上腺皮质激素
ADA	Anti-drug antibody	抗药抗体
ADMET	Absorption, distribution, metabolism, excretion, toxicity	吸收、分布、代谢、排泄、毒性
AHF	Adreno-hepatic fusion	肾上腺肝融合
AhR	Aryl hydrocarbon receptor	芳香烃受体;芳烃受体
AIDS	Acquired immunodeficiency syndrome	获得性免疫缺陷综合征;艾滋病
AKI	Acute kidney injury	急性肾损伤
ALP	Alkaline phosphatase	碱性磷酸酶
ALT	Alanine aminotransferase	谷丙转氨酶
AM	Alveolar macrophage	肺泡巨噬细胞
ANCA	Antineutrophil cytoplasmic antibody	抗中性粒细胞胞质抗体
ANF	Atrial natriuretic factor	心房钠尿因子
ANIT	α‑Naphthylisothiocyanate	α‑萘异硫氰酸酯
APC	Adenomatous polyposis coli	腺瘤样结肠息肉病
APTT	Activated partial thromboplastin time	活化部分凝血原酶时间
APUD	Amine precursor uptake and decarboxylase	胺前体摄取和脱羧酶
AST	Aspartate aminotransferase	谷草转氨酶
AUMC	Area under first moment curve	一阶矩曲线下面积
AVP	Arginine vasopressin	精氨酸升压素

B

缩写词	英　文	中　文
BAL	Bronchoalveolar lavage	支气管肺泡灌洗
BALT	Bronchial associated lymphoid tissue	支气管相关淋巴组织
BBB	Blood-brain barrier	血-脑屏障
BCG	Bacillus Calmette-Guérin	卡介苗
BCNU	Bischloroethylnitrosourea	卡氮芥;双氯乙基亚硝脲
BMC	Bone mineral content	骨矿物质含量
BMD	Bone mineral density	骨密度;骨矿物质密度
BNB	Blood-nerve barrier	血-神经屏障
BO	Bronchiolitis obliterans	闭塞性细支气管炎
BrdU	Bromodeoxyuridine	溴脱氧尿苷
BTB	Blood-testis barrier	血-睾屏障
BUN	Blood urea nitrogen	血尿素氮

C

缩写词	英　文	中　文
CAD	Cationic amphiphilic drug	阳离子两亲性药物
CALT	Conjunctiva-associated lymphoid tissue	结膜相关淋巴组织
CAR	Constitutive androstane receptor	组成型雄烷受体
CaSR	Calcium sensing receptor	钙敏感受体
CBER	Center for Biologics Evaluation and Research	美国生物制品审评与研究中心
CCH	Canine cutaneous histiocytoma	犬皮肤组织细胞瘤
CCK	Cholecystokinin	胆囊收缩素
CCSP	Clara cell secretory protein	克拉拉细胞分泌蛋白
CDE	Center for Drug Evaluation	药品审评中心
CDER	Center for Drug Evaluation and Research	美国药品审评与研究中心
CDRH	Center for Devices and Radiological Health	美国医疗器械和放射健康中心
CFGN	Collagenofibrotic glomerulonephropathy	胶原纤维性肾小球肾病
CFSAN	Center for Food Safety and Applied Nutrition	美国食品安全与应用营养中心
CHF	Congestive heart failure	充血性心力衰竭
CHMP	Committee for Human Medicinal Products	人用药品委员会
CIC	Circulating immune complex	循环免疫复合物
CISH	Chromogenic *in situ* hybridization	显色原位杂交
CL	Clearance	清除率,清除
CNS	Central nervous system	中枢神经系统
COX－2	Cyclooxygenase－2	环氧合酶-2
CPK	Creatine phosphokinase	肌酸磷酸激酶
CPN	Chronic progressive nephropathy	慢性进行性肾病
CRD	Chronic renal disease	慢性肾脏病
CRO	Contract research organization	合同研究组织
CsA	Cyclosporine A	环孢素 A;环孢菌素 A
CSF	Cerebrospinal fluid	脑脊液
CT	Computed tomography	计算机断层扫描

缩写词	英　文	中　文
CTD	Common Technical Document	通用技术文件
CTGF	Connective tissue growth factor	结缔组织生长因子
CTN	Clinical trial notification	临床试验告知书；临床试验通知
CTP	Center for Tobacco Products	美国烟草制品中心
CUTE	Corticotropin upstream transcription binding element	促肾上腺皮质激素上游转录结合元件
CVM	Center for Veterinary Medicine	美国兽药中心
CVMP	Committee for Veterinary Medicinal Products	兽用药品委员会
CVO	Circumventricular organ	室周器
CYP	Cytochrome P450	细胞色素 P450

D

缩写词	英　文	中　文
DAB	Diaminobenzidine	二氨基联苯胺
DAD	Diffuse alveolar damage	弥漫性肺泡损伤
DALT	Duct-associated lymphoid tissue	导管相关淋巴组织
DART	Development and reproductive toxicology	发育与生殖毒理学
DDT	Dichlorodiphenyltrichloroethane	二氯二苯三氯乙烷
DEXA	Dual energy X-ray absorptiometry	双能 X 射线吸收法
DHT	Dihydrotestosterone	双氢睾酮
DICOM	Digital imaging and communications in medicine	医学数字成像和通信
DIKI	Drug-induced kidney injury	药物性肾损伤
DILI	Drug-induced liver injury	药物性肝损伤
DIT	Diiodotyrosine	二碘酪氨酸
DIV	Drug-induced vasculitis	药物性血管炎
DIVI	Drug-induced vascular injury	药物性血管损伤
DJD	Degenerative joint disease	退行性关节病
DMBA	7,12 – Dimethylbenz[a]anthracene	7,12 -二甲基苯并[a]蒽
DMPK	Drug metabolism and pharmacokinetics	药物代谢和药代动力学
DOPA	3,4 – Dihydroxyphenylalanine	3,4 -二羟基苯丙氨酸
DPI	Dry powder inhaler	干粉吸入器
DPPC	Dipalmitoylphosphatidylcholine	二棕榈酰磷脂酰胆碱
DSS	Dextran sulfate sodium	右旋糖酐硫酸钠

E

缩写词	英　文	中　文
EAE	Experimental allergic encephalomyelitis	实验性变态反应性脑脊髓炎
ECL	Enterochromaffin-like	肠嗜铬样
ECM	Extracellular matrix	细胞外基质
EDGE	Environment, Drugs, and Gene Expression Database	环境、药物和基因表达数据库
EDTA	Ethylenediaminetetraacetic acid	乙二胺四乙酸
EGF	Epidermal growth factor	表皮生长因子
EGFR	Epidermal growth factor receptor	表皮生长因子受体
EGME	Ethylene glycol monomethyl ether	乙二醇单甲基醚
ELISA	Enzyme-linked immunosorbent assay	酶联免疫吸附试验
EMA	European Medicines Agency	欧洲药品管理局
EMI	Erythroid maturation index	红系细胞成熟指数
EMT	Epithelial-mesenchymal transition	上皮-间充质转化；上皮-间质转化
ENaC	Epithelial sodium channel	上皮钠通道
ER	Endoplasmic reticulum	内质网
ETRA	Endothelin receptor antagonist	内皮素受体拮抗剂

F

缩写词	英 文	中 文
FABP	Fatty acid-binding protein	脂肪酸结合蛋白
FDA	Food and Drug Administration	美国食品药品监督管理局
FGF	Fibroblast growth factor	成纤维细胞生长因子
FIH	First-in-human	首次临床试验;首次人体试验
FISH	Fluorescent *in situ* hybridization	荧光原位杂交
FITC	Fluorescein isothiocyanate	异硫氰酸荧光素
FOB	Functional observational battery	功能观察组合试验
FOL	Fibro-osseous lesion	纤维骨病变
FSH	Follicle-stimulating hormone	卵泡刺激素

G

缩写词	英 文	中 文
GALT	Gut-associated lymphoid tissue	肠道相关淋巴组织
GBM	Glioblastoma multiforme	多形性胶质母细胞瘤
GEM	Genetically engineered mouse	基因工程小鼠
GERD	Gastro-esophageal reflux disease	胃食管反流病
GFAP	Glial fibrillary acidic protein	胶质纤维酸性蛋白
GFR	Glomerular filtration rate	肾小球滤过率
GGT	Gamma glutamyltransferase, or Gamma glutamyl transpeptidase	γ-谷氨酰转移酶或γ-谷氨酰转肽酶
GH	Growth hormone	生长激素
GI	Gastrointestinal	胃肠
GLDH	Glutamate dehydrogenase	谷氨酸脱氢酶
GLP－1	Glucagon-like peptide－1	胰高血糖素样肽-1
GLP	Good Laboratory Practice	药物非临床研究质量管理规范
GM－CSF	Granulocyte/monocyte colony stimulating factor	粒细胞/单核细胞集落刺激因子
GMP	Good Manufacturing Practices	药品生产质量管理规范
GnRH	Gonadotropin-releasing hormone	促性腺激素释放激素
αGST	Alpha glutathione－s－transferas	α谷胱甘肽-s-转移酶
πGST	Pi glutathione－s－transferase	π谷胱甘肽-s-转移酶

H

缩写词	英 文	中 文
HAN	Hyperplastic alveolar nodule	增生性腺泡结节
Hb	Hemoglobin	血红蛋白
HDC	Histidine decarboxylase	组氨酸脱羧酶
HDL	High-density lipoprotein	高密度脂蛋白
HE	Haematoxylin and eosin	苏木精与伊红
HESI	Health and Environmental Science Institute	美国健康与环境科学研究所
H－FABP	Heart fatty acid-binding protein	心脏脂肪酸结合蛋白
HGF	Hepatocyte growth factor	肝细胞生长因子
HHM	Humoral hypercalcemia of malignancy	恶性肿瘤体液性高钙血症
HID	High iron diamine	高铁二胺
HIP	Human islet amyloid polypeptide	人胰岛淀粉多肽
HNSTD	Highest nonseverely toxic dose	最高非严重毒性剂量
HPA	Hypothalamic-pituitary-adrenal	下丘脑-垂体-肾上腺
HPG	Hypothalamic-pituitary-gonadal	下丘脑-垂体-性腺
HSP27	Heat shock protein 27	热休克蛋白 27;热激蛋白 27
HW	Heart weight	心脏重量

I

缩写词	英　文	中　文
IARC	International Agency for Research on Cancer	国际癌症研究机构
IBD	inflammatory bowel disease	炎症性肠病
ICH	International Conference on Harmonization	国际协调会议
IDR	Idiosyncratic drug reaction	特异质药物反应
IGF	Insulin-like growth factor	胰岛素样生长因子
IHC	Immunohistochemistry	免疫组织化学
IL	Interleukin	白介素
IMF	Idiopathic myelofibrosis	特发性骨髓纤维化
INL	Inner nuclear layer	内核层
IPA	Ingenuity pathway analysis	创新通路分析
IPM	Isopropyl myristate	肉豆蔻酸异丙酯
IRS－1	Insulin receptor substrate－1	胰岛素受体底物1
ISH	*In situ* hybridization	原位杂交
ISTP	International Societies of Toxicologic Pathologist	国际毒性病理学会

J

| --- | --- | --- |
| JSTP | Japanese Society of Toxicologic Pathology | 日本毒性病理学会 |

K

缩写词	英　文	中　文
KGF	Keratinocyte growth factor	角质细胞生长因子
KIM - 1	Kidney injury molecule - 1	肾损伤分子1
KO	Knocked-out	敲除

L

缩写词	英　文	中　文
LAU	Lobuloalveolar unit	小叶腺泡单位
LCM	Laser capture microdissection	激光捕获显微切割
LDH	Lactate dehydrogenase	乳酸脱氢酶
LDL	Low-density lipoprotein	低密度脂蛋白
LFT	Liver function test	肝功能检测
LGL	Large granular cell lymphoma/leukemia	大颗粒细胞淋巴瘤/白血病
LH	Luteinizing hormone	黄体生成素
LHRH	Luteinizing hormone releasing hormone	黄体生成素释放激素
LLB	Lysosomal lamellar body	溶酶体板层小体
LLNA	Local lymph node assay	局部淋巴结试验
LMW	Low molecular weight	低分子量
LSC	Laser scanning cytometry	激光扫描细胞仪

L

M

缩写词	英　文	中　文
MABEL	Minimum anticipated biological effect level	最低预期生物效应剂量
MALT	Mucosa-associated lymphoid tissue	黏膜相关淋巴组织
MAP	Mean arterial pressure	平均动脉压
MCHC	Mean cell/corpuscular hemoglobin concentration	平均红细胞血红蛋白浓度
MCV	Mean cell/corpuscular volume	平均红细胞容积
MDI	Metered dose inhaler	定量吸入器
MDL	Metaplastic ductal lesion	化生性导管病变
MDS	Myelodysplastic syndrome	骨髓增生异常综合征
MEN	Multiple endocrine neoplasia	多发性内分泌肿瘤
MMA	Methyl methacrylate	甲基丙烯酸甲酯
MMI	Myeloid maturation index	髓系细胞成熟指数
MMOA	Molecular mode of action	分子作用方式
MMP	Matrix metalloproteinase	基质金属蛋白酶
MMTV	Mouse mammary tumor virus	小鼠乳腺肿瘤病毒
MOE	Main olfactory epithelium	主嗅上皮
MPE	Mean photo effect	平均光效应
MP	Methapyrilene	噻吡二胺
MPO	Myeloperoxidase	髓过氧化物酶
MPTP	1-Methyl-4-phenyl-1,2,3,6-tetrahydropyridine	1-甲基-4-苯基-1,2,3,6-四氢吡啶
MPV	Mean platelet volume	平均血小板容积
MRI	Magnetic resonance imaging	磁共振成像
MRSD	Maximum recommended starting dose	最大推荐起始剂量
MRT	Mean residence time	平均滞留时间
MSB	Martius scarlet blue	马休猩红蓝
MTD	Maximum tolerated dose	最大耐受剂量
MZ	Marginal zone	边缘区

N

缩写词	英　文	中　文
NAG	N－acetyl－beta－D－glucosaminidase	N－乙酰-β-D-葡萄糖苷酶
NALT	Nasal-associated lymphoid tissue	鼻相关淋巴组织
NBF	Neutral buffered formalin	中性缓冲福尔马林
NBOP	N－nitrosobis(2－oxypropyl)amine	N-亚硝基双(2-氧丙基)胺
NBZA	N－nitrosomethylbenzylamine	N-亚硝基甲基苄胺
NCAM	Neural cell adhesion molecule	神经细胞黏附分子
NCE	New chemical entity	新化学实体
NCI	National Cancer Institute	美国国家癌症研究所
NCTR	National Center for Toxicological Research	美国国家毒理学研究中心
NEB	Neuroepithelial body	神经上皮小体
NGAL	Neutrophil gelatinase-associated lipocalin	中性粒细胞明胶酶相关脂质运载蛋白
NHP	Nonhuman primate	非人灵长类动物
NIH	National Institutes of Health	美国国立卫生研究院
NK	Natural killer	自然杀伤
NMDA	N－Methyl－d－aspartate	N-甲基-d-天冬氨酸
NME	New molecular entity	新分子实体
NMPA	National Medical Products Administration	国家药品监督管理局
NMR	Nuclear magnetic resonance	核磁共振
NOAEL	No-observable-adverse-effect level	未观察到有害效应剂量
NOEL	No-observed-effect level	未观察到效应剂量水平
NOS	Not otherwise specified	未特定分类;非特指
NOTEL	No-observable-transcriptomic-effect level	未观察到转录组效应剂量水平
NSAID	Non-steroidal anti-inflammatory drug	非甾体抗炎药
NSE	Neuron specific enolase	神经元特异性烯醇化酶
NTP	National Toxicology Program	美国国家毒理学项目中心

N

O

缩写词	英　文	中　文
20α－OHP	20α－Hydroxyprogesterone	20α－羟孕酮
ONL	Outer nuclear layer	外核层

O

P

缩写词	英　文	中　文
PALS	Periarteriolar lymphoid sheath	动脉周围淋巴鞘
PAMPA	Parallel artificial membrane permeation assay	平行人工膜渗透性试验
PAP	Pulmonary alveolar proteinosis	肺泡蛋白沉积症
PAS	periodic acid-Schiff stain	过碘酸-希夫染色
PCA	Principal component analysis	主成分分析
PCNA	Proliferating cell nuclear antigen	增殖细胞核抗原
PCN	Pregnenolone－16a－carbonitrile	孕烯醇酮－16a－甲腈
PCR	Polymerase chain reaction	聚合酶链反应;聚合酶链式反应
PCT	Proximal convoluted tubule	近曲小管
PDGF	Platelet-derived growth factor	血小板衍生生长因子;血小板源性生长因子
PD	Pharmacodynamics	药效动力学;药效学
PERK	Protein kinase RNA-like ER kinase	蛋白激酶 RNA 样 ER 激酶
PET	Positron emission tomography	正电子发射断层成像
P－gp	P－glycoprotein transporter	P 糖蛋白转运蛋白
PHZ	Phenylhydrazine	苯肼
PK	Pharmacokinetics	药代动力学;药动学
PLO	Phospholipidosis	磷脂质沉积症
PMDA	Pharmaceutical and Medical Devices Agency	日本药品与医疗器械管理局
PMN	Polymorphonuclear leukocyte	多形核白细胞
PNEC	Pulmonary neuroendocrine cell	肺神经内分泌细胞
PNMT	Phenylethanolamine N－methyltransferase	苯基乙醇胺 N－甲基转移酶
PPAR	Peroxisomal proliferator activated receptor	过氧化物酶体增殖物激活受体
PPI	Proton pump inhibitor	质子泵抑制剂
PP	Peyer's patch	派氏结
PTAH	Phosphotungstic acid hematoxylin	磷钨酸苏木素
PTH	Parathyroid hormone	甲状旁腺激素
PT	Prothrombin time	凝血酶原时间
PWG	Pathology working group	病理工作组
PXR	Pregnane X receptor	孕烷 X 受体

Q

缩写词	英　文	中　文
qCT	Quantitative computed tomography	定量计算机断层扫描
qRT – PCR	Quantitative real-time polymerase chain reaction	定量实时聚合酶链式反应
qWBA	Quantitative whole-body autoradiography	定量全身放射自显影术

Q

R

缩写词	英　文	中　文
RBF	Renal blood flow	肾血流量
RBP	Retinol-binding protein	视黄醇结合蛋白
RDW	Red cell distribution width	红细胞分布宽度
RER	Rough endoplasmic reticulum	粗面内质网
RITA	Registry of Industrial Toxicology Animal data	工业毒理学动物数据注册数据库
RMT	Renal mesenchymal tumor	肾间叶细胞瘤;肾间质瘤
ROS	Reactive oxygen species	活性氧类
RPE	Retinal pigment epithelium	视网膜色素上皮
RPN	Renal papillary necrosis	肾乳头坏死
RXR	Retinoid X receptor	类视黄醇 X 受体

R

S

缩写词	英　文	中　文
SAA	Serum amyloid A	血清淀粉样物质 A
SAIDS	Simian acquired immunodeficiency syndrome	猴获得性免疫缺陷综合征
SCJ	Squamocolumnar junction	鳞-柱交界带;鳞-柱交界处
sCR	Serum creatinine	血清肌酐
SC	Sertoli cell	支持细胞
SDH	Sorbitol dehydrogenase	山梨醇脱氢酶
SERM	Selective estrogen receptor modulator	选择性雌激素受体调节剂
SER	Smooth endoplasmic reticulum	滑面内质网
SES	Subsurface epithelial structure	表面下上皮结构
SF－1	Steroidogenic factor－1	类固醇[激素]生成因子-1
SHR	Spontaneously hypertensive rat	自发性高血压大鼠
SJS	Stevens－Johnson syndrome	史-约综合征;重症多形性红斑
SLS	Sodium lauryl sulfate	十二烷基硫酸钠
SMC	Smooth muscle cell	平滑肌细胞
SOM	Septal organ of Masera	马塞若鼻中隔器
SOP	Standard operating procedure	标准操作规程
SPECT	Single-photon emission computed tomography	单光子发射计算机断层扫描
STD	Severely toxic dose	严重毒性剂量
STP	Society of Toxicologic Pathology	美国毒性病理学会
STZ	Streptozotocin	链脲霉素

T

缩写词	英　　文	中　　文
TAP	Trypsinogen-activation peptide	胰蛋白酶原激活肽
T-blue	Toluidine blue;T-blue	甲苯胺蓝
TCE	Trichloroethylene	三氯乙烯
TCR	Tissue cross reactivity	组织交叉反应
TCSDD	Tufts Center for Study for Drug Development	塔夫茨药物开发研究中心
TC	Tubular complex	管状复合体
TDAR	T-dependent antibody response	T 细胞依赖性抗体应答
TDLU	Terminal ductal lobular unit	终末导管小叶单位
TdP	Torsades de pointes	尖端扭转型室性心动过速
TEF	Thyrotroph embryonic factor	促甲状腺激素细胞胚胎因子
TEM	Transmission electron microscopy	透射电子显微镜
TFF3	Trefoil factor 3	三叶因子 3
TH	Tyrosine hydroxylase	酪氨酸羟化酶
TK	Tyrosine kinase	酪氨酸激酶
TLR	Toll-like receptor	Toll 样受体
TLS	Tertiary lymphoid structure	三级淋巴结构
TNF $-\alpha$	Tumor necrosis factor-alpha	肿瘤坏死因子$-\alpha$
TSH	Thyroid-stimulating hormone	促甲状腺素;促甲状腺激素
TUNEL	Terminal deoxynucleotidyl transferase dUTP nick end labeling	末端脱氧核苷酸转移酶 dUTP 缺口末端标记法

T

U

缩写词	英　文	中　文
UPR	Unfolded protein response	未折叠蛋白反应
UV	Ultraviolet	紫外线

U

V

缩写词	英　文	中　文
VEGFR	Vascular endothelial growth factor receptor	血管内皮生长因子受体
VEGF	Vascular endothelial growth factor	血管内皮生长因子
VIP	Vasoactive intestinal peptide	血管活性肠肽
VLA - 4	Very late antigen - 4	迟现抗原-4
VLDL	Very-low-density lipoprotein	极低密度脂蛋白
VMP1	Vacuole membrane protein 1	液泡膜蛋白1
VNO	Vomeronasal organ	犁鼻器
vWF	Von Willebrand factor	血管性假血友病因子

V

X

缩写词	英　文	中　文
XBP1	X-Box binding protein 1	X 盒结合蛋白 1

Z

缩写词	英　文	中　文
ZDF	Zucker diabetic fatty	Zucker 糖尿病肥胖
ZS	Zygotene spermatocyte	偶线期精母细胞

参 考 文 献

任进.图解毒性病理学.云南：云南科学技术出版社,2006.

Chirukandath Gopinath.毒理病理学图谱.胡春燕等译.北京：北京科技出版社,2017.

Elizabeth F. McInnes.实验动物背景病变彩色图谱.孔庆喜等主译.北京：北京科学技术出版社,2018.

Peter Greaves.临床前毒性试验的组织病理学-药物安全性评价中的解释与相关性.4版.王和枚等译.北京：科学技术出版社,2018.

Peter. Mann.大鼠和小鼠病理变化术语及诊断标准的国际规范(INHAND).杨利峰等译.北京：中国农业出版社,2019.

Pritam S. Sahota.毒理病理学非临床安全性评价.吕建军译.北京：科学技术出版社,2018.

Wanda M. Haschek.毒理病理学基础(第二版).刘克剑等译.北京：军事医学科学出版社,2014.

Annamaria Brändli-Baioccol, Emmanuelle Balme, Marc Bruder, et al. Nonproliferative and Proliferative Lesions of the Rat and Mouse Endocrine System. J Toxicol Pathol, 2018, 31 (3 Suppl)：1S‐95S.

Bob hoolen, Robert R. Maronpot, Takanori Harada, et al. Proliferative and Nonproliferative Lesions of the Rat and Mouse Hepatobiliary System. Toxicologic Pathology, 2010, 38：5S‐81S.

Brian R. Berridge, Vasanthi Mowat, Hirofumi Nagai, et al. Non-proliferative and Proliferative Lesions of the Cardiovascular System of the Rat and Mouse. J Toxicol Pathol, 2016, 29 (3 Suppl)：1S‐47S.

Clinical Data Interchange Standards Consortium. Standard for the Exchange of Nonclinical Data (SEND) Controlled Terminology. https：//evs. nci. nih. gov/ftp1/CDISC/SEND/[2019‐09‐27].

Cynthia L. Willard-Mack, Susan A. Elmore, William C. Hall, et al. Nonproliferative and Proliferative Lesions of the Rat and Mouse Hematolymphoid System. Toxicologic Pathology, 2019, 47(6) 665‐783.

Daniel Rudmann, Robert Cardiff, Luc Chouinard, et al. Proliferative and Nonproliferative Lesions of the Rat and Mouse Mammary, Zymbal's, Preputial, and Clitoral Glands. Toxicologic Pathology, 2012, 40：7S‐39S.

Darlene Dixon, Roger Alison, Ute Bach, et al. Nonproliferative and Proliferative Lesions of the Rat and Mouse Female Reproductive System. J Toxicol Pathol, 2014, 27 (3&4 Suppl)：1S‐107S.

Dianne Creasy, Axel Bube, Eveline De Rijk, et al. Proliferative and Nonproliferative Lesions of the Rat and Mouse Male Reproductive System. Toxicologic Pathology, 2012, 40: 40S – 121S.

Kendall S. Frazier, John Curtis Seely, Gordon C. Hard, et al. Proliferative and Nonproliferative Lesions of the Rat and Mouse Urinary System. Toxicologic Pathology, 2012, 40: 14S – 86S.

Lars Mecklenburg, Donna kusewitt, Carine Kolly, et al. Proliferative and Non-Proliferative Lesions of the Rat and Mouse Integument. J Toxicol Pathol, 2013, 26 (3 Suppl): 27S – 57S.

Meg Ferrell Ramos, Julia Baker, Elke-Astrid Atzpodien, et al. Nonproliferative and Proliferative Lesions of the Rat and Mouse Special Sense Organs (Ocular [eye and glands], Olfactory and Otic). J Toxicol Pathol, 2018, 31 (3 Suppl): 97S – 214S.

Peter Greaves, Luc Chouinard, Heinrich Ernst, et al. Proliferative and Non-Proliferative Lesions of the Rat and Mouse Soft Tissue, Skeletal Muscle and Mesothelium. J Toxicol Pathol, 2013, 26 (3 Suppl): 1S – 26S.

Roger Renne, Amy Brix, Jack Harkema, et al. Proliferative and Nonproliferative Lesions of the Rat and Mouse Respiratory Tract. Toxicologic Pathology, 2009, 37: 5S – 73S.

Stacey Fosseyl, John Vahle, Philip Long, et al. Nonproliferative and Proliferative Lesions of the Rat and Mouse Skeletal Tissues (Bones, Joints, and Teeth). J Toxicol Pathol, 2016, 29 (3 Suppl): 49S – 103S.

Thomas Noltel, Patricia Brander-Weber, Charles Dangler, et al. Nonproliferative and Proliferative Lesions of the Gastrointestinal Tract, Pancreas and Salivary Glands of the Rat and Mouse. J Toxicol Pathol, 2016, 29 (1 Suppl): 1S – 124S.

Wolfgang Kaufmannl, Brad Bolon, Alys Bradley, et al. Proliferative and Nonproliferative Lesions of the Rat and Mouse Central and Peripheral Nervous Systems. Toxicologic Pathology, 2012, 40: 87S – 157S.